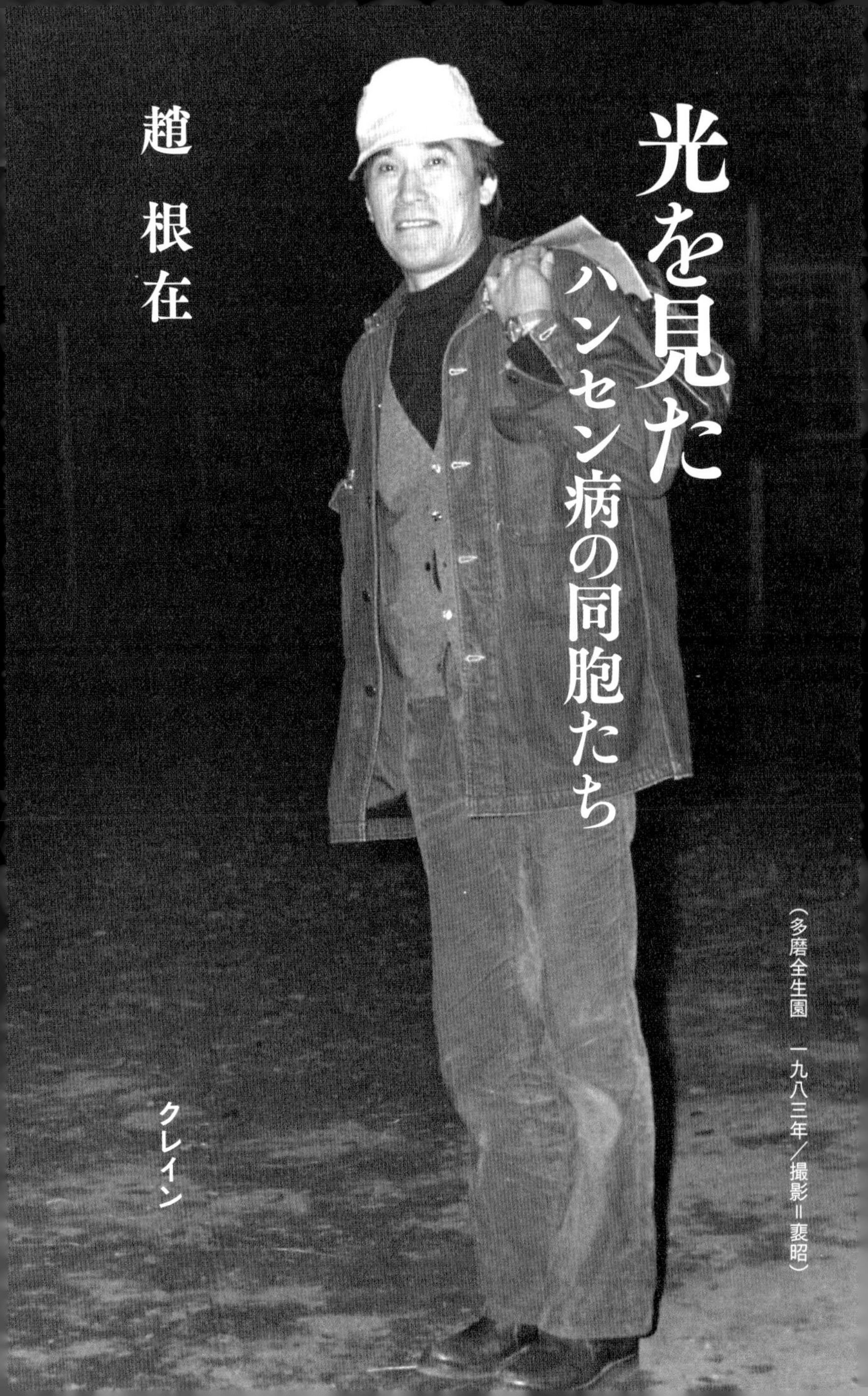

光を見た
ハンセン病の同胞たち

趙根在

クレイン

（多磨全生園　一九八三年／撮影＝裵昭）

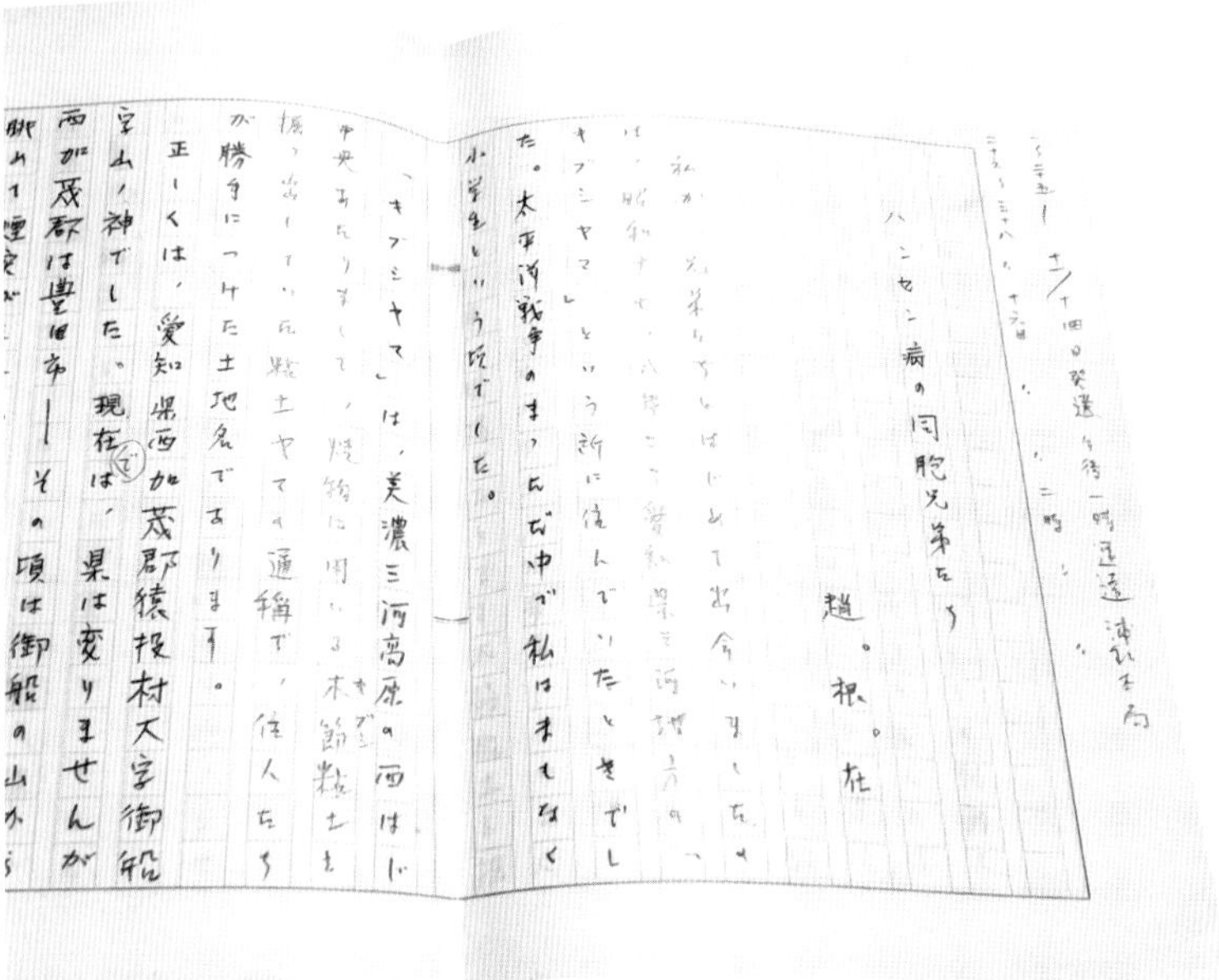

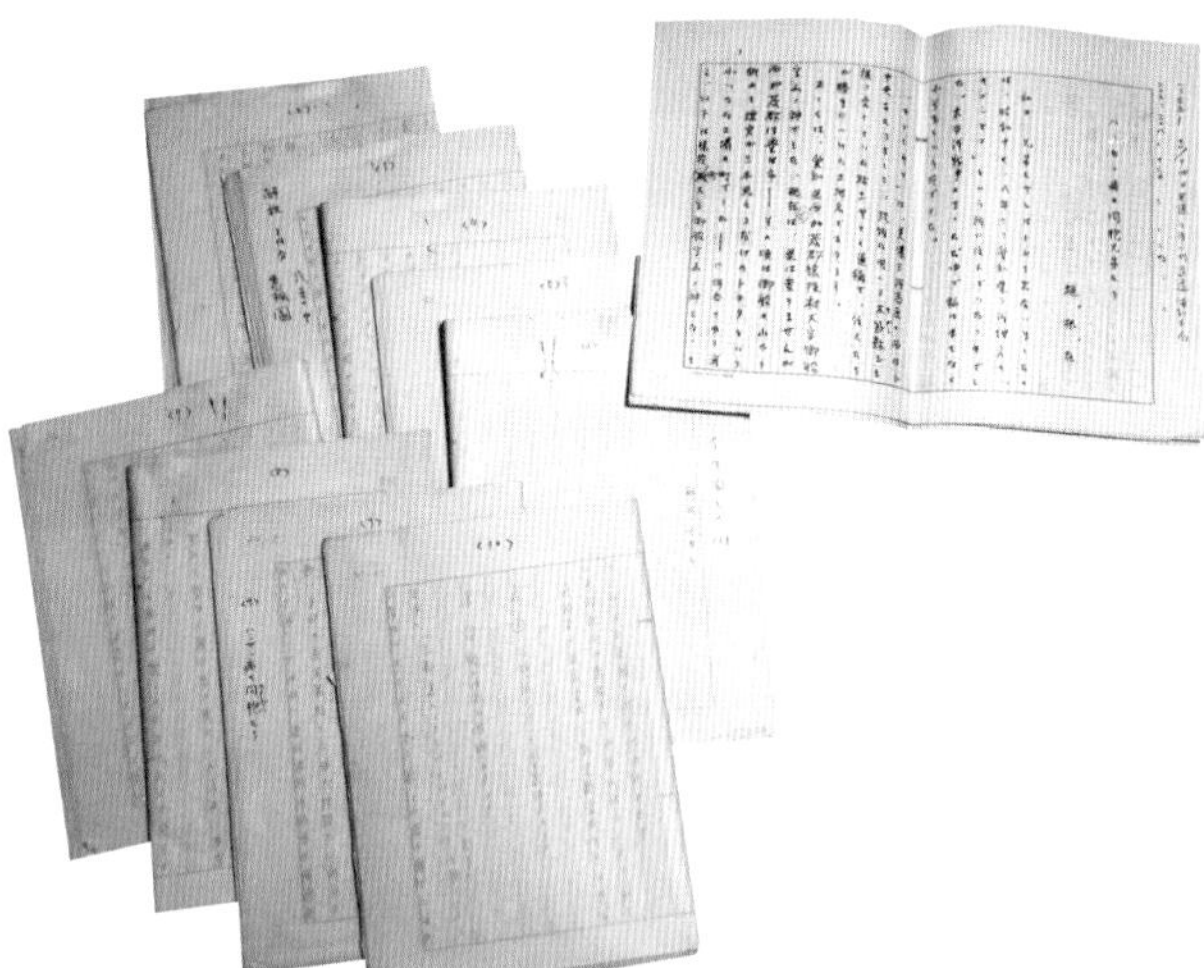

「ハンセン病の同胞たち」の生原稿

400字詰め原稿用紙で約300枚。写真撮影から離れ、連載に向けて、自ら文字を書くことの困難さを明言していたなかで、記憶と撮影写真をたよりに、どのような思いで書き綴ったのであろうか。書くという行為の重みを、谺雄二、金末子、森田竹次ら各氏の執筆する姿をレンズ越しに眼にしていた経験から、十分すぎるほど感じていたことだろう。

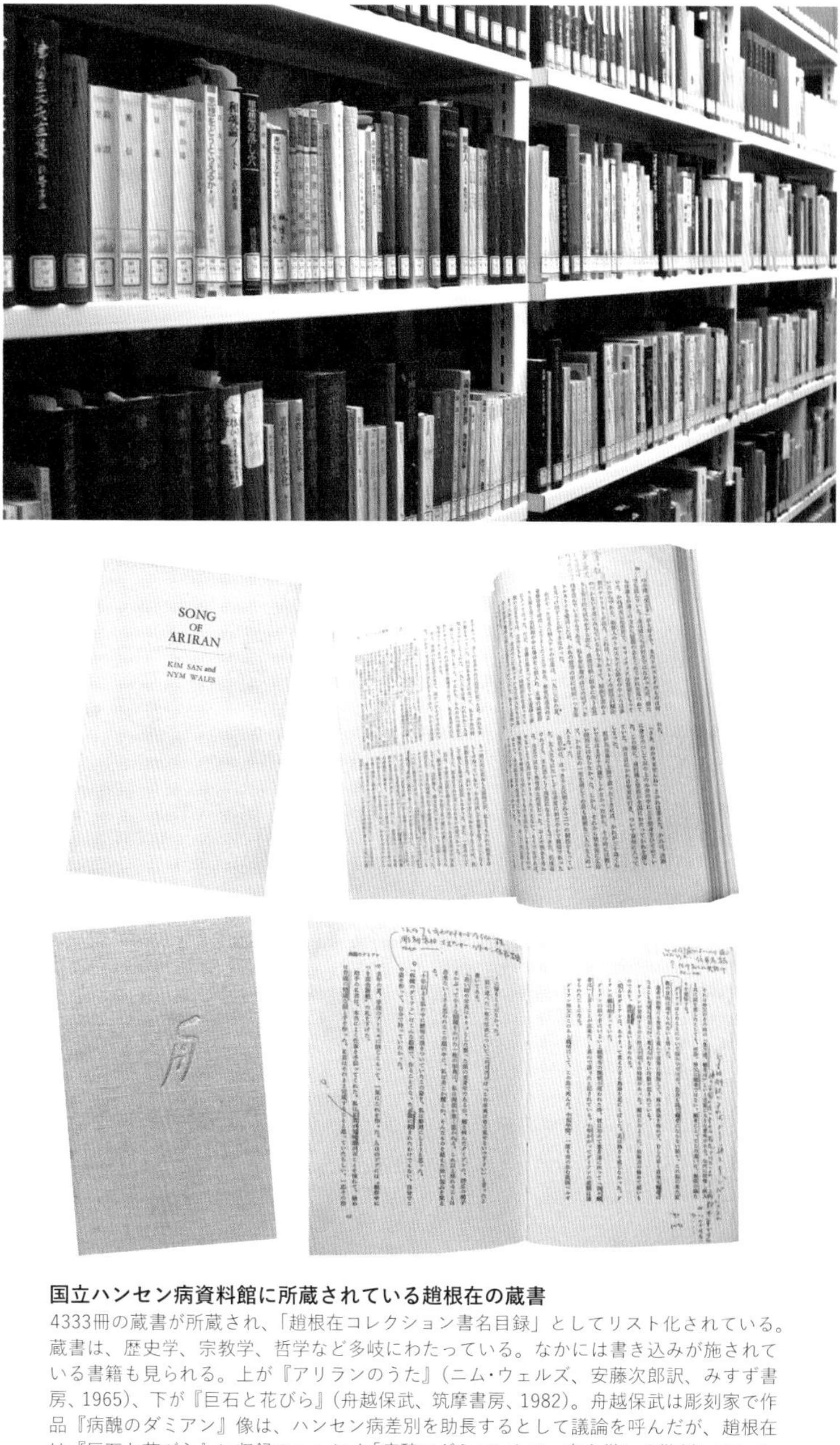

国立ハンセン病資料館に所蔵されている趙根在の蔵書

4333冊の蔵書が所蔵され、「趙根在コレクション書名目録」としてリスト化されている。蔵書は、歴史学、宗教学、哲学など多岐にわたっている。なかには書き込みが施されている書籍も見られる。上が『アリランのうた』（ニム・ウェルズ、安藤次郎訳、みすず書房、1965）、下が『巨石と花びら』（舟越保武、筑摩書房、1982）。舟越保武は彫刻家で作品『病醜のダミアン』像は、ハンセン病差別を助長するとして議論を呼んだが、趙根在は『巨石と花びら』に収録のエッセイ「病醜のダミアン」の一文を厳しく批判している。

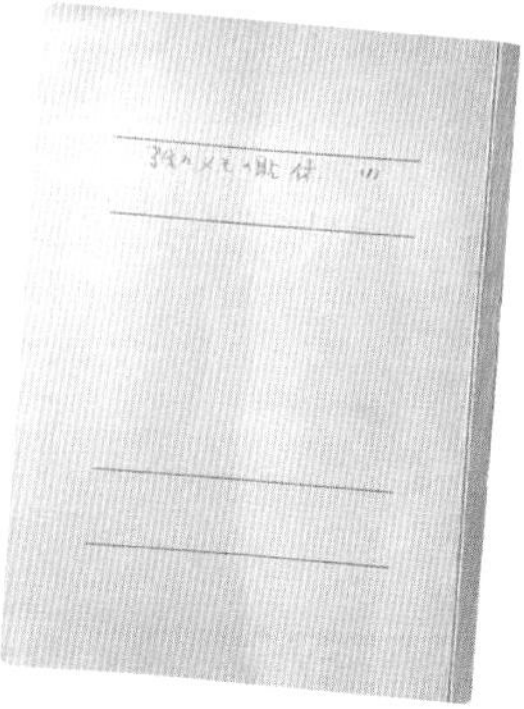

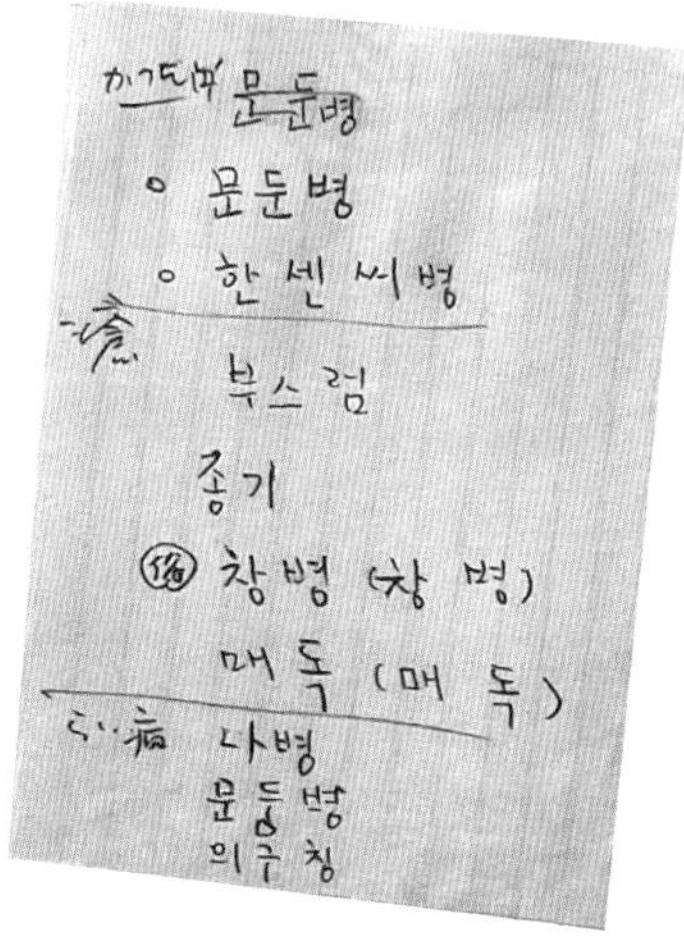

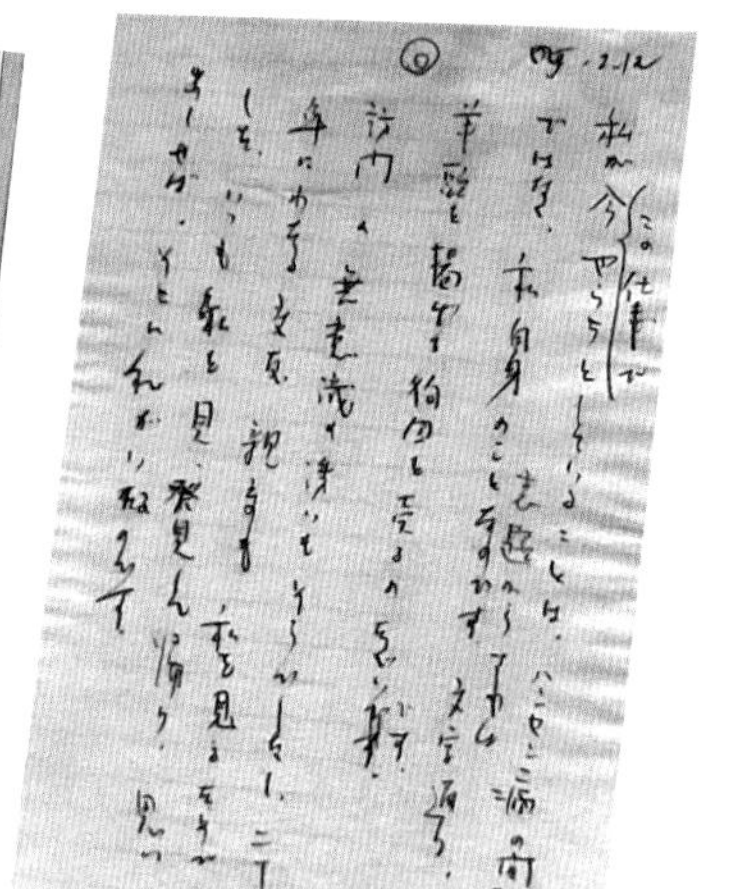

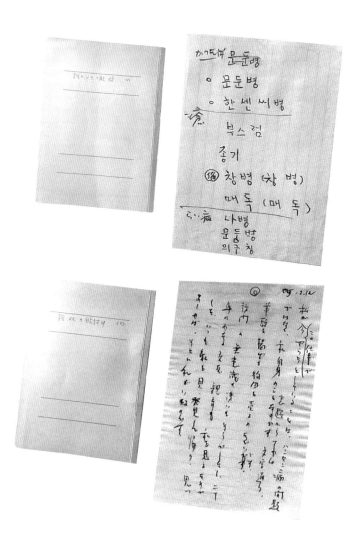

メモを貼り付けたファイル（メモ書きの日付が1983年6月〜1985年5月のもの）

「雑メモの貼付け」と名付けられたファイルも国立ハンセン病資料館に所蔵されている。同じくノート、書簡類も含めて公開が待ち望まれる。写真家として20年、思索と研究に15年の実像に触れる手がかりであり、ハンセン病問題史を考える上で貴重な資料ともなるはず。

上のメモ書き（1984年12月までだが、日付は不明）は、「かったい（癩）、瘡（かさ、皮膚にできるはれもの）、らい病」の朝鮮語での呼称を列記している。

下のメモ書き（1985年2月12日付）を紹介すると以下のようになる。

「私が今この仕事でやろうとしていることは、ハンセン病の問題ではなく、私自身のことなのです。表題からすれば文字通り、羊頭を掲げて狗肉を売るのたぐいです。訪問の無意識の誘いもそうでしたし、二十年にわたる交友、親交も私を見るためでした。いつも私を見、発見して帰り、思い出しせば、そこに私がいるのです」

全国の療養所での写真撮影の日々は、自分自身を写す旅でもあった。

光を見た　ハンセン病の同胞たち◈目次

本書には、今日では不適切だとされる表現が含まれているが、執筆当時の時代背景を考慮し、収録に際してそのままとした。

カバー画　表紙・扉イラスト◈しん　よんひ

本書について──**発行者より**

本書は、一九六〇年代初頭から八〇年代初頭までの二〇年間にわたり、全国各地のハンセン病療養所（奄美、沖縄を除く）を訪ね、療養所の入所者を始めとして、建物・施設、行事などを撮影し、ハンセン病を記録し続けた在日朝鮮人二世の写真家・趙根在（チョウ・グンジェ、一九三三年〜一九九七年）が、書き（「ハンセン病の同胞たち」「片割れ監修者の私記」「哀哭・上野英信先生」）、話し（「炭坑・朝鮮人・ハンセン氏病」）、聞いた（「八十三年の夢」）文章を収録して一冊にまとめたものである。

小社では、二〇一九年に『在日朝鮮人とハンセン病』（金貴粉著）を刊行した。刊行後に読者の方からは、大別して二つの声をいただいた。ひとつは、これほど多くの朝鮮半島出身のハンセン病患者がいたことに驚いた、ということ。そしてもうひとつは、収録写真を撮った写真家・趙根在の経歴を知りたい、他の写真も見てみたい、ということであった。

趙根在については、私自身、ハンセン病療養所を撮った写真家であるということ以上の情報をもたず、当時において比較的入手しやすかった、二〇一四年に国立ハンセン病資料館で開催された写真展『この人たちに光を―写真家　趙　根在が伝えた入所者の姿―』の図録の存在を、後者の声をいただいた方に紹介することしかできなかった。

そうした折り、上記の書籍刊行から四年後の、二〇二三年二月に「原爆の図　丸木美術館」において、趙根在の大規模な写真展が開催された。ハンセン病を撮り始めて六〇余年、没後二五年を経ての美術館施設での初めての写真展であった。本人が写る写真を除いて二〇九点の写真が展示され、内容もハンセン病関連だけでなく、炭鉱の光景、自らの家族を含めた朝鮮人社会を撮影した写真などもあり、まさしく、写真展タイトル「趙　根在　地底の闇、地上の光―炭鉱、朝鮮人、ハンセン病―」そのものの写真展であった。写真展は会期が延長されるほどの活況を呈した。

そして、なによりも私にとってこの写真展が意味をもったのは、初公開の写真を目にしたことのみならず、写真展開催にあわせて作成された『図録』に収録されていた、趙が雑誌『解放教育』に一〇回に渡って連載した（一九八五年～一九八六年）文章と出会ったことである。それが本書に収録され、また本書のタイトルともなっている「ハンセン病の同胞（きょうだい）たち」である。

その文章を読み始め、すぐに心惹かれた。そこでは、幼少時の朝鮮人集落の描写に始まり、「らい」をめぐる集落での言い伝え、中学三年で就労した地底の闇＝炭鉱での過酷な労働体験、炭鉱からようやく脱け出した後にハンセン病療養所を訪ねることになった経緯、そして運よく同胞

（朝鮮人）の理解を得ることができ、「同胞に限って」との条件のもとでハンセン病患者（回復者を含む）の写真を撮り始めることになり、それがきっかけで全国各地の療養所を撮影に訪れていた一九六〇年代半ばまで、年齢でいうと三〇代半ばまでが回想されていた。

文章は、生硬ではあっても力強く、学校教育からではなく自らの肉体を削って獲得したであろう言葉遣いには、独特の味わいとリズムがあった。ある時代を生きた在日朝鮮人二世の精神史が刻まれてもいる、その文章に魅入られた。さらに、趙は在日朝鮮人三世の発行者からすれば父世代であり、その世代が経験した生活に触れられていることにも強く惹かれた。多くの人に読んでほしいと思った。それが本書を刊行した理由である。

書籍としてまとめるうえでは、「ハンセン病の同胞たち」以外の文章の収録も考え、前述の写真展『図録』の「文献目録」を参考にして、その他の文章も集めた。幸いにして書籍一冊分にふさわしい分量であった。ただし、「聞書」の文章がもう一編あるのだが、残念ながら今回は収録がかなわなかった。朝鮮人女性ハンセン病患者で歌人でもある、趙からすれば姉世代の金末子（キムマルチャ）（執筆名＝香山末子、詩集『草津アリラン』など、一九二二年〜一九九六年）氏が、自身の辿ってきた壮絶な人生を語った内容である。

ハンセン病患者は、当然のことだが、男性が大半を占めていたわけではない。多くの女性がいた。金末子氏の証言は、朝鮮人女性という性格のものであるとはいえ、女性ゆえに引き受けざるを得なかった過酷な患者生活にも触れた、貴重な証言である。機会があれば、後述の掲載誌にあたってみてほしい。

以下、簡単にその他の収録作を紹介させていただきたい。

「炭坑・朝鮮人・ハンセン氏病」は、『らい』（一八号、一九七一年三月）に掲載された座談の記録である。発行は「長島愛生園（あいせいえん）らい詩人集団」。同人には、後に『詩と写真　ライは長い旅だから』（一九八一年）を趙と共著で出す谺（こだま）雄二（一九三二年〜二〇一四年）を始め、座談に参加している、しまだひとし（島田等、一九二六年〜一九九五年）、沖三郎（一九二〇年〜一九八二年）などがいる。

座談とはいえ、実質的には、趙根在（当時は村井金一を名乗っており、趙根在と名乗り出すのは『詩と写真　ライは長い旅だから』刊行以降）を囲んでのインタビューといってもよい内容で、趙が写真を撮り始めたきっかけ、その写真を通して訴えかけたい思いが語られている。

なかでも、その当時の患者撮影が「後ろ向き」に撮られていたなかで、自分は「真正面」から撮影していると述べたくだりは、趙の写真撮影にのぞむ姿勢を伝えており、写真家・趙根在を理解するうえで意味深い座談となっている。

ちなみにこの座談がおこなわれた一九七〇年は、写真撮影のための二〇年にわたる趙根在の療養所通いのなかでも、一年の後半半年を療養所の訪問にあてた、もっとも長期にわたって療養所を訪ねていた年でもある。一九六一年に多磨全生園（ぜんしょうえん）での初めての撮影から、約一〇年。自らの人生論にも触れた発言からは、撮影経験を積み重ねたことでのわずかな自信も感じ取れる。

「片割れ監修者の私記」と「哀哭・上野英信先生」は、自らの炭坑夫体験が下地になっている。

「片割れ監修者の私記」では、貧しい家庭を助けるために中学三年で身を投じざるを得なかった坑内労働の様子が描写されている。上野英信（一九二三年～一九八七年）と共同で監修をした『写真万葉録・筑豊』（全一〇巻、一九八四年～一九八六年）の月報に二回にわたって掲載されたものである。「地上の貧苦など地底の困苦に較べれば天国と地獄の差だった」と記すほどの体験をもつ趙が、炭坑関連の書籍として初めて心動かされた、「多くの小ヤマをまわり歩き、あらゆる術謀を弄して坑道へもぐりこんだ」上野英信の体験的ルポルタージュ『追われゆく坑夫たち』との出会いとともに、小炭坑での労働状況が細かに記されている。文面からは、自身の坑夫体験が喚起せざるを得ない各地の小炭坑で働く坑夫たちに寄せる思いが谺している。

「哀哭・上野英信先生」は、『追悼　上野英信』（一九八九年）に収録された文章である。松下竜一、森崎和江など、上野英信とゆかりのある総勢六二名が執筆しているが、趙もそのうちの一人である。先に紹介した上野の『追われゆく坑夫たち』との出会いが繰り返し記され、「人間社会で坑夫はどのように見られているか」を知ろうと、炭坑関連の書籍を読むなかで手に取った夏目漱石の『坑夫』に対する批判的な評価を記すうえで、『坑夫』が発表された時期に前後して発生した労働争議を列挙して自身の炭坑夫としての矜持を垣間見せてくれる。そして、上野英信に『写真万葉録・筑豊』の監修者として誘われ、共同監修者となるまでの経緯が記されている。「片割れ監修者の私記」と重複する部分もあるが、「私には大の苦手が二つあって、一つは歌でもう一つは文字を書くことであった……サインペン一本持つのに四百キロの塊炭を持ち上げると同じほどに力がはいってしまう」その力を精一杯つかった、上野英信という、恩人であり我が師に対する尊敬と信頼感あふれる追悼文となっている。

この文章中、印象深いのは、上野の自宅を兼ねた「筑豊文庫」の宿帳に記された趙の文字を見た上野が発する言葉によって、趙が救われ、『写真万葉録・筑豊』の第一巻が出た際に共同監修者として自身の名を発見したときの感動を綴る描写である。上野の著作を読むと「臓腑が無くなってしまう」ようで恐ろしいと書く趙根在の、上野英信に対する畏敬の念をともなう、心のこもった一文である。

「八十三年の夢」は、『季刊　人間雑誌』（一九八一年）に掲載されたものである。趙はこの雑誌の第七号（六月）、第八号（九月）、第九号（一二月）にグラビアを連載するが、第八号と第九号では聞書をおこなっている。その第八号での聞書がこの「八十三年の夢」であり、第九号には先述の金末子の聞書「川は涙となって」が掲載されている。

話し手の文守奉（ムンスボン）は一八九八年生まれ（～一九八六年）、趙からすれば父世代にあたる。在日朝鮮人一世のハンセン病患者の生涯というだけでなく、戦前の朝鮮半島出身者の境遇と人生が語られ、なかでも、朝鮮半島でのハンセン病患者の置かれた状況への言及もあり、貴重な証言となっている。

また、文中には、多磨全生園自治会が編集した書籍『倶会一処（くえいっしょ）』（一九七九年）に収録の「文守奉とその同胞たち」と題された文章が引用されているが、そこには、朝鮮人患者の園内における活動が細かく紹介されており、彼らにとっての療養所生活の実情を察することができる。この文章を執筆したのも、また、朝鮮人患者で、趙からすれば兄世代の金相権（キムサングォン）（一九三一年〜二〇一八年）である。

以上、本書収録作について簡単に紹介させていただいたが、付け加えて各収録作には、初出にはない写真を掲載している。内容の理解に資するとの判断と未公開の写真を紹介したいとの発行者の思いからである。とくに「ハンセン病の同胞たち」の多磨全生園の訪問場面では、当時の趙が目にした光景を再現したく関連写真を配した。可能なかぎり初撮影時の一九六一年に撮られた写真を求めたが、すべてが揃えられず、後年の写真もある。さらに使用写真には、デジタル化にともなう画像補正の処理がなされておらず、画質が十分でないものもある。その旨ご理解いただきたい。

なお、写真の選定はすべて発行者の判断であり、「趙根在写真掲載リスト」を本書末に載せ、撮影場所と撮影年、タイトルを記している。

また、各収録作の文章については、趙根在の伴侶であり、著作権継承者の齋藤君子氏の了承を得て、初出とは若干の変更を加えている。詳細については、各収録作のタイトル扉裏の表記を参照していただきたい。

そして、口絵として、「ハンセン病の同胞たち」の生原稿、趙根在の蔵書と書籍への書き込み、ファイルとそこに貼り付けられたメモを紹介している。写真撮影から離れた後の、執筆行為と、ハンセン病問題を根源から問い直す研究生活の一端を感じ取っていただければ幸いである。

最後に、本書の刊行が、ハンセン病と向かい合って生涯を閉じた、趙根在という存在を広く知ってもらうきっかけとなることを願ってやまない。

（文中の「朝鮮人」表記は、国籍は問わず朝鮮半島にルーツをもつ人びとの総称である）

【参考】

『解放教育』（明治図書出版、一九七一年七月～二〇一二年三月〈全五三二号〉）
「本誌は部落解放をめざし基本的人権の確立を求め民主主義教育の推進を展開する」（明治図書オンライン「紹介文」より）

『らい』（長島愛生園らい詩人集団、一九六四年九月～一九八〇年二月〈全二五号〉）
「私たちは詩によって自己のらい体験を追及し、また詩をつうじて他者のらい体験を自己の課題とする人々を結集する」（創刊号「宣言」より）

『季刊　人間雑誌』（草風館、一九七九年一二月～一九八一年一二月〈全九号〉）
「あたりまえでふつうの人間の、やさしさと哀しみにみちた生き死にを、民族や国家と向きあいながら、記録を中心とする方法によって明らかにしたい」（創刊号「編集人のことば」より）

［連載］

ハンセン病の同胞たち

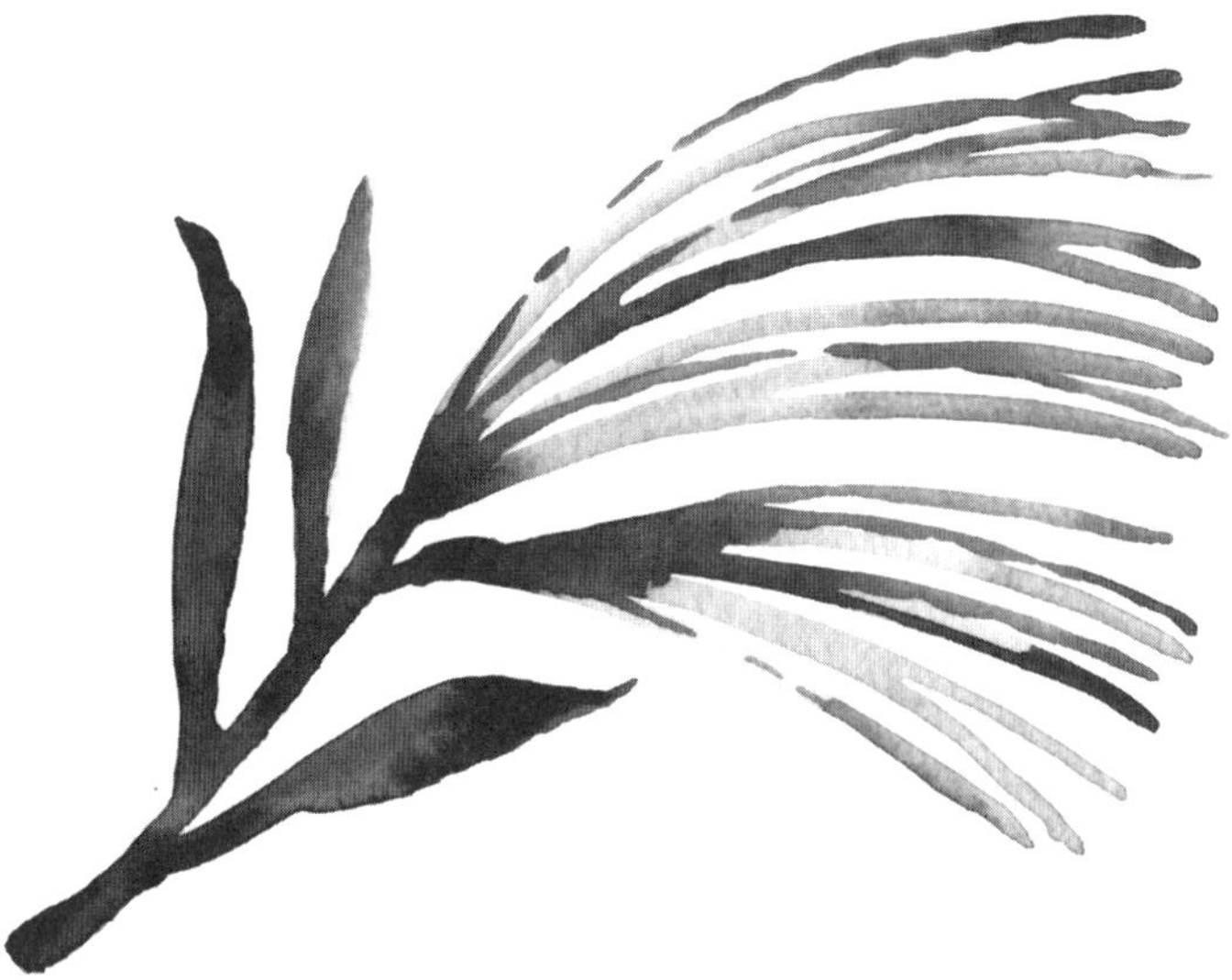

［初出］

『解放教育』（全国解放教育研究会編〈一九四号以降は解放教育研究所編〉、明治図書出版）

1　キブシヤマのころ（一八八号、一九八五年一月）
2　岐阜のアタン山へ（一八九号、一九八五年二月）
3　舞台の袖から（一九〇号、一九八五年三月）
4　地底での選択（一九二号、一九八五年四月）
5　全生園を訪れて（一九四号、一九八五年六月）
6　再び全生園へ（一九六号、一九八五年八月）
7　撮る（一九九号、一九八五年一〇月）
8　闇の中のこだま（二〇一号、一九八五年一二月）
9　在日朝鮮人として（二〇二号、一九八六年一月）
最終回　闘いつづけて（二〇四号、一九八六年三月）

※一九一号は臨時増刊号で一九八五年三月に発行されている。
※一九八号は臨時増刊号で一九八五年九月に発行されている。

収録にあたっては、送りがなと漢字表記を変更した箇所がある。

また、ふりがなと傍点を追加している。

〔　〕は刊行にあたって追加で補足した註である。

最終回に収録の表の数字は、『全患協ニュース』第三九八号（一九七二年三月一五日）ほかを参照のうえ訂正し、本文の記載も併せて訂正している。

ハンセン病の同胞（きょうだい）たち

1 キブシヤマのころ

1

私が、兄弟たちとはじめて出会いましたのは、昭和一七〔一九四二〕、八〔四三〕年ころ愛知県三河地方の「キブシヤマ」という所に住んでいたときでした。太平洋戦争のまっただ中で、私はまもなく小学生という頃でした。

「キブシヤマ」は、美濃三河高原の西部にあたりまして、焼物に用いる木節（キブシ）粘土を掘り出していた粘土ヤマの通称で、住人たちが勝手につけた土地名であります。

正しくは、愛知県西加茂郡猿投（さなげ）村大字御船字山ノ神でした。現在は、県は変わりませんが、西加茂郡は豊田市――その頃は御船の山から眺めて煙突が三本見えるだけのトヨタという小さな工場の町でした――に併呑されて消え、以下は猿投町大字御船字山ノ神となっております。

「キブシヤマ」には、百人たらずの朝鮮人――半島人かもしれません――がいました。ヤマの大人たちは顔が合えば「我々(ウリタチ)半島人は……」と口走っていましたし、そのように呼ばれることを願い、名誉ともしているようでした。

正しい土地名は「山ノ神」でしたが、日本の言葉はカケラほども持たずに渡来し工事場から工事場を巡りながら土方仕事をしている人々には、仕事の現場であります木節粘土を掘る山「キブシヤマ」の方が具体的で通じやすかったのだろうと思います。

大人にも子どもにも「キブシヤマ」でありました。誰一人として「山ノ神」とは言いませんでした。

竪坑や斜坑もありましたが、集落がふくらみ採掘の規模が大きくなるに従って、露天掘りが主となりました。私の記憶にある竪坑や斜坑は、すでに廃坑となって闇をたたえた黒い坑口としてしかありません。

露天掘りの現場をキブシヤマの人々は「ハネヤマ」と言っていました。上土をハネ除くこと「撥(ハネ)山(ヤマ)・刎山(ハネヤマ)」の意かと思います。これもキブシヤマの人々の勝手な造語のようです。

ハネヤマは子どもたちが近づいてはならない神聖な領域でした。大人の中でも飛びきり力の強い男だけが働きに行けるヤマでした。父親や兄がハネヤマに行っている家の子は自慢でした。

私たち子どもは野や山で遊び呆けては、ときどき盗み見するように遠くから眺めることもありました。禁を犯すようで罪まじりの気分でしたが、大いなる憧れの世界で止みがたいものでした。

小高い山から見る憧れのハネヤマは、赫土の巨大なスリバチで真赤でした。遥かな底の方は真黒でキブシ粘土が顔を見せていました。尊敬するあの強くて大きな「アボジ＝父」は、黒いちいさな点々となって赫土の急斜面にへばりつくようにしてうごめいていました。それは不意に足元が崩れて奈落に落ちてゆくような心細い風景でした。

「オモニ＝母」たちは一人残らず「センコバ＝選砿場」で働いていました。私の母もセンコバに通っていました。乳飲み子や幼子をもつ母親たちは背負ったり、キブシを運ぶ竹箕（たけみ）〔鉱物の選別・運搬に使う竹製の道具〕に入れてセンコバの隅に置いていました。私もセンコバの隅の竹箕の中でオモニたちの働きを眺めながら白い粘土ぼこりを吸って大きくなりました。

父母の出身地は朝鮮国黄海北道（ファンヘブクト）であります。母は日本に渡って来るまでに七人の子を成しましたが、うち五人を失くしました。一人だけは七歳まで生きましたが他は総て一、二歳で死んでしまったそうです。軽いカゼをひいても持ちこたえられず死なしてしまったと、後日よく嘆きました。

日本国に渡って来て二人の子を生みました。姉と私です。私は母が四三歳のときのどん尻です。生地は愛知県知多郡大府町です。現在は大府市となっております。日本国での二人はありがたいことに育ちました。工事場や粘土掘りのヤマを渡る、楽ではない生活だったのですが、とにもかくにも食えたのです。

大府からキブシヤマに移ったのは、私が二歳ころでした。確かな理由は分かりませんが女の仕事、センコバがあったからではないかと思います。父は五〇歳を少し越したぐらいでしたが、もともと丈夫な体ではありませんでしたから、当時の恐ろしいまでに体力を要求する「ドカタ＝土方」仕事には堪えられなかったようです。ましてドカタの中でも特別に強い男だけが働けるハネヤマには行けませんでした。ハネヤマは強い力と同時に敏捷さも要求しておりました。赫土の急斜面で風と崩落の危険にさらされながらツルハシとスコップだけで山を撥ね除けるのですから、若くなくてはいけませんでした。

子ども二人の口塞ぎは、母のセンコバでの賃稼ぎに頼り、自分は口減らしのような旅に出ていました。

キブシヤマは貧しい集落でした。困窮のはてに女・子どもまでが、粘土があるだけの異国の荒れヤマに生き延びる糧を求めて流れ寄った人々の集まりでした。

風景もふさわしく無残でした。人間が住むに必要なものは、何もありませんでした。見渡す限りに地肌をむき出しにした赫土の禿山で、明るい陽の下では見るのも恥ずかしいほどでした。

周辺一帯は古くからの焼物の地で、西方二〇キロほどには瀬戸の町があり、北側の美濃の地にも数多くの焼物の町がありました。赤松が多かったキブシヤマは一本残らず燃料用に切り取られてし

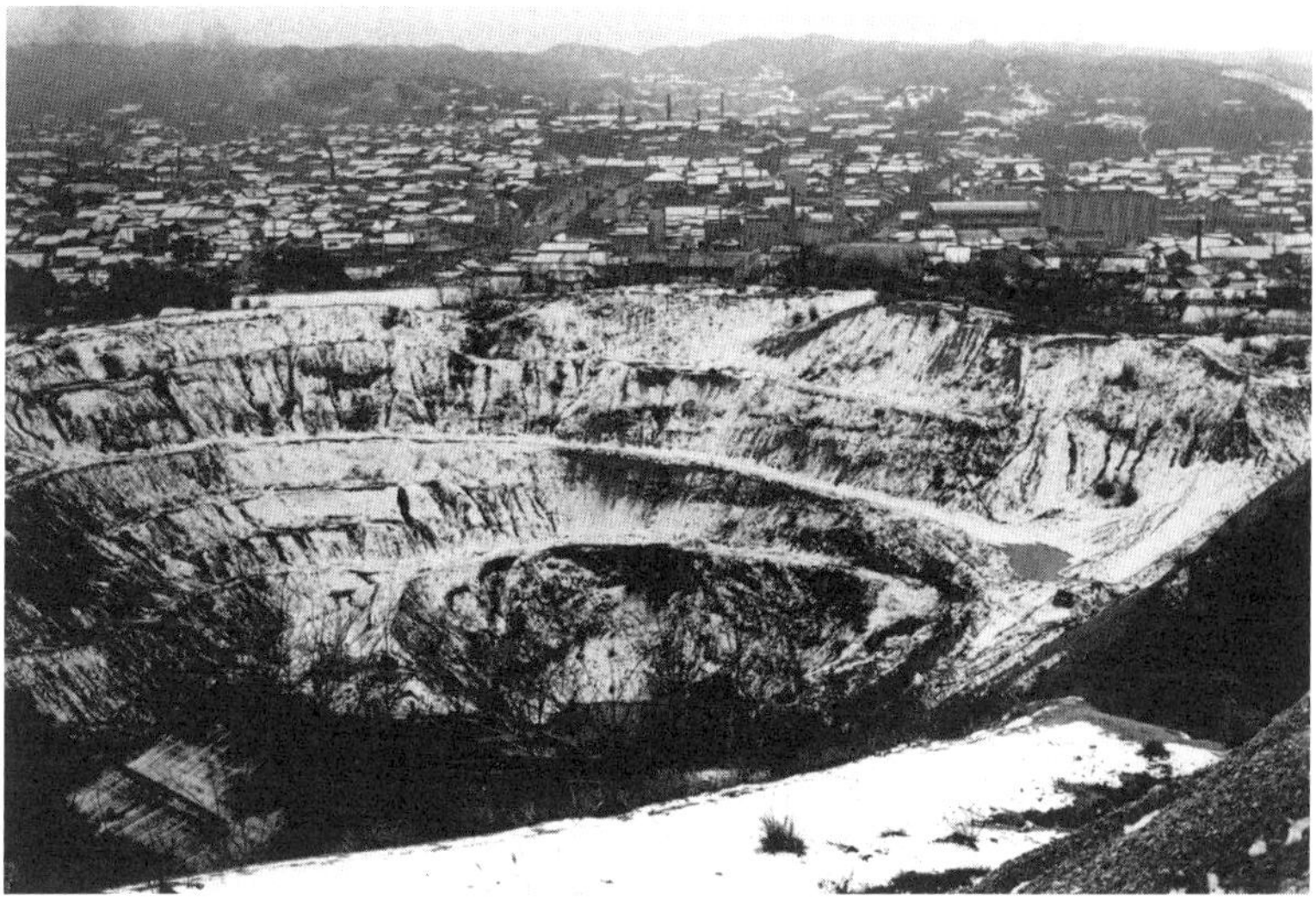

まいました。地下には大量の粘土層がありましたので、これを採るのにハネヤマで山をひっくり返してしまったのですから、草木は根こそぎになりました。

至る所がハネヤマ跡の巨大なスリバチや谷でした。中には白濁の粘土水を溜めて底なしの池となっている危険なハネヤマ跡もありました。

しかし、草や木の再生が全く途絶えてしまったわけではありませんでした。芒（すすき）の強さは特別で、ハネヤマの最中でも根づきましたし、跡地などはもう芒の天下でした。樹木はそう簡単にはゆきませんようで、子どもの丈を少し越えるくらいの雑木が、あちらに一本こちらに一本と芒に遠慮しながら立っていました。

私たち人間も似たようなものでした。芒の原っぱやハネヤマ跡のすき間をぬうようにして、掘立てバラックが七、八棟、あちらに一棟こちらに一棟と脈絡もなく建っておりました。バラックは周りを粗板で釘づけにしただけの四軒の棟割りでした。

天井はありませんで、出入口に片開きの板戸と部屋の奥に押上げの小窓が一つありました。これも同じく松の粗板を釘づけにしてありました。明かりとりの工夫が全くされておらず、日中でも室内は薄暗い長屋でした。

水道はおろか井戸も下水もありませんでした。便所は集落の外れの芒原に共同が一つしつらえてありました。地面に四角の大きな穴を掘り厚手の板を二枚渡して踏み板とし、囲いには莚（むしろ）をたらしていました。屋根はありませんでした。雨期などはあっというまに雨水のプールになってしまうのですが、粘土質の赫土ですので退き(ひ)が悪くて使用不可能となってしまい、他に適当な穴を掘って移動しました。電気など入るはずもありませんから、夜は真暗で星明かりを頼りに、手探り足探りで踏板を求めました。子どもなど落ちたら最後でした。

大人たちは共同の設計段階では子どもなど念頭になかったのか、あるいは共同に足を踏み入れるのはおこがましいと考えていたのかもしれません。しかし、そんな恐ろしい共同は子どもたちには無用でした。キブシヤマでは小さな子どもはどこでも勝手でしたし、小学校に行っている大きい子どもは学校で用を足したり、帰り途やお気に入りの場所ですましていましたから不自由はしませんでした。

キブシヤマは水無しのヤマでした。井戸は掘ってみたようですが、どこを掘っても水はありませんでした。ハネヤマで山を削り大地をひっくり返して水脈を寸断にしたせいだと思います。ハネヤマ跡の巨大なスリバチ群の中には、水を溜めて池と化しているのもありましたが、粘土まじりで白濁の水ですから飲料にはもちろん、洗い水としても使えませんでした。それに水辺はぬかるんで滑りますので近づくのは大変に危険でした。

父さんたちは雨の日以外はハネヤマでしたし、母さんたちは、雨の日でもセンコバに行っていましたから台所の水と燃料は子どもたちの仕事で、責務といっていいほどでした。

燃料を「タキモン」といっていましたが、これは野山を歩いて松の落葉や雑木の枯れた小枝を拾い集めれば足りましたし、ついでに食べられる実のなる木や草や花を発見したり教えあったりして、天気さえ良ければタキモン拾いは楽しいものでした。

　水にはほとほと困りました。キブシヤマには一滴の湧き水も糸ほどの流れもありませんでしたから、子どもたちは水を探してヤマのふもとや、よりヤマ奥を右往左往しておりました。湧き水があれば囲（まわ）りを掘り広げ、流れがあれば石を運んで堰止めて、水汲み場にしておりました。「パガチ＝冬瓜（とうがん）を二ツ割りにして（中身をくりぬき）表皮を利用した器」ですくい上げてはバケツに移すのですが、急いだり油断して少しでも荒くしますと底の砂が舞い上って使いものにならない水をカメに満たしては、母を怒らせたり嘆かせたことも再三でした。

　私の家にかぎったことではないと思いますが、生活ぶりは、その日その日を食べてさえいければ幸せでした。子どもは姉と私の二人という口数の少ない家庭でしたが、母が通っているセンコバの稼ぎだけでは日々の糧を確保するのもままにならなかったようで、米櫃の底をさらう音がガリガリ鳴って、明日の心配をする日の方が多い暮らしでした。

　米櫃といっても古いブリキの一斗缶ですが、それに白い米が満たされる幸せな風景を見ることは滅多にありませんでした。

　菓子や果物は論外でしたし、お金があったにしても手に入れるのは困難な時代でした。子どもたちは本能に導かれるように野山を走り回って、甘い実や酸っぱい葉っぱを提供してくれる草木を探しだし、おやつの調達をしておりました。

それら狩場の中に芒の野原がありました。ハネヤマの跡は芒の天下でしたが野茨（のいばら）も負けていませんでしたから量は無限といってもいいくらいでした。芒は収穫の期間もながくて、年中無休でした。初夏のころには茎の中に納（し）まわれている穂を引き抜いて食べます。「ツンバナ＝つばな」といっておりましたが、柔らかな草の香りと少々の甘味もあり結構おいしいものでした。そして秋ぐちからは根っこです。太いのを掘り出すのは苦労ですが、赫土の臭いまじりにしてもカリカリして甘味も水気も穂よりは数段上等でした。

秋のはじめころになりますと芒はいっせいに穂を出しはじめて、子どもの丈をはるかに越してしまいます。ツンバナの季節は終わり、根っこ掘りが専門になります。この頃は野茨の実が真赤に熟れて大忙しです。夢中になって顔や手足にケガをしたり――秋口の芒の葉や野茨のトゲは刃物のように切れます――深入りして方向を失い、帰りが遅くなって親たちを心配させることがたびたびありました。

学校に行っている子どもたちは帰りに入り込むのですから、日暮れ近くまで芒原ですごしてしまい、暗くなって家に帰り着くことが多いようでした。

2

秋も深まり、日暮れはさらに早くなりました。そんな頃、誰ともなく芒の原っぱには「キモトリ

＝肝取り」が隠れていると言いだしたのです。平常は子どもなどには口もきかない尊大なお父さんたちまでが、時も所もかまわずキモトリの話をしました。大人たちの方が熱心でした。

「なあ、原っぱに行くと芒のアタマ『穂』がオイデオイデするだろう。あれはな、可愛いい子どもたちが来てくれるようにキモトリの『ムンドン＝癩（らい）』が、あの中に隠れてゆすっているのだぞう、可愛いい子どものキモはな、柔らかくてムンドンの凄い良い薬になるんだからな!!」

語り口も競って工夫されて手ぶり身ぶりを加えての熱演は、子どもたちを震えあがらせました。実情は子どもたちが芒の原っぱに深入りして迷ったりケガをしないように、と苦心の作り話だったのですが、私たち子どもにとっては天変地異か、母親に置いとけ放りを喰ったくらいに重大でした。

何故でも、子どもからキモ＝肝を取るということは子どもを殺すことに違いない、と思えたからです。

キブシヤマの人々は故郷の言葉、朝鮮語で生活しておりました。習俗も同様でした。大人たちが少々気取って「我々（ウリタチ）半島人は……」と切り出してみても続く言葉は幾つもありませんから品切れて、結局は非国民語であっても自分たちの言葉、朝鮮の言葉で話しているのでした。

日常多用する言葉に「ムンドン＝癩」がありました。私にはムンドンの意味は分かりませんでしたが絶えず耳にしていましたから、言葉としては頭の中に入っておりました。

大人たちの間では親しい仲ほど多用されているようでした。子どもたちでも大人ぶって「オイ、ムンドン」とやり合っていました。日本の人が意味もなく「あの馬鹿、こん畜生」と口にするのと似たものです。

勢いで喋る若者は当然としても、礼儀の民の最後の生き残りと自認する長老たちも、久し振りに出会えば己が年齢も忘れ、「おおムンドンよ‼　無事にメシを食べて暮らしていたかね」と先手を打てば「おお！　我がムンドンの弟よ‼　まだ無事に生き延びていたか、真に嬉しいぞよ」と負けずに返して友情の確認と、生きて再び会えた幸せを、肩を抱き、手を握り合って祝福し、子どものように無邪気になってしまうのでした。

母親たちですら我が子にたいしても、上機嫌のときも悪さを叱りつけながら不憫になってしまったようなときも「全くこのムンドン子が……」とやっているのですから、芒の野原にムンドンが隠れていると聞かされても、なんでもありませんでしたが、子どもを殺して肝を取ろうと待伏せしているキモトリは、とても恐ろしい悪者に思えました。

しかし、大人たちがどれほど苦心をして恐ろしげに語っても、子どもたちが話を聞いて肝が潰れるほどに震え上ったにしても、芒の野原から離れることはできない相談でした。

水汲み、タキモン拾い、オヤツ探しに行くのに芒原を除けては行けなかったのです。キブシヤマは至るところが芒原でしたし、バラックそのものが芒原の中にあったのです。

子どもたちにも多くの心配ごとがありました。台所の水ガメが空になること、積み上げたタキモンが残り少なくなること、米櫃が底を引掻かれて騒々しい音をたてるとき――。

米櫃を満たすことは無理でしたが、水ガメを一杯にすることとタキモンを積み上げることは、子どもにもできましたし、しなければ暮らしがたちゆきませんでした。

互いに情報――新たに聞かされた話や夢で見たことを、二、三人集まって、ひそひそ話しての想像が主でしたが――を交換しながら、恐る恐る子どもの責務を果たしておりました。

秋も終わりに近づき、冬の気配が濃くなりはじめた頃には、噂は芒原だけではなく木立の陰や、道の曲り角にも水汲み場にさえ隠れているということになりました。ちいさな頭の鉢は蓄積されたキモトリの情報や恐怖で、破裂寸前でした。

私たち子どもは、群にならなければ動けなくなっていました。

夕方には野づら〈野原〉を渡る風も肌寒く、影は前や後に引きずるほど長くなって不安は募るばかりでした。早く帰りたいの一心で仕事には身が入らず、汲んだ水は家に帰ってみれば半分になっていました。

立枯れはじめた芒原を冷たい西風が猛烈な勢いで吹きぬけて大波をうねらせ、夕日に照り映えた白い穂がいっせいにオイデ、オイデをしました。浮足だった子どもの列の中から突然叫び声が上りました。キモトリーッ。このひと声は日夜喉元を押し上げていた、子どもたち皆の叫びでした。

堰を切ったようなものでした。下駄も草履も背中のタキモンも放りだし、我れ先にと走りだしました。それぞれが、より大きな声で叫びました。キモトリーッ。転ぶ、泣く、腰を抜かすでした。

それからは、誰かが叫びそうで自分も叫びそうで走り出すことばかり考えていました。早いもの勝ちでした。要領のいい子などは先に走り出して叫びました。キモトリーッ。

学校に行っている、大きな子どもたちは少しちがっているようでした。姉の話によりますと、帰り道は仲良しがグループになって道草をしながら家路をたどるのですが、一本松――キブシヤマの南外れにある、一本の大きな黒松が立っている最も広い芭原――にさしかかる所で、それぞれのグループが集まって団隊を組むのだそうです。教科書や弁当箱を包んだ風呂敷づつみを直し、草履は脱いでそれぞれを両脇に抱えて、号令でいっせいに走り抜けるのだそうです。

しかし、五、六年生の男子ともなれば強がりがいてキモトリーッと叫びながら芭原に突入し、びびりっ子が続いて入り、根っこ掘りや野茨の実はそっちのけで、男度胸の肝だめしとばかり深入り競争をしているということでした。

そんなある日の晩方のことです。キブシヤマのバラック長屋は、静かな夕闇に包まれて一家団らんの夕食で賑わっている最中でした。子どもたちは黄銅製の「スッカラ＝匙(さじ)」をしっかりと握って我が定位置に陣どって、ガッツガッツと頬張っているはずでした。すき間だらけのボロ長屋も板壁の割れ目から暖かげな光をもらして、この時ばかりは幸せそうでした。

我が家でも母・姉と私という少人数ですが、揃って食卓を囲めるのは、一日を無事に過ごせたようで、幸せな充実感にひたれる時間でした。それに朝早くからセンコバに行ってしまう母と食事を共にできるのは夕食だけですし、明日の朝までは一緒だと思うと嬉しくなってスッカラで茶碗のメシをつついたり返したりして、明日の仕事やキモトリの心配も忘れて楽しんでいました。

急に外が騒がしくなりました。女親の泣くような訴えるような痛切な叫び声がしました。大勢の大人が集まって来るようでした。母が心配そうな顔をして出て行きました。外ではおさえたお父さんたちの声と泣き叫ぶお母さんの声が入り混じって遠ざかって行きました。静かになって間もなく母が帰って来ました。固い表情でした。そして、金山さんとこの竜夫が一本松でキモトリに捕ったらしい、それでお父さんたちが集まってキモトリを捕えに行ったというのです。

金山さんとこの竜夫兄さんがキモトリにさらわれた……私は、にわかには事態が理解できず呆然としていました。母が「心配せんでいいからメシを食べてしまえ」と促しましたが、気持ちは一本松に飛んでしまってメシどころではありませんでした。

本当だったのか……子どもをねらってキモトリが隠れているといった大人たちの話は本当のことだったのか……子どものキモを取って食べるキモトリのムンドンは、やっぱりおるのか……天井からぶら下っている薄赤い裸電球をボンヤリ見つめながら大人たちが様々に語ったキモトリの話を思い返しておりました。

どれほどの時間がたったのか、遠くからかすかな地響きが伝わって来るようでした。次第に近づいて来ました。ざわめきに混じって話し声も聞こえましたが弾んでいるようでした。母が様子を見に出て行きましたが、ニコニコして帰って来ました。そして、台所の後始末をしながら話してくれました。

金山さんとこでは夕飯の仕度ができても竜夫さんが帰って来ないのでお母さんは心配になって、いつも一緒で仲良しの徳山の秀夫さんのバラックに行ってみたのです。秀夫さんは帰っておりました。

キブシヤマのお母さんたちには、夕飯どきに我が子が帰って来ないということは、あり得ないことでした。子どもたちは常に空腹でしたが夕方は特別でした。水汲み、タキモン拾い、そして野山を駈けまわって遊ぶのですから、もう腹はペコペコでした。待ちきれないでお釜のふたを取って叱られたりしながら台所をウロウロして母親の仕事をじゃまするのが日常でした。

竜夫さんのお母さんは、いよいよ心配になって秀夫さんを問いつめ白状させました。

秀夫さんの話によると、竜夫さんは、学校の帰りに一本松の芭原に入って行ったそうです。日暮れも近かったので秀夫さんは止めたそうですが、竜夫さんは怒って一人で入って行ってしまったというのです。

「アイゴー」。竜夫さんのお母さんは泣きだしました。

「アイゴー、タチオヤー」と泣き叫んで徳山さんのバラックを飛びだし、一本松に向かって走りだしたのですから大騒ぎになりました。お父さんたちは一人残らず集まり、議論し相談したのですが、どこでどうなったのかキモトリの仕業に間違いないと結論されて、総出の山狩りになったというのです。

お父さんたち山狩りの集団は、手に手に得物（えもの）〈武器となる道具〉を持って一本松に向かって進みましたが、ちいさな丘を二ツ、三ツ越したところで竜夫さんとバッタリ出会いました。竜夫さんは片手に食べ物が入った紙袋を握ってビックリした顔で立っていたそうです。

なんでも……竜夫さんは強がって一本松の芒原に入ってはみたものの日暮れは近いし、一人では楽しくもなく、キモトリの話を思い出したら急に恐ろしくなって何も取らずに出て来たのだそうです。

やっと道に出たところへ隣のハネヤマの飯場の「アジェ＝おじさん」が来たので、うれしくなって挨拶をしたそうです。

アジェに学校すんだか、これからマチ《一本松から二〇分ほど南に下ると砂利を敷いたちいさな街道に出るのですが、それを右に折れてもう一〇分ほど下ると、日本の人の集落があり米と酒を商う店と雑貨、タバコ、食品を商う店が一軒ずつあり、キブシヤマでは、そこをマチといっていました》に行くから一緒に行かんか……いい物買ってやる、すぐに帰るから心配せんでもいいといわれて、すぐに帰るならと竜夫さんはついて行ったのだそうです。

握っていた紙袋には焼イモとメンコが入っていて山狩り集団のお父さんたちは、安心するやらガッカリするやらで、帰りは元気がなかったそうです。

母は、台所の後始末を終えて部屋に上ってきました。

——クニでは、お母さんが子どものときにもムンドンが子どものキモを取って薬にする話をよく聞かされたけど、本当にバカバカしい話だ……、朝鮮人は、あんな迷信をすぐに信用するから日本人に騙されたんだ、と怒るように言って戸口に立って外に厄払いの唾を二度ペッペッとやりました。そして振り返りながら、それでも暗くなって芒原には近づくなよ、危いことは間違いないんだからな、と釘を刺しました。

子どもたちの間にキモトリの話は立ち消えましたが、「オイ、ムンドンよ、何用だムンドンの兄弟よ」は、変わらず飛び交っていましたし、新しい噂が流れていました。

芒原には腹がへった古狐が子どもを騙そうとして隠れているというのです。

子どもたちは、変わらず芒原の脇は走り抜けていました。

2 岐阜のアタン山へ

1

キブシヤマの子どもとして一人前だという証しだての中には、矢作川(やはぎ)で泳げること、猿投山(さなげ)の祭りの見物に行けることがありました。最高位は挙母(ころも)の町《トヨタは煙突が三本だけのヤボなマチで眼中にありませんでした》の店屋をカッパラッテ回ることでしたが、これは別格で英雄的な子どもにのみ可能な技で、多くは垂涎の夢想に止まりました。

矢作川は、キブシヤマの東側二キロほどにあり、眼下の遥か彼方をキラキラ光りながら長大な流れを見せて、泳ぎに来いと誘っていました。矢作川には魚がたくさんいて器用な子どもは摑み取っていましたし、岸辺の松の木には五位鷺が巣をかけていました。中には海水色の卵があって、夏場、絶好の獲物でした。遊び過ぎて帰りが遅くなってもこの獲物があれば、親たちは帳消しにしてくれました。

矢作川のキラキラ光りは秋風が強く吹く日などは、川面一杯になって真綿を広げたようで暖かそうでしたし満天の星のようで、きれいでした。母は、あのキラキラ光るのは夏に死んだ子どもの魂が浮かんでいるのだから近づいてはならないと教えてくれました。いわれてみれば、光っているキラキラは涙のようでもありました。

猿投山はキブシヤマの北西一五キロほどにあり、標高六二九メートル、私が住んでいたバラックの裏に回りますと無数の峰を左右に従えてそびえ立つ偉容を見ることができました。キブシヤマから見える山の中では最高峰であり、ふもとには郡内一の大祭礼を行なう神社があって畏敬と憧れを込めて眺めていました。

猿投山は西方に位置して日没の山でもありましたので、夕方は明日の天気の占いに、必ず眺めました。真赤に夕焼けた西空は明日の好天を保証してくれて、大人にはハネヤマの仕事、子どもには水汲みやタキモン拾いが無事にやれそうで有難くなるのでした。

　また、その日の最後の美観でもあり、母の帰りの報せでもありました。中空まで染め上げていた夕焼けが、次第に黒ずんで紫のシルエットとなっている猿投山と溶けあいながら闇の中に沈む頃、白いチマとチョゴリ〈朝鮮の女の上下に分かれた衣装〉の母がセンコバの方から帰って来るのです。遠くに急ぎ足の母を発見したときが、一日で最も嬉しい瞬間でした。

　私は長いこと猿投山(さなげさん)を猿投さんと思いこんでいました。この錯覚の原因は、毎日のように巡視と精神指導のためにやって来る巡査さんと村山さんの故ではないかと思います。

　巡査さんはサーベルをガチャガチャ鳴らして山を登って来ては、バラックの一軒一軒を調べ、時にはキブシヤマの大人を縛っていきました。私たち子どもは、肝取りより巡査さんを恐れました。村山さんは協和会〈戦時下の在日朝鮮人に対する警察当局を中心とした管理組織。日本人への同化政策を推進した〉会長で、いつも巡査さんの尻について回っていました。

　村山さんは鳥打ち帽子を頭に乗せ服は背広にニッカーズボン〈長さが膝下までのすそがくくられたズボン〉で、胸には万年筆が光っていました。足は長い靴下をはいて革靴でした。鼻の下はチョビひげでキブシヤマ一番のハイカラでしたし、土方やハネヤマに行かない大人です。指折りの強力者で、頭は石のように固いと評判でした。弁舌が達者で日本語も上手、それが自慢なのか指導と訓話に熱心でした。お母さんたちには非衛生的で非国民的な鮮服着用の非を諭し、日本の着物にするよう指導していました。私の母にも毎日のようにすすめ、ついには、着用せずとも保持するだけでも魂の色が変わるからというのです。母としては、たった二人の子どもの口さえ碌に塞げないのですから、乗れない指導でした。

熱心すぎて村山さんは人々の憎しみを買い、ある真暗な夜に半殺しにされて逃げて行きました。が、子どもたちには礼儀正しく言葉使いを丁寧にし陛下に忠義の心をもてと訓じました。お話をするときは言葉のはじめに「お」をつけて、終わりは「です」「ございます」で結ぶこと、人様を呼ぶときは名前に「君」「さん」づけにするよう教えました。お母さんたちの中には「アリガトウ、チョッコラサン、ゴザイマシタ＝有難うご苦労様でございました」と最敬礼をする懸命な人もいました。私たち子どもも立派な半島の日本少年となるべく、君とさんを連発していました。猿投山を猿投さんと解したのも巡査さんの威力と村山協和会会長さんの指導の故ではないかと思わざるをえないのです。

猿投さんの祭礼は、一〇月の初旬で秋祭りでした。神社は大変立派で、キブシヤマの弁当箱ほどの山神さんなんか足元にも及ばないということでした。その上、果てがないほど広大な境内は、出店や見せ物小屋で埋めつくされて、ない物はないと聞かされていました。

神社名は「猿投神社」、キブシヤマから八キロほどで猿投山との中間辺りにありました。当日は早朝からキブシヤマ中央の集まり場に、往復一六キロを自力で歩き通せる子どもは全員集まり、隊列を組んで出発しました。小学生になる一年前の年でした。空は白んでいましたが日の出はまだでした。参加者は二〇名ほどでした。先頭に五年生が立ち六年生がしんがりで、間に縄を一本張り渡して他の子どもたちが左右から交互につかまりました。落伍や迷子の防止をするためで、大きい子どもたちは冬の登校時には暗いのでこの方法をとっているのでした。手袋なんかは、誰一人持っていませんから、早めに集合してたき火をし、体を温め焼けた石をボロに包んでポケットに納(し)まい、手を暖めながら駈けるのだそうです。

　初めて猿投さんの祭り見物に参加する私は、母から貰った小使銭は少ないにしても、行列の縄に摑まっただけで心が躍りました。とてつもなく良いことが待っているように思えたのです。行列は猿投山めがけて直進しました。野も山も突っ切って進みました。道らしき道はありませんでしたから歩く所が道でした。イッチニイ、ホイホイ、イッチニイ、ホイホイ。全員で掛声をかけ調子をとりました。毎日通う水汲み場やタキモン拾い場は瞬く間に通り過ぎました。話に聞く急行列車に乗っている気分でした。芒(すすき)原のキモトリやキツネのことなどすっかり忘れてしまいました。

　一時間ほどぶっ通しで歩きました。キブシヤマに似た荒原が断ち切れて、街道に出ました。風景も一変して、豊かで優しげな農村地帯でした。見渡す限り色づきはじめた稲穂の波でした。好天で空は真青でした。街道には猿投山に向かう大勢の人がいて仲間のように思えました。沿道の家々は、祭礼の気分に満ちていました。全員が思わず叫びました。オマツリダーッ。キブシヤマの子どもはよく叫び声をあげましたが大勢で揃って叫ぶのは最も好きな遊びでした。ワーッと絶叫した後には必ず好きな物、欲しい物の名――ほとんど食べ物――を呼ぶように叫びました。

次つぎと目に入る家たちは立派でした。庭先に実のなる木、大きな柿の木のある家……凄いな。細長いのや丸いのをポケット一杯カッパラえないだろうか、祈る思いで念じましたが、ふと私は体に強い視線を感じました。街道の人々や柿の木の下に立っている人が不思議な物を見るように、ジーッと息を凝らして私たちの行列を見つめているのです。それは、汚い乞食の子どもか、たちの悪い子ども泥棒の集団とばかりに思い込んでいるような目でした。とっときの服を着て来なかったことを後悔しましたが、キブシヤマから道なしの野山を越えて一六キロ往復するのにはボロ服に限りましたし、皆の申し合わせでした。

しかし、恥じらいは一ときのことでした。街道は次第に人が多くなり、神社の森が見えて幟旗のハタメキが遠目にも確かめられると再び活気づきました。ボロもクソもなんのそのでした。今見る猿投さんの森の中には食べ物がいっぱいのはずですから……。思うだけでも血が騒ぎました。小さい子どもの足の遅さに業を煮やして足踏みをしたり怒鳴りだす大きい子もいました。

初めて見た猿投さんの大祭礼に私は、ド肝を抜かれました。仰ぎ見る大鳥居。流れる雲を引っ掛けそうな天を突く幟旗。六年生の七、八人では抱えきれそうにない巨大な杉の木の並び。着飾った日本人の波。ところ狭しと並んでいる屋台店。焦げる醤油、焼けるソース。私が大好きな煮える味噌おでんの香り。イモ餡（あん）巻の山。なんとこれらが血走った人いきれとごちゃ混ぜになって境内に充満していました。感動の極みでした。

しかし猿投さんの森は、オトギの国でもなければ、おカシの国でもなく、あるもの総てがお金と交換でした。あらためてポケットの小使銭を握りなおしてみれば、摑み取りも食べ放題も夢でしかないことが子ども心にも容易に理解できて、うまそうな臭いを嗅ぎ分けながら食い物見物で諦めるほかありませんでした。

見せ物は、いろいろありました。日本刀の抜身を五、六本段にして素手素足で上って見せると凄んでいる人、タスキ掛けの袴姿で大刀を青眼（せいがん）に構えて（刀の先を相手の目の位置に向ける）瞑想ふうの人、腕から血を流しながら出刃庖丁を振りかざして傷薬の薬効をのべたてている人、アタッターアタッターと叫んでいる子どもだましの賭事屋さん。五寸釘を頭で打ち込んでいる石頭。色彩り賑やかな玩具屋さん、静かな小間物商いも出ていました。境内の外れには天幕を張り莚（むしろ）で囲った大きな見せ物がありました。入口に垂らした幕をちらつかせながら、「親の因果が子にたたり折角の美人が下半分白黒の牛の花ちゃーん」と恐ろしげに悲しげに歌って呼び込んでいました。

それら喧騒のあい間に乞食が座を連ねておりました。乞食はキブシヤマにも、どう勘違いしてか時どき来ておりましたし、父より若くて強そうな乞食もいましたから珍しくも驚きもしませんでしたが、猿投さんには、四つん這いの男の乞食がいました。他は座るか横になっていましたので、目立ちました。その乞食は膝下を少し残しただけで切断されておりました。わずかに残された膝下は皮を剝いだように鮮やかな肉色で、小刻みに震え続けておりました。私は生き残って震え続けている短い肉色の臑（すね）を見つめているうちに動けなくなってしまいました。金縛りになったようでした。五体揃ったお父さんでも体が弱いばかりに仕事がなくて旅に出ているし、他の家で強いお父さんがハネヤマや土方仕事に行っていても子どもたちは腹を減らしていましたから片足の四つん這いで生きていく苦労が思いやられて、使い惜しんでいた小使銭の幾ばくかを減らしてしまいました。

おぼろげな記憶ですから、その人が後に知った「らい」という病故の乞食ではなかったかもしれません。確かなことは、見たこともない「キモトリ」は話だけで肝をつぶして夜は便所に行けず昼間でさえ一人の遠出はできなかったのに、初めて見る片足四つん這いの乞食には金縛りになるほどの衝撃を受けながら怖れや罪悪感はなく、乞食する姿に生きることの悲愴と勇気を見たようで励まされたのです。

帰り路はアカギレ膏薬と針の糸通し器をポケットにしていました。えんえんと登る苦しい道のりでしたが、六年生と五年生が再び縄を張って摑まらせてくれました。祭りの興奮はすっかり冷め、誰一人カッパライの戦果もなく意気消沈の行列でした。私は六年生が先頭に立って引いてくれる縄に摑まって黙々と足を運んでいましたが脳内には、四つん這いの乞食だけは鮮やかでした。

母はアカギレ膏薬を大変よろこんでくれました。事実その年の冬はアカギレで苦しむことはありませんでした。針の糸通し器は騙し物で、糸通しの役目からは逃げられませんでした。

2

小学校に入学した昭和一九（一九四四）年の秋、口減らしの旅に出ていた父に呼び寄せられて、岐阜県東濃地方の「アタンヤマ」に移ることになりました。母は、ギフのアタンヤマは大変に遠い所で朝から晩まで電車に乗って行くのだからシッコを漏らさないよう気をつけなければいけない、と私の頻尿症の心配をしていました。そして、子どもの夜尿、頻尿症には鶏のトサカが効くと聞いて、赤くて大きなのをたくさん仕入れてきました。出発前の一週間ほどは毎晩トサカの塩焼きを食べさせられました。

　私はトサカの塩焼きをむりやり口の中に押し込みながら、朝から晩まで汽車に乗って行くというギフのアタンヤマは、今住むキブシヤマとは天も地も住む人も異なっているように思われて、シッコのお漏しより心配でした。

　それに、小学校に入って同席になった日本の子と別れなければならないのも惜しいことでした。彼は私が接した最初の日本人でしたし、キブシヤマの子どもたちとは全く違って上品で賢いように思われました。名前もコージ君と立派でふさわしく思われました。

　彼はたくさんの本を持っていて、毎日のように絵本や漫画を見せたり時には貸してくれました。家にも連れて行ってくれましたが兎を飼っていて、次に生まれる子兎は雄雌を番(つが)いにして分けてもらう約束もしました。お母さんが優しい人で私の母そっくりでした。同じ着物を着たら見分けがつかないと思われるほどで直ぐ好きになりました。おやつをご馳走になり帰りにはおみやげをもらい、日本人のコージ君とこの優しさと豊かさに羨望をおぼえました。

　コージ君の家は、学校からはキブシヤマと逆の方向でしたので七キロにもなりましたが、ものともせず何度も遊びに行きました。日本人のコージ君と同席であることを感謝し、キブシヤマの子どもの中では一段上等になったようで、内心誇らしくさえありました。

移住したギフのアタンヤマは活気に満ちていました。この地方は日本で最大といわれる亜炭〈不純物を多く含んだ劣性石炭〉鉱があり、どこを掘っても石炭でした。地上に露出さえしていて、子どもでも家庭のたき料ぐらいは掘れました。山や田畑は木立や農作物に覆われた静かな小農村地帯でしたが、石炭大増産のあおりを受けて変貌の最中でした。山にも田畑にも至る所、炭鉱の櫓が雨後の竹の子のように立っていました。

太平洋戦争も最末期であらゆる物資が不足して深刻でしたが、石炭も例外ではありません。劣等炭の亜炭も貴重な黒ダイヤに格上げされ、増産、増産でした。

体が弱い父にも働き場所があってありがたいことでしたが、キブシヤマや猿投の学校が懐かしくて胸が塞がる思いでした。

父は農家の小さな納屋を借りて迎えてくれました。岐阜県の顔戸（こうど）がその地でした。私たち家族が住むことになった借り納屋は粗壁の掘立てで藁（わら）屋根でした。粗壁はところどころ崩れ落ち、荒莚（あらむしろ）を打ちつけて、雨除け風除けにしてありました。天井がなくて風の強い日は塵（ほこり）の落下がひどく、食事どきなど大いに困って父が作りました。割り竹を組んでセメン袋の張りつけでした。

家主さんの家では、お父さんやお兄さんは戦争や工場にとられて、おじいさんとおばあさん、若

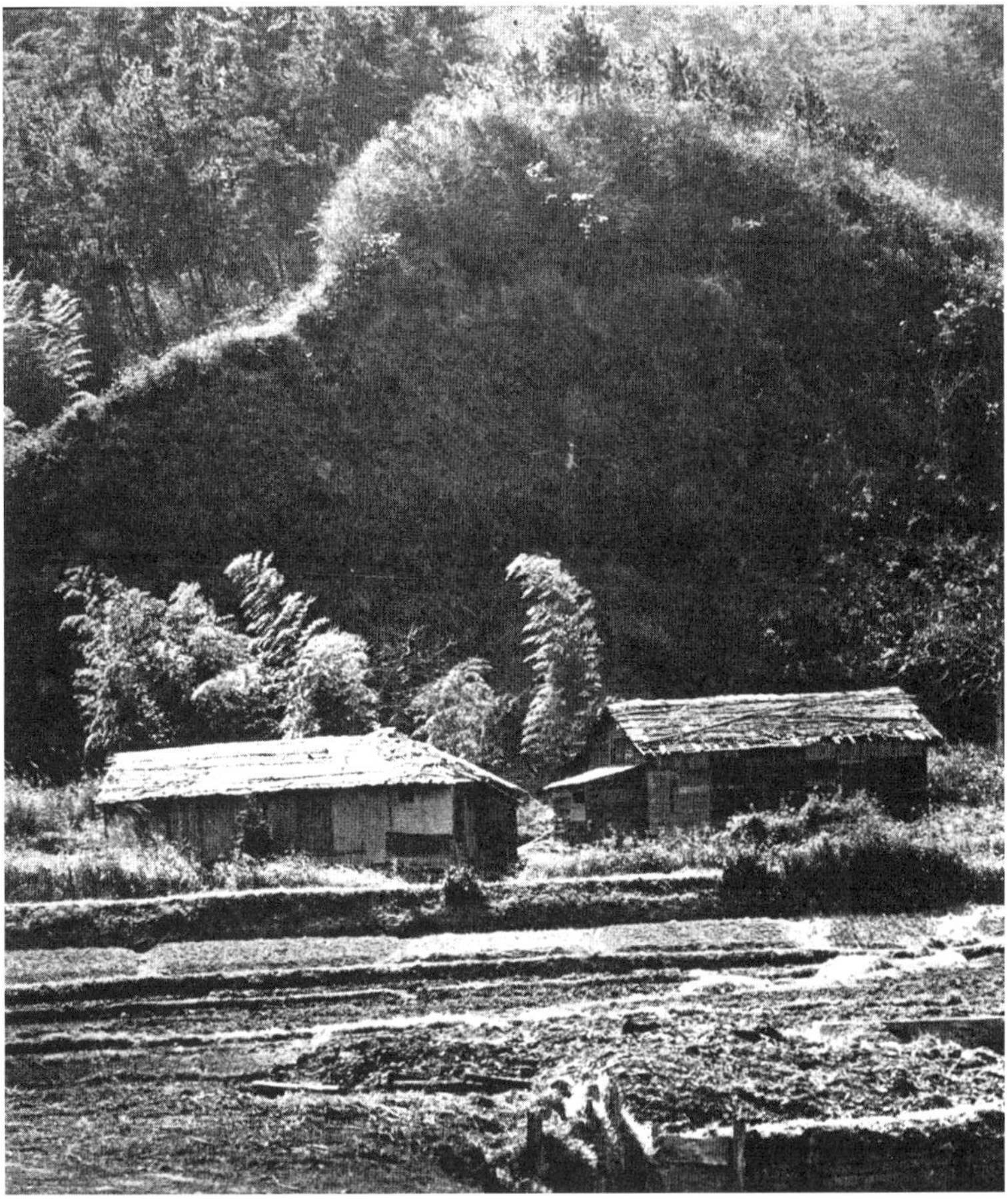

いお嫁さんに小さな女の子が二人だけでした。私たち母子三人は農作業の手伝いをあてにされているようです。父も約束をしているようでした。そのかわり井戸水を勝手に汲んでもいいということでしたし、食糧品をわけてもらえて風呂をたてたときは、もらい湯をさせてくれるということでした。キブシヤマでは、年に二、三回電車に乗って一日がかりで挙母町の風呂屋に行っていたのですから夢のようでした。そして井戸水の汲み放題。家主さんの裏庭にあるというその井戸を早く見たくて、帰ったら直ぐに水汲みに行こうと内心決めていました。

世の中が変わってしまったようでした。しかし、もっと驚いたことは、キブシヤマより大勢の朝鮮人がいたことです。同地の農家の納屋や別棟には、ほとんどと言っていいほど朝鮮人が入っておりました。中には飯場もあって朝夕は、ねじりはち巻の朝鮮人で道がいっぱいになりました。大八車に弁当や道具類を積んで我が物顔で引いていました。半島の朝鮮人は即ちキブシヤマの人間だと思い込んでいた私には信じられない光景でした。

住んでみれば駅は近いし町も近いし、水は汲み放題でタキ物はいくらでも拾えますし、時には飯場の「アジェ＝おじさん」たちが仕事の帰りに大八車に積んだ大きな塊炭を置いていきまして、不自由しませんでした。大納屋の飯場に遊びに行けば小使いさえもらえることがありました。食べ物も、アタンヤマにはキブシヤマの粘土掘りにはなかった特別配給がありました。イモやカボチャは土間に山積みでした。キブシヤマなどアタンヤマに較べれば問題になりませんでした。

そして学校にはキブシヤマにいた子どもたちが大勢いて、また驚きました。同級だった永川さんとこの高夫もいて彼の話では、この学校で一番強いのはキブシヤマにいた高等一年〈国民学校高等科一年、現在の中学一年に相当する。当時の国民学校（小学校）は初等科六年と高等科二年の八年間〉の林さんだから恐いものなしだということでした。なんのことはありません、私たち家族の前にキブシヤマを下りて行った人々は、景気の盛んなギフのアタンヤマに来ておったのです。

父の仕事は炭鉱の夜の水番でした。坑内に水が溜らないようにポンプの電気番をするのです。夕方家を出て翌日の朝帰って来ました。体力を必要とする仕事ではないので父にも勤まるのですが、夜通し冷たい坑内に詰めていますし、ポンプに故障があれば水の中にも入らなければならず、神経痛持ちの体にはこたえるようでした。

アタンヤマは女の仕事が少なくて、お母さんたちの多くは飴やドブロクをつくったり豚を飼って生活を助けていました。

お母さんが稼ぐ家のお父さんの中には、朝から酒を飲んで夜はバクチ場で遊ぶ幸せな人もいました。どの飯場でも盛んでした。しかし、そのころ警察の取り締りが厳しくなって、夜中にも踏み込まれるので坑内で打っているということでした。ドブロクや豚肉、キムチを持ち込んでカンテラをたくさんつけて打つのは、家の中で打つより気分がでると言っていました。昼間冴えない顔で飯場にゴロゴロしているアジェたちは、夜のバクチに負けて仕事に行く元気もなければ遊びに行く金もない人たちでした。子どもが遊びに行くと退屈しのぎに、いろいろな話や歌を教えてくれましたし、宿題も手伝ってくれました。

近くに住んでいた前田のお父さんも、そんな生活をしていました。前田さんには子どもが八人いました。七人が男で上の三人は坑内で働いていましたし、奥さんも働きに行っていましたから生活は楽なものでした。前田のお父さんは、八人の子持ちが今さらなにが悲しくて働かなければならないかとばかりに、朝から一杯ひっかけて夜はバクチ場で遊ぶ幸せな身分でした。私たちが学校から帰る頃には、すっかりご機嫌になって自慢の自転車をフラリフラリと流してバクチ場にお出掛けでした。

前田さんは奥さんが日本の人でした。朝鮮人は大人も子どもも立派な半島の日本人となるよう努力をしていましたが、混血を嫌う民族性なのか日本への無意識の反発なのか、或いは嫉視なのか日本の婦人を妻としている同胞には冷淡でした。前田さんは朝鮮人の大人たちからは対等に扱われませんでした。盆・正月・結婚式・葬式その他どんな集まりにも歓迎されませんでした。前田さんは意地を張るように一杯ひっかけては暇にまかせて、どんな集まりにも顔を出して問題を起こしていましたから家族たちまで嫌われ者になっていました。私も前田さん一家は一段見下げるべき卑しい家族だと思っていました。しかし、デコボコの砂利道を音もなく流れていく空気入りのタイヤ〔空気を入れるチューブのあるタイヤ。すべてゴム製のタイヤにくらべてクッション性に富み、乗り心地が良い〕をつけた自転車は羨望の的でした。

大戦最後の年になって特別配給のイモやカボチャは少なくなりましたが、闇で補って飯場のアジェたちは銃後の産業戦士として増産、増産と懸命でした。戦争は一方的になって私たちの借り納屋の上空まで敵機Ｂ29が編隊を組んで長い尾を引きながら飛んで行くことがありました。名古屋辺りの上空では高射砲で攻撃をしているようでしたがＢ29の遥か下に落下傘のような白い雲を散らすに止まっていました。

名古屋や岐阜の町は毎日のように焼かれていました。夜などは納屋を出ますと天地を震わせて移動する爆音に同調するように、名古屋の町がある西の空が真赤になっています。それが北に広がって一の宮の空が明るくなり、岐阜の空まで続いて、四〇キロも彼方ですが燃えさかる火炎の唸りや木の弾ける音が伝わってくるような恐しい眺めがくり展げられていました。

しかし、空襲は眺めるだけのよそごとではありません。私たちの村もやられました。それは田圃の中にあった小さな炭鉱が空襲警報の発令中に電燈の光を外にもらしていたためでした。

その夜は我が納屋の頭上にも爆音が鳴り響いていたのですが、いつものように通過するだけだと高を括って寝床の中でした。突然、シュルシュルという鋭い音がしました。私は瞬間、高圧線のスパークかと思いました。中空の高圧線を青い電光が唸り声を上げて伝い走っているように感じたのです。しかし、その音はくり返しながらどんどん大きくなって、凄い速さで近づいて来るのでした。仰天して表に飛び出しましたら見渡す限り火の海・火の壁でした。西の山裾の村全体が燃え上っているようでした。

幸いにも人家には全く被害はありませんでした。当の光をもらしていた炭鉱も無事でしたが住み込みの番人が朝鮮人の夫婦者でしたから、日本の村人は朝鮮人の無責任と社会性の欠如をいい、警察はスパイ容疑で調べました。調べて分かりましたことは、焼夷弾は炭鉱に命中していたのですが竪坑を直撃して線路をぶち抜き、水壺に突入して火災にならなかったのでした。

私はＢ29の編隊飛行や空襲の夜景に気をとられて前田のお父さんの自転車流しを見物する楽しみをすっかり忘れていました。或る日母が、これからは前田さんのお父さんや家に近づいてはならない、あの家のお父さんはどうも本当の「ムンドンピョン＝ライ病」になったらしいと言うのです。母の話を聞いていますと、前田のお父さんは、キブシヤマの芒原に隠れて子どものキモを狙っていたキモトリと同じでした。

学校でも噂になっていました。アタンヤマ育ちの子どもは、前田のお父さんの病気に子どもの肝が効くことを知りませんでしたし、日本の子どもは、どんな病気なのか見当もつかないようでした。キブシヤマから来た子どもたちが物知り顔で宣伝しました。

前田さんとこの子どもは災難でした。日本と朝鮮のアイノ子でキモトリの病気ムンドンの子ですから意地悪の材料にこと欠きません。日本の子も朝鮮の子も散々にいじめました。

いじめには慣れて強い兄弟でしたが学校も休みがちになり、通う道も街道を止めて電車線路を伝っていました。途中には長い鉄橋があるのですが、通し板をしいてないので立ちくらみがきて、進むことも退くことも、立ってもいられない難所でした。大人でも余程の事情がなければ渡ろうとはしませんでした。私たちは線路を伝っている人影を見ればムンディー、ムンディー、キモトリムンディーと大声ではやし立てました。日本の子までが意味も分からずに合唱に加わりました。

前田さんの納屋にも何人かで近づいてみました。肝だめしでしたが、そこに見える納屋の中にはキモトリの病気になった前田のお父さんがいると思うと恐ろしい悪者が隠れ棲む家のようで、ムンディーと叫ぶ勇気も失せて逃げ帰るのでした。

それが、街道で問題のお父さんに出喰わしました。以前のようにフラリフラリと自転車を流しているのです。見なれた姿ですから遠くからでも見分けられましたが、避けようとか逃げ出そうという気持ちになりませんでした。どうしてか、恐ろしくないのです。近づいて来る前田のお父さんは、顔が赤っぽくなって腫れてボツボツができていました。酒が入っていないのか穏やかな表情でハンドルを握っていました。私たちは遠ざかる後姿を、気が抜けたようにボンヤリ眺めていました。

あのお父さんが、私たち子どもを殺して肝を取ろうと狙って来ようとは、どうしても信じられませんでした。

しかし、毎日のように流し乗りが見られるようになると、大人たちの間で問題になりました。〝この前には空襲警報の最中に電燈をつけて焼夷弾投下の原因となり、今回は前田の奴があんな病気になったのに大きな顔で出回って非常識極まりない、半島人の恥さらしだ〟が理由でした。長老・壮年が寄り集まって鳩首相談（額をつきあわせて相談すること）の結果、代表が数人で戒めに出かけました。

追放や収容の発想はなく、できるだけ家にいて世間に迷惑を掛けないように、良識に基づいて治療に専念してほしいという自重のすすめでした。前田さんの答えは、自分もはじめはその病気じゃないかと思って、いろいろな薬を買って飲んだり神様に拝んでお祓いをしてもらったりしたのだけれど、悪くなるばっかりでどうにもならんし、困ってしまって名古屋の病院に行って診察を頼んだら梅毒だといわれて、今は注射に通っているということでした。

代表は帰って以上の報告をしました。集まっていた長老たちは前田のヤツは仕事もしないで朝から酒を飲んで遊んでばかりいるからあんな悪い病気になるんだ。前田なら梅毒に間違いない、酒癖が悪いのも梅毒の故だと、太鼓判を押してひとしきり酒の肴にしたのです。

確かに前田さんの言った通りでした。それからは毎日のように自転車の流し乗りが見られるようになりました。私たちも在るべきものが在るようで落ち着きました。が前田のお父さんは次第に別人のようになってゆきました。赤く腫れていた顔は白い細面になり、酒を全く断ってしまったのか人を寄せつけない真剣な目をして、忙しそうに自転車をこいでいました。フラリフラリは無くなって真直に走り過ぎてしまうのでした。私たちは楽しみがひとつ減ったようで、ガッカリでした。

しかし、前田のお父さんは、酔っぱらいの梅毒ヤツで、子どもたちは梅毒のアイの子呼ばわりをされ、意地悪をされつづけていました。

3 舞台の袖から

1

中学生になって、私はときどき名古屋見物に行きました。岐阜のアタンヤマから名古屋までは意外に近くて、電車でなら二時間ほどです。朝鮮戦争の最中でアタンヤマの景気は掘り出せば石コロでも売れて、弾けんばかりの活況でした。世渡りの下手な父にも、どのような運が向いたのか、小さなヤマですが主（あるじ）となって納まっていました。私が、本を探しに名古屋へ行きたいと言えば、さほどの文句も言わず、交通費に加えて小遣銭くらいは出してくれました。

この頃の我が家は幸せでした。家族が全員そろう夕食どきなど、父はいかにも満足そうでした。お金を粗末に使うでないぞ、世間を甘くみるでないぞと説教を重ねながら終わりは、解放〔日本の敗戦による朝鮮半島の解放〕になってもあわてて帰らなかったのは賢明な判断であったと自画自讃で締めくくり、家族の全員は納得顔で解放の恩恵にひたっていました。

解放の年には、大勢の同胞がアタンヤマから去って行きました。潮がひくようでした。もう故郷こいしさで矢も楯もたまらず、積年の家財を二束三文で売り飛ばし、あるいは友人・知人に預けて着のみ着のままに、ポッタリ＝ふろしき包み一つという、日本に渡ってきたときと同じ姿で博多に向かいました。めども立たない日本政府の輸送船など頼みにせず、シャニムニ玄海灘が望める博多に出て、それからは、闇船でも小舟を買ってでも、自力で帰る決意でした。

アタンヤマを去って行く人々は続出しました。ふろしき包み一つの貧しい姿でしたが、顔は希望と歓びで輝いていました。私は、それらの人々や親しかった友人を見送りながら、次第に取り残されてしまうようで不安になりました。父は帰る気配を見せませんでした。帰るべき故郷も、頼れる血縁もなかったのです。急ぐことはないんだと強がっていましたが、毎日のように別れの酒を飲まされて、さみしそうでした。

しかし、希望に燃え苦心惨たんして博多を小舟や闇船でこぎ出しながら、故郷には永久にたどり着けなかった不幸な人々もいました。父が親しくしていた山田さんは、親戚の数家族が集まって一つの船で帰りましたが玄海灘を渡りきれず、船ごと行方知れずになってしまいました。無事帰り着いても戦後の混乱期でしたし、落ちつく間もなく大動乱〈朝鮮戦争〉のボッ発で国土全体が戦場となったのです。故国で散りぢりになり、再び闇船で日本に渡って来れた人は幸運の部類でしたから父の自慢もうなずけるのですが、私たちを幸せにしてくれた父のヤマは、いそいで帰って行った友人の置きみやげだったのです。

私は、連勝の解放戦争〈「朝鮮戦争」に対する朝鮮民主主義人民共和国側での呼称（祖国解放戦争）からの表現」と石炭景気に浮かれて、その日の名古屋見物は、友人と連れだって賑やかに出かけました。少し遠回りになるのですが、汽車・電車の混合コースにしました。電車と小型の汽車を乗り継いで多治見の町に入り、それからは名古屋と塩尻を結ぶ中央本線です。Ｄ51が二輛で牽引して名古屋までの三〇キロ余りを走る、豪快な汽車旅でした。

　多治見駅からしばらくはトンネルが連続して、カーブや登り降りの多い山あいのコースです。二輛連続のＤ51は煙をガンガンと吐き出し、警笛を鳴らし続けて走ります。古い客車でしたからトンネルに突入するたびに窓のすき間から、炭塵（たんじん）混じりの黒煙が盛大に吹き込んで、息苦しくなるほど車内に充満しました。乗客はトンネルの出入りに合わせて車窓の開閉に追われ、白いシャツは薄汚れてしまうのですが、私たちはそれがまた楽しくて、大いに満足でした。小さな駅を二つ三つ通過して高蔵寺駅に近づけば、景色は一変してゆるやかな濃尾平野の面かげを見せはじめ、Ｄ51も乗客もひと息いれて寛（くつろ）げるのでした。

　もうこの先は、パノラマのように展開される車窓を楽しんでいれば、名古屋駅に入れるはずでした。しかし、列車は高蔵寺駅に入ったまま、動きだす気配を見せません。無気味な静けさが続き乗客が次第にいら立ちはじめた頃、車内放送がありましたが、発車まで車外に出ないようにと注意をくり返すだけで要領を得ませんでした。ついに、血の気の多そうな男が、バカヤローッと怒鳴って飛び出して行きました。私たちはよしよしとばかり窓を開けて、飛び出した男の後姿を追いました。中央本線は大編成の長い列車でしたが、窓という窓から頭が突き出て前方に向けられていました。

はるか前方には駅員が、垣をつくるように立ち並んでいました。とっさに私は、ホームから飛び込み自殺でもあったように思われ、以前アタンヤマで見てしまった、火ばさみで飛び散った肉片を拾い集めている事故現場を思い出して、全く他人迷惑なことをしてくれたもんだと不快になりました。

まもなく飛び出して行った男の人が、走るように帰ってきました。ひどく興奮して顔面は青白くなっていました。その人は自分の席に戻るなり叫ぶように、ライビョウだ、ライビョウが機関車のすぐ後の車輌に、紛れこんでいたらしい。ライビョウが乗っていた車輌は、外して消毒だ、乗っていた連中も消毒らしい、警察が来るまで待つらしい。当分これは動かんぞ……とまくし立てました。見とどけに行った身の責任感からか、大事件を嗅ぎ出した手柄としてか、車内の隅々までとどきそうな大声を張っていました。

私は、ライビョウという言葉は初めて耳にしましたので、意味を解することはできませんでしたが、消毒をするのだから何らかの病名だろうと、想像しました。友人たちも、誰一人ライビョウを知る者はいませんでした。しかし、一人の病人が乗っていただけで、中央本線の大きな列車が止り、警官の出動を待つライビョウとは、何かとてつもなく恐ろしく、危険な病気のように思われ、思いをめぐらしてみました。中学生になったばかりで田舎者の私には想像のほかでしたが、警官の出動と結びついて、ライビョウは人々に危害をおよぼす恐るべき病気には、違いないように思われました。

愛知県の粘土ヤマに住んでいた子どもの頃に、最も恐ろしいのは巡査さんで、キモトリより上でしたが、岐阜のアタンヤマでも同様でした。太平洋戦争の末期には、徴用や募集で日本にひっぱられて来たアジェ＝おじさんたちが、北海道の炭鉱やトンネル掘りや各地の工事場から脱出して、同胞の飯場や、伝手を頼って逃げまわっていました。岐阜のアタンヤマにも、飯場や紹介された家庭を二、三日泊ってては移動していくアジェたちが多くいました。

逃走中のアジェたちは、長い旅を続けていましたから、たくさんの話題や情報をもっていて歓迎されましたが、警察も真剣でした。昼夜の区別なく臨検〈逃亡労働者の摘発を目的とした労働現場への立ち入り検査〉を行ない、私たちが住んでいた、納屋にも来ました。飯場などは、数名の警官が土足で踏みこみ、テチョーッ〈＝労働手帳〈一九四一年三月に制定された国民労務手帳法により、一四歳以上六〇歳未満の労働者は、その経歴や技能程度を記載した国民労務手帳の所持を義務づけられた。手帳は労働現場からの逃亡摘発に活用された〉〉をダセーッと怒鳴っていました。夜などは、その叫び声が遠くまで響いて私たち子どもは、震え上がりました。

車内の人々は、思いがけない大事件にぶつかって言葉を失ったのか、事態を理解できないのか、重い沈黙がつづきましたが、振りはらうようにライビョウ、ライビョウと囁きはじめ、しだいに声高になりました。話しぶりは遠い日に読んだり聞かされたまま眠っていた、ライにまつわる恐ろしげな記憶が、確かな事実となり、更には増幅されながら甦っているようでした。

眼がない、鼻がない、手も足もない、かかったらさいご、最良の薬は人の肉……。

私は周囲の大人たちの囁きを盗み聞くように耳をたてていましたが判然とはしませんで、ライビョウとはアタンヤマの梅毒だった前田のお父さんのようであり、猿投山の祭りで見た片足の乞食のようであり、キブシヤマの芒原に隠れて、子どものキモを狙っていたキモトリのムンドンのようでもありました。

しかし、それらに警官や巡査の出動はありませんでしたし、じかに見れば子どもの私でも怖くはありませんで、気の毒になったくらいですから、別物のようにも思われました。私たちは、分からないままにも警察に引っぱられて行くような恐ろしいライビョウと、同じ車輛に乗りあわせなかったのは、運が良かったのだと話しあい、名古屋見物など念頭から消え去っていました。

2

一九五八年の一年を私は、在日本朝鮮人中央芸術団（一九五五年に「在日朝鮮中央芸術団」として結成され、一九七四年に「金剛山歌劇団」と改名され現在に至る）で照明部員として働きました。当時としては大がかりな歌舞団で、演じたものは歌と舞踊と古典唱劇でした。東京に出て日も浅かったのですが、偶然の機会から映画の照明——ライトやコードを担いだり器具類を整備する下働き——をしておりました。映画と同じように下働きですが、照明部員として全国巡演に同行することです。私には、やっと炭鉱を抜け出ての東京でしたし、格別に好きでもなく興味もなかった歌や踊りに一年間もついて回るのは、気乗りしませんでしたが、芸術団は春からの全国巡演を間近にしてスタッフの編成に苦心しているようでした。

歌い手や踊り手には比較的恵まれていた在日朝鮮人でしたが、技術関係は人材・人手ともに不足でした。電気と照明はその筆頭で、一年間をとおして地方回りとなれば人集めは一層困難でした。一年間の同行を決めましたが、報酬は思いのほか高額でした。

春を振りだしに北上して北海道に渡り、道内を一巡して夏の終わりには東京に戻りました。ひと息いれ、態勢を整えて秋のはじめに西方に向かい、一〇月下旬には九州の熊本でした。昼夜二回の乗りうち公演（乗り込んだその日に公演を打つこと）で会場から会場を移動する毎日で、眠るのは、夜間に移動するトラックの中という日もありました。せっかくの土地柄に親しむ機会などめったに得られないきつい仕事でした。全団員は仕事の意義を糧にして頑張っていました。

熊本市公演の翌日は、待望の休日となっていました。夜の部を終えて、舞台の後片づけも和気あいあいでした。


道具類の片づけやトラックへの積み込み・積み下しは、もめ事の種となって、巡演の日程を半ば過ぎた頃は深刻でした。全国公演にさきだって東京では、芸術と労働の一致、役職の上下による差別なしをうたい、現場でも努力しましたが、日を重ねるにつれて破綻は大きくなりました。終演の幕が下りた舞台で団員は荷物の山を前にして、しばしば議論をくり返しました。

まず楽器奏者が悲鳴をあげました。中でも絃楽器奏者とピアニストの声は悲痛でした。太い麻のロープを扱う梱包や、重い荷物を持ち上げたり担ぐ、トラックへの積み込み仕事で指や腕が駄目になってしまう、演奏家として命とりの自殺行為だ……見るからにそうでした。思いつめ目を血走らせ、即刻退団もしかねない真剣さでした。

芸術に無縁な石炭掘りだった私にも、絃楽器奏者やピアニストの訴えは痛いほど理解できました。しかし、言いだせばきりのないことで、歌う人にも踊る人にも道具方にも照明にも言いぶんはあり、堂々めぐりの議論の果てはいつもの結論――芸術家は芸術で人民大衆に奉仕するのが本来の使命なのだから、重い荷物で機能を損い舞台に支障(キズ)をきたすのは、真の大衆奉仕とはならない――に達してはその日その日の結論に追われるのです。当初の意に反した一見ささいなこのもめ事は、全員疲れきっているのも大きな原因でしたが、根は別の深いところにありそうに思えました。

いずれにしても明日は休演日、舞台の片づけも楽しければ宿舎に帰っての夜食もくつろげておいしくいただき、幸せな気分でした。

しかし、緊急提案として公演が一つ割りこみました。それも休日のはずの明日です。いくら意義ある仕事でも体がもたんよと私たち下っ端は気落ちもしてブウブウでした。

熊本市の北方一二キロほどに菊池恵楓園(けいふうえん)という国立療養所があり、百二十数名の我が同胞が余儀ない療養生活を送っている。療養所から出ることが自由にならない病気のため、市内に公演があっても観にくることができない。年老いた療養者は祖国の歌や踊りへの憧れは深く、今生の限りの思いで待ちこがれている。――

説明を聞いて大きく心を動かされた下っ端団員は、私を含めて見当たりませんでした。どんな所なのか見当もつきません。私には刑務所の中の療養所か、刑務所に関わりのある療養所、それを国立と言いかえているように思えました。それでも、意義ある仕事に違いはなさそうで行かにゃなるまいと、ひとりで納得しました。

翌日は上天気でした。休日のはずだったのにと思えば恨めしくもなって、だらだら気抜けた出発でした。大型のバスとトラックは連なって市街を抜けて北方に向かって走りました。トラックには舞台装置の大道具・小道具・照明機材に衣装類、その他もろもろを満載し、バスは四〇名近い団員と県役員〔在日朝鮮人団体の役員〕が数名で満員です。

団長がマイクを持ち、本日の仕事について、と語りはじめました。

これから慰問に訪れる国立療養所菊池恵楓園はライピョン＝ライ病の人々が入っている所であります。俗にいうムンドンピョン＝ムンドンの病気にかかった人たちの療養所であります。一八〇〇名ほどの病者が入っておりますが、我々の同胞も百二十数名が在籍しております。真に不幸な病いで終生社会には出られない人々です。それだけに祖国への期待、民族芸術への憧れも大きいのです。異国に病む不幸な同胞を慰めるのです、より一層の熱演を願います。観客は日本の人々を含めて一千名を越すでありましょう。なお病気については皆さんも承知と思いますが、今日は良い薬もあり簡単にうつることはないから心配の必要はありません。会場は立派な公会堂が中にあって、不足はないはずです。――

一八〇〇名のムンドンピョン。ライビョウが一八〇〇名……。私は耳を疑いました。ひた走るバスの窓から外をボンヤリ眺めているうちに、夢を見ているようにも思われました。

子どもの頃のキブシヤマで震え上がった芒原のキモトリ、猿投神社の祭礼の日に同情してしまった片脚を切断した四ツン這いの乞食、梅毒だったアタンヤマの前田のお父さん、中央本線が止り消毒騒ぎのすえ警察の出動を待ったライビョウの人……。それらしき出遇いはいくつかありましたが、実のところは本物のライ病患者はおろか影すら見てはいなかったのです。しかし、呆けて無感覚になった私の意識の底からは、忘れ去っているはずのそれらの人々が、ムンドンの恐ろしいライビョウとなって浮上してくるのでした。

……一千名を越す観客として公会堂に集まってくる……。当時の中央芸術団にとって、一千名の観客はうれしい大きな数でした。結成して日の浅いせいもあって、日本の人々にはあまり知られていませんでしたから、観客は在日同胞のみといっても過言ではありません。大都市では市民会館や公会堂の大ホールを満員にしましたが、地方の小都市では一千名を越すのはまれです。国立とはいえ一つの療養所が一千名を越すとは信じられない数字で、団長の桁違いだろうと思いました。入団したての歌姫や舞姫たちは、入れ知恵されているのか互いに囁きあってはキャーッと叫んでいましたが、団長の一千名では一段と大きな叫び声を上げました。

バスは騒々しい客を乗せて走りつづけていましたが、前方に山並が見え、右手にえんえんと続く檜（ひのき）林が現われますと、ぐいと右折れして、林の中に突っこんで行きました。一瞬トンネルに入ったように車内が暗くなって左右に大きく揺れました。歌姫・舞姫たちが金切り声を上げました。
もうすぐですから——案内の県役員は、なだめるように叫びましたが、顔は笑っているようでした。林の中の道は凸凹や深い窪みが多く、ぬかるんでもいるようでした。バスはスピードを落とし大きく揺れながら、ゆるゆると進んで行きました。

3

突然明るくなって目の前が展（ひら）け、白亜のビルディングが立ち現われました。紺碧の秋空を背にして、白い建物は眩しいばかりに輝いていました。横に長いコンクリート造りで、超近代的と形容したいほどに、無駄のない厳格なたたずまいでした。広大な前庭には芝生が敷きつめられていて、真赤なカンナが咲き並び、周囲は巨大な檜林に囲われていました。建物の正面中央には天を突くばかりの塔がそびえ、頂上には鐘がとりつけられていました。

忽然と現われた圧倒的な風景に、私は戸惑い、強い異和感を覚えました。人を寄せつけない、調和を欠いた独善の美しさで、巨大な墓碑のようでした。

バスの中は呑まれたように、静かになりました。

園の職員が出迎え、歓迎の意か労を多としてか、食事を振る舞うべく建物の大広間に案内してくれました。テーブルと椅子が二列、整然と並べられてありました。団員は、それぞれが自分にふさわしそうな位置に腰を下しました。白い壁に囲まれた大広間は、秋の冷やかな空気に清められて荘重でした。壁面には、貴人・偉人を思わせる肖像写真が、掛け並べてありました。

気押されて、さあメシだ‼　の嬉しさにはとてもなれませんで、恐ろしい審判を待つ深刻な場のようで、息をするのも遠慮がちでした。

ほどなく、ガラガラと場違いな音で静けさを破り、食事が大きな鉄のワゴンで運び込まれました。うどんでした。威儀を正し、神妙に控えていた私たちは、拍子抜けでした。粗末な食事ですが、どうぞ召し上がってください――職員食堂で調理したものですと、応対の職員がすすめました。

私たち朝鮮人は飢えたる民族のせいでか、食いしん坊の大喰いが多く、食事ぶりは大変に賑やかなのですが、いつになくこの日は静かでした。職員は、見透してでもいたように職員食堂で調理したものですからと、強調しながら幾度もすすめました。尻を叩かれるように、あちらで一本すると、こちらで一本すする有様で、日頃の食べ物豪傑も、はしが重そうでした。

うどんは、私の好物なのですが、なぜか喉の通りが悪く、いくはしも運ばないのに腹より胸が一杯になりました。歌姫や舞姫は、はしを持ったままで、どんぶりの中を見つめているだけです。

予定の時刻になって、会場に向かいました。解放されたような気分でした。

長い廊下を渡って、再び表玄関に出ました。太陽は、少し西に傾いていましたが日射しは強まって、白い建物は輝きを増していました。しかし、不思議でした。療養所……病院でありながら、医

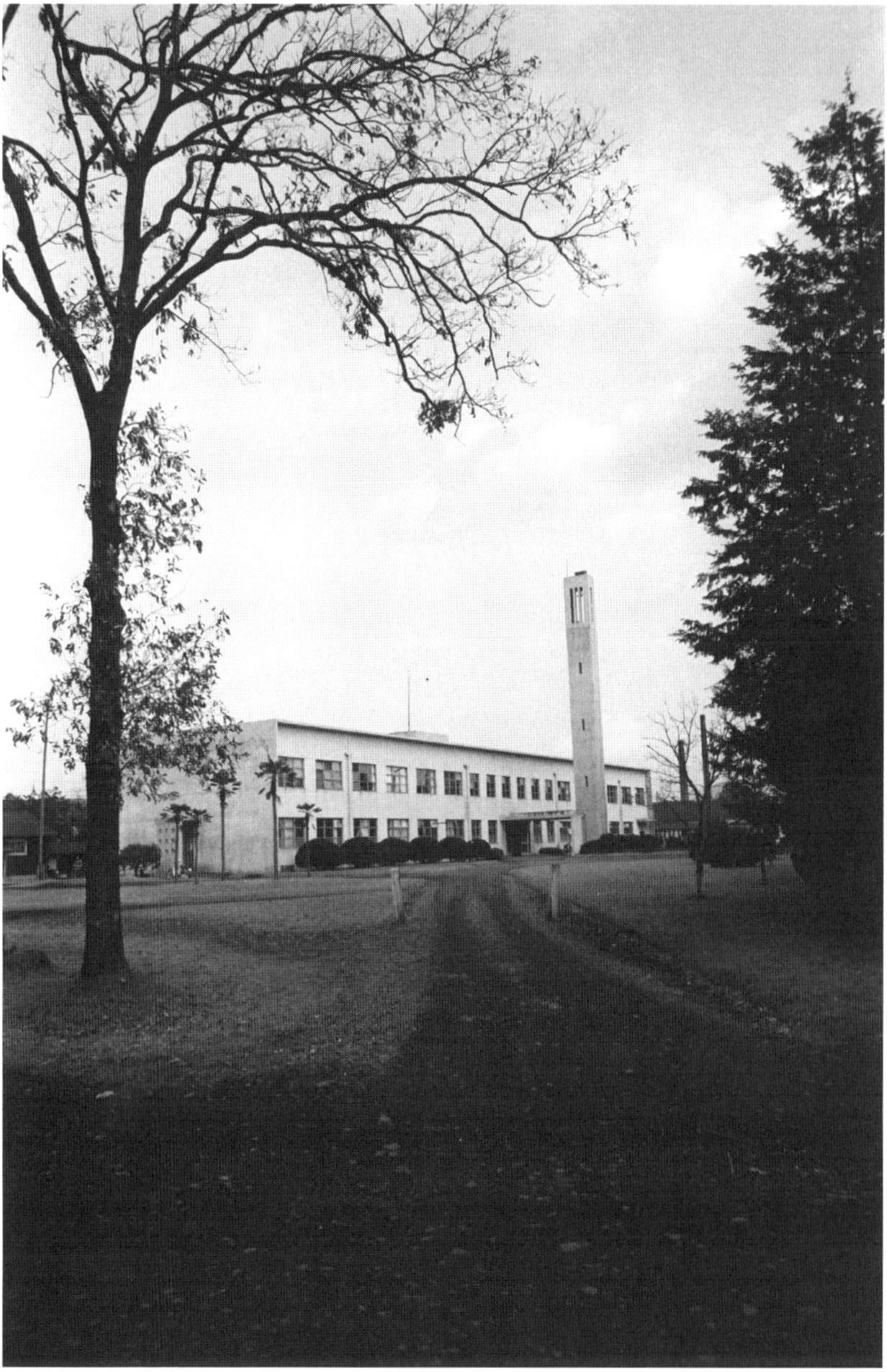

師らしき人も、白衣で忙しげに走る看護婦の姿も全く見られないのです。患者など存在しようもない雰囲気でしたし、応対の職員も病院にはそぐわない印象です。僅かに病院だなと思わせたのは、いつの間にか鼻についた消毒液の石炭酸の臭いでした。

職員の先導で白い建物の裏側に回りますと、両開きで頑丈な扉を備えた塀が行く手を塞ぎました。年代を経て黒ずんだコンクリート塀で、二メートルは優に越す高さでした。視界の限り左右に続いて塀越しには古びた瓦屋根がのぞき、沿うように流れていました。

塀の向こう側が病む人の世界でした。先ほど私たちが招じ入れられた白い建物は、病者が近づくことのない、国立らい療養所菊池恵楓園の事務本館、管理機構の中枢でした。

塀の内側に入りますと、左右に病棟らしき木造りの古びた平屋建てが並んでいました。通り抜けて十字路を右折しますと、舗装の大通りで、右側に病棟・治療棟があり左手は高床で棟割り長屋のような建物が、道路沿いにも奥深くにも整然と並んでいました。黒ずんだ古い木造の平屋で、入園者の住居でした。

白亜の事務本館とは対照の世界でした。この通りが、菊池恵楓園のメインストリートで、大型のトラックでも、悠々と通れる広さです。途中にはタバコや醤油の看板を掲げた店舗があり、入園者の自治会事務所・印刷所があり、左の奥方には十字架を掲げた教会や巨大な寺院までありました。

しかし、一八〇〇名の人が住むと聞かされていたのですが、全く人の姿が見当たらないのです。

見通しのいい大通り、住居区や店舗の辺りにも、人の影すら見られないのです。底なしの静けさで

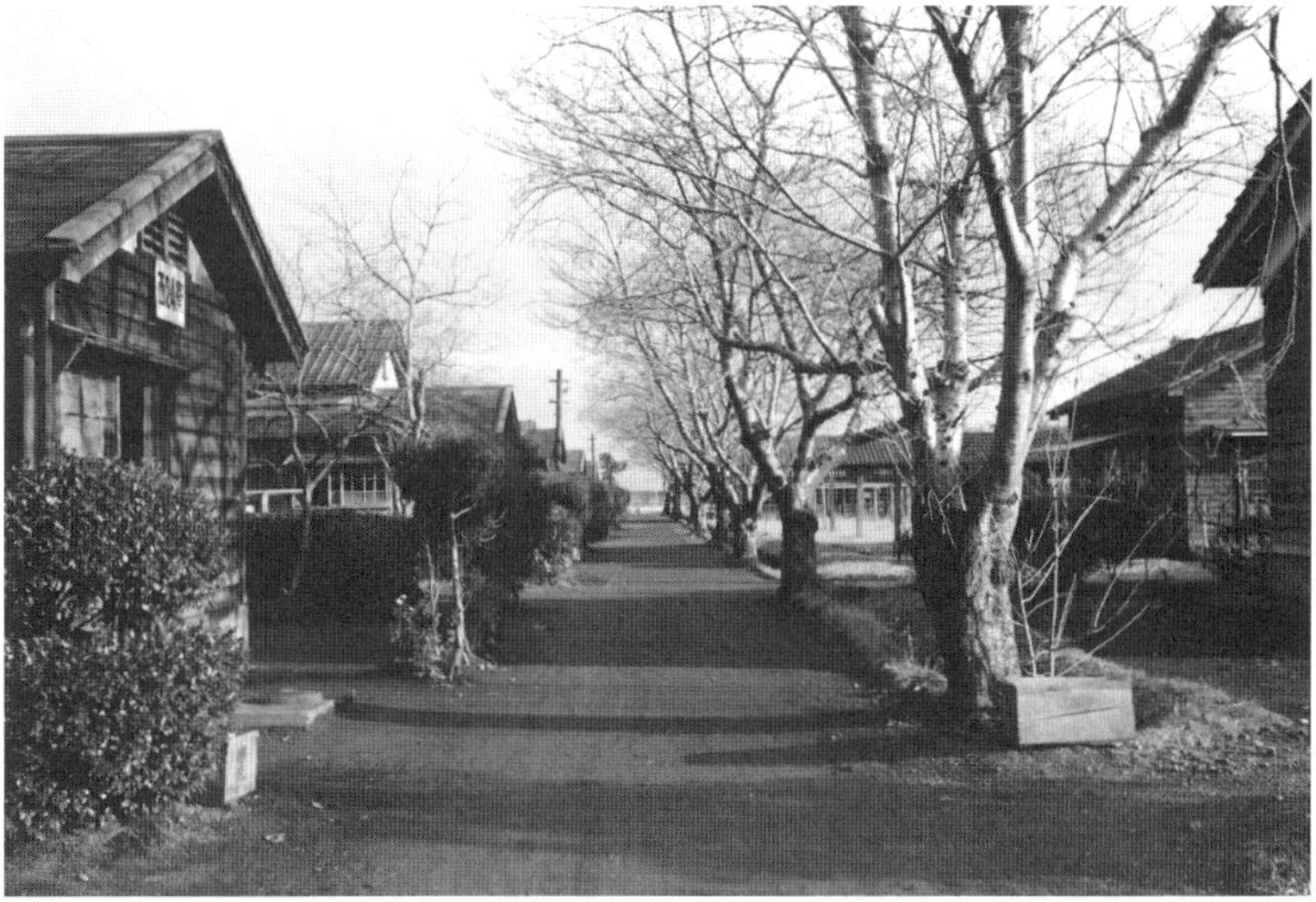

した。生き物といえば、案内の園職員と芸術団の一行と、なぜかさみしげな曲を流すオルゴールを頭上に蔵した、小さな木杭だけでした。

私たちは西日を背にし、己が影を押しやるように黙々と歩きました。左手にこじんまりした住宅群があらわれました。

夫婦舎ですよ――職員が誰にいうともなく説明しました。打って変わったような明るさでした。南面のガラス戸は、ピカピカにみがかれて光り、前庭には夏や秋の草花が色彩りも鮮やかに咲いていました。日当たりには柵をしつらえ、鉢や盆栽が可愛げに並べてありました。それぞれの庭は住む人の心と顔を代弁するように、優しく個性にあふれて、人間の存在を主張しているようでした。

私は、心の通う花をはじめて見たように思われて嬉しくなり、若年の身も、身のほども忘れて県の役員氏に愚問を発してしまいました。

ここの同胞たちは、キムチ=朝鮮の漬物やタッペギ=どぶろくをやっていますか？　療養所でどぶろく、は唐突な発想でしたが、そのときはごく自然でした。県役員氏は、ニコニコと笑いながら、ああ、盛大にやっていますよ、同胞の家は目をつむっても探せますよ、私は、ときどき来てはご馳走になっていますが、今どきの社会=園外の同胞たちより本格的ですよ!!

私は、一気に緊張感がゆるみました。やはり朝鮮人はキムチとタッペギですねと、相槌を打って一人大いに納得しました。キムチとタッペギで目に見えなかった壁が取り払われたようでした。長年の知己が住む舎屋のようにも思われて、一軒、一軒の庭や僅かに見える屋内を眺めて歩きました。

一つの舎屋で人影を見ました。ガラス戸越しにカーテンの隙間から、私たち一行を見つめていました。遠目ですし、ガラス戸越しのカーテンの隙間からですから、確かではなかったのですが。たまたま、横にいた舞姫――中学を卒業して入団したばかりの幼いような――に、人が見えるよと、小声で教えました。幼い舞姫は、間髪を入れずキャーッと叫び声を上げました。見る前に叫びました。妄想がはじけたのでしょうか。

会場は、療養所内にある公会堂で団長が保証したとおり立派でした。建築後まもないようで舞台は明るく、ま新しい木の香りで満ちて、広さや機械設備は必要にして十分でした。午後五時頃には諸準備が整い、六時の開演時間を待つばかりとなりました。この一刻は、団員それぞれが思い思いに過ごせる貴重な時間です。

私は、いつものように舞台の袖から、客席をうかがいました。

観客の入り具合など照明係りの私に関係はないのですが、多いに越したことはありませんし、ひそかに客席を覗いていますと、意外な人間模様の発見があったり、見る側にも立てて楽しめます。

客席はかなり塞がって、賑やかになっていましたが、それは後方の席と二階でした。入場者がまず陣取るはずの前方は、畳がまる見えのガラ空きでしたが、二人の不思議な観客がいました。一人は、胡座（あぐら）をかいて座り、他の一人は、胡座ずわりをしている人の膝を枕にして、横たわっているのです。目の前には、布袋と金物の筒を置いて、一人か二人分の席を占領しているのでした。

私は呆気にとられて、横柄とも無礼とも思える二人を見つめました。年老いた男女でした。しかし、二人には辺りを憚る様子は全くありませんし、次第に前方の席を埋めはじめた人々と、軋礫を生ずる気配もありません。二人と布袋と金物の筒は、混雑を増すなかで調和がとれて、無理なく納まってゆくのです。

膝を提していているのは男で、それを枕にして横になっている人は婦人でした。私には、二人の隔りや遠慮のない様子から、夫婦に違いないと思われました。二人は、身じろぎもせず舞台の方を見つめていました。ひたすら開幕を待っているようでした。

私は、魅せられて見つめていましたが、膝枕の婦人は片方の脚が膝下を少し残すだけで下がないのに気づきました。膝下の部分には、包帯が幾重にも巻いてありました。知らずしらずのうちに、目は畳の上に移っていました。金物の筒はブリキのようで円錐形に先細り、先端には四角の木片が付けてあります。

片脚……筒形の金物……義足……?……そうだ、あの金物は義足だ、瞬時に老婦人が膝を枕にしている理由が分かりました。助けあっているのでした。しかし、二人の睦まじい姿は夫婦という男女の域を超えて、神々しいまでに清々しく自然でした。

争い憎しむ家庭や夫婦を見つづけて来た私には、夢のようで、心洗われる見物でした。

開演時間が迫り、客席はどんどん詰ってきました。舞台では楽士が音を調べはじめ、舞姫は本番に備えて踊り出し、歌姫は舞台の裏手で、アーアー、ウーウーと喉の調子を整えるのに余念ありません。私も、客の覗き勘定や見物は止めにして仕事にもどりました。照明部は全員〈二人〉で、配電盤や調光器を操りながら、フィルターの色、ライトの方向や点滅の再確認にかかりました。

幕裏で薄暗かったステージは、赤青黄や緑に紫の原色光が去来して、開演ま近の緊張感に包まれながらも、華やいだ本番の雰囲気になりました。幼い舞姫や歌姫も髪を整え、化粧を念入りにして民族衣装に身を包み光の中に立てば、もう立派な舞台芸術家です。

開幕の合図を受けて、客席と舞台の光を落としました。開演ベルが鳴り止んで、ひと息おいたところで指揮者が棒を振り下ろしました。楽士が一斉に動き、高らかに前奏曲を奏ではじめました。拍手と掛け声に引かれるように、緞帳(どんちょう)が上がりました。調光器のレバーをゆっくりと回して、舞台の上手＝客席より見て右方に、純白の民族衣装に身を包んだ女性の司会者を静かに浮び上がらせました。呼応するように拍手と口笛が飛び交いました。これからは、手順どおりですが、最後の最後まで気が抜けません。

我が芸術団の演じ物は、第一部「アンサンブル」、平和建設に立ち上がった人民の闘いと歓びを描く「栄光(ヨンガン)」、民謡をまじえた「大同江(テドンガン)」、革命の聖地「わがふる里・普天堡〈ポチョンボ。植民地下の一九三七年に抗日闘争が行なわれた場所〉」、そして、日朝親善のためにと、アリランをはじめ朝鮮民謡の数かず、日本民謡は五つ木の子守歌と続き、アンコールに応えて芸術団の看板歌手・バリトンの副団長が荒城の月をサービスしました。

第二部は、古典唱舞劇「春香伝（チュニャンジョン）」の三幕六場を、盛大な拍手のうちに大過なく、終演となりました。しかし、裏方や下っ端はもうひと仕事です。大道具＝舞台装置をばらし、吊りこんだ照明機器を下ろし、フィルターや電球を外し、小道具や衣装の荷づくり、トラックへの積込み、この仕事は早いほどいいことになっておりまして、寸刻を争い鉄火場（てっかば）さながらです。エゴがむき出しになる内紛の時間ですが、楽しいこともあります。今日の仕事を無事に終えた歓びが第一ですが、終われば帰って眠れるの思いも大きな期待となって、余力をかき立ててくれました。また、客席には立ち去りがたい人々が塊りになって動かず、会場整理員が退場を求めても、無視して困らせる婦人たちや、鎖を放された小犬のように走り回る子どもたちの叫喚が、緞帳をとおして伝わって心をやわらげ、時を忘れさせてくれます。

しかし、この日の公会堂では様子がちがいました。花束贈呈から最後のカーテンコールまで熱烈だったのはいつものとおりだったのですが、幕が下りきってしまうと、同時に静まり返ってしまいました。会場は、薄暗い無人の空間となって冷えこみ、私たちは、置きざりにされたようで、ハンマーや掛声にも力が入りませんでした。

この急激な変わりようは、観客の冷淡さや無関心によるものではなさそうでした。恵楓園の皆さんは、同胞を含めて例がないくらい熱心に鑑賞しました。励ますところ、讃えるところ、笑うところ、怒るところでは確実に反応してくれました。掛声などは専門家がいるのかと思われるほど気合

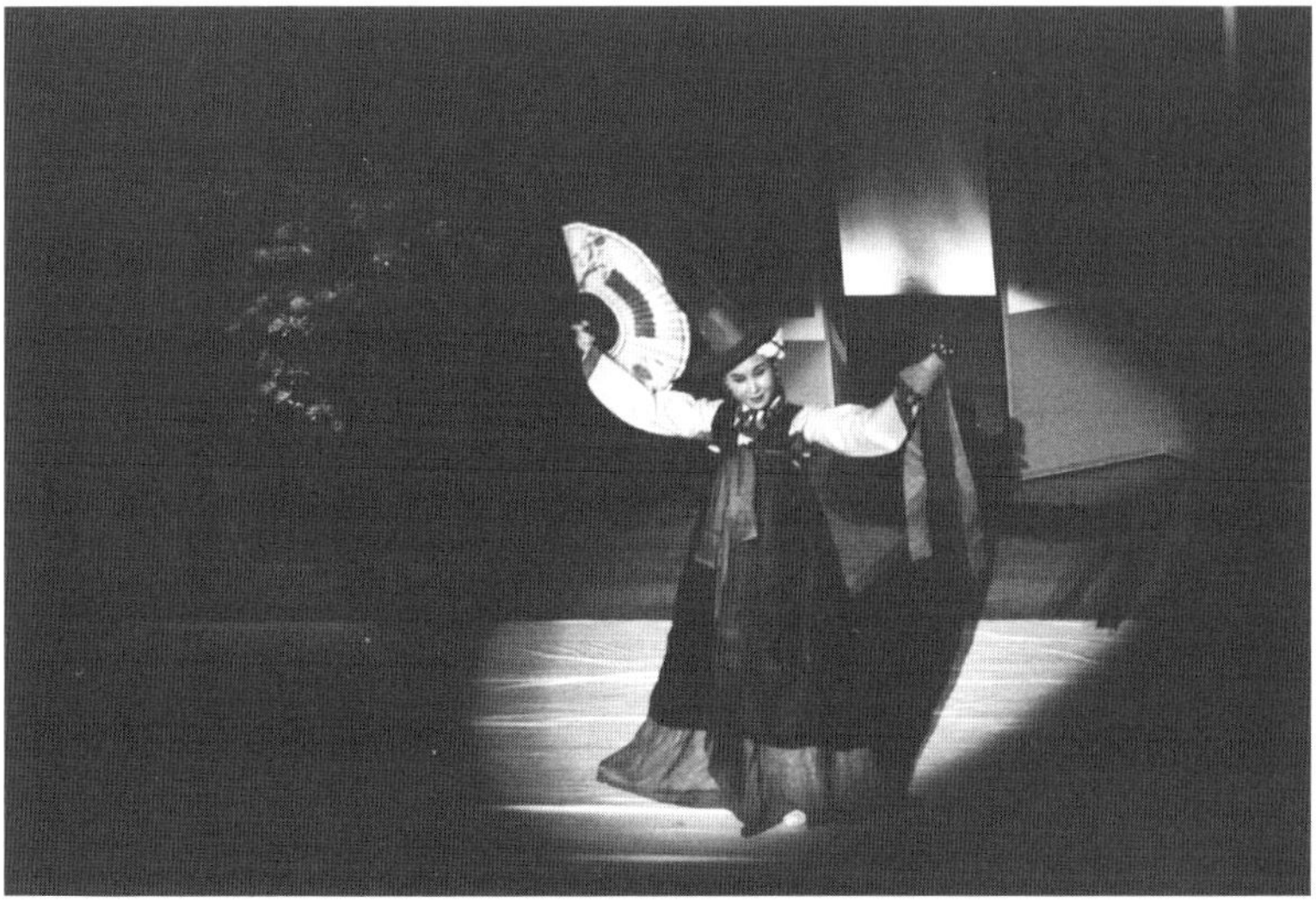

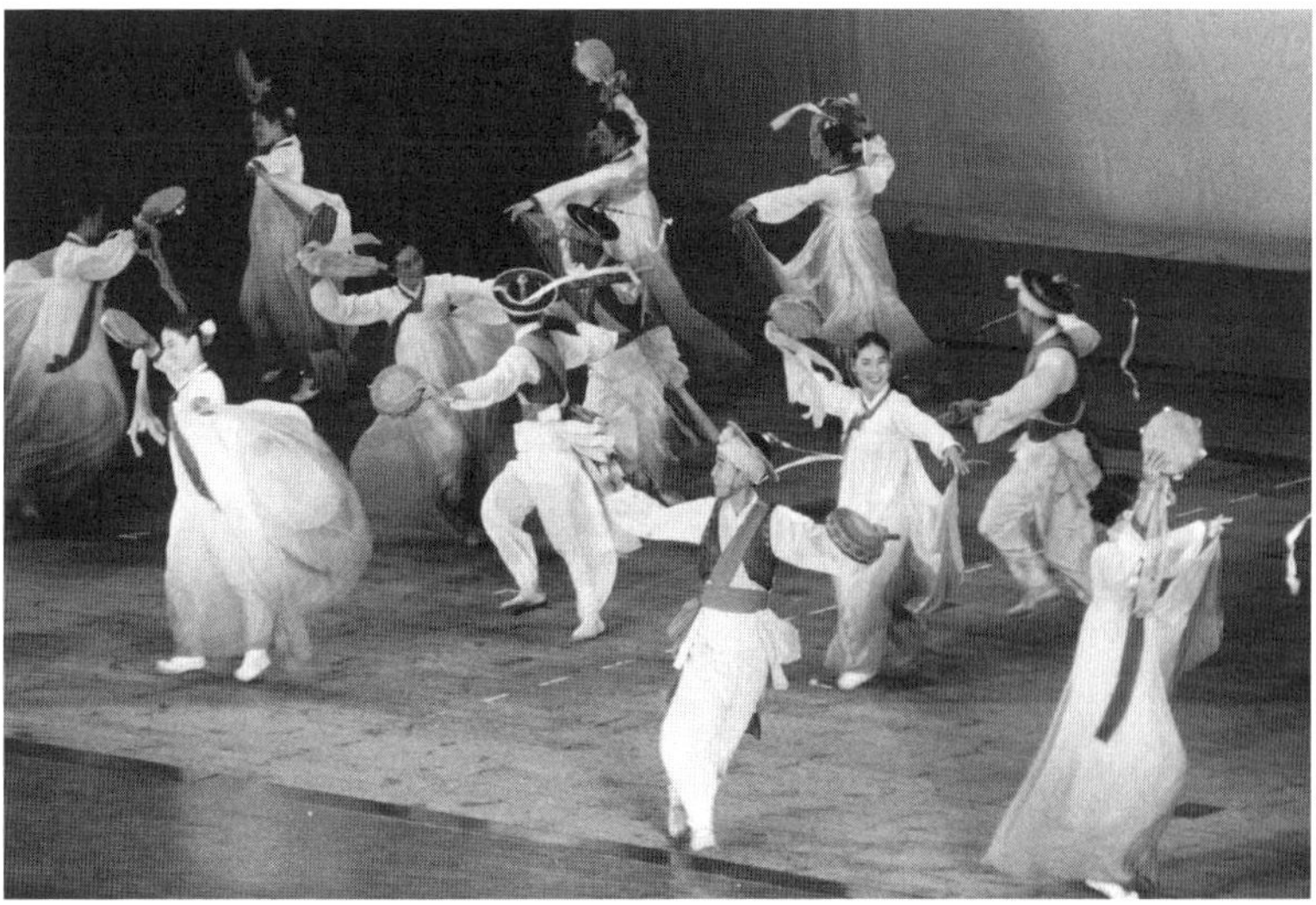

が入って的確でした。

千名ちかくも入った会場は、身動きもできない超満員で秋の半ばとはいえ、汗を拭きながらの苦行でしたが、中座する人は絶無でした。まして、開演中に右往左往したり、大声……そうです、この迷惑な騒々しい人たちが欠けていたのです。

在日同胞にとって芸術団の公演は、祭りも同然でした。地方に行きますと五、六〇キロの距離などものともせず、近隣の家族がバスを仕立てて繰りこんで来ますから、会場に着いた頃には心身ともにでき上がったお父さんたちや、チマ・チョゴリ＝朝鮮人婦女子の民族衣装で着飾った女・子どもでごった返しの賑わいになります。

遠方や近郷・近在から集まるのですから、久し振りに知人・友人に会える楽しみもあって、自慢のご馳走をたっぷり持ち込んで、まずは一杯の組もありまして、開演ベルを半鐘を乱打する如くに鳴らしませんと、静かにならないことさえあります。

開演中でも子どもは走り回り、民謡の部ともなれば客席で踊りだす人、舞台に這い上がって共演するしたたかなお母さんたちもいて、終演の頃には、舞台と客席は一体になっているのでした。互いが遠慮無用の間柄だったのです。

菊池恵楓園での会場・公会堂の中は遠慮無用の間柄ではなかったのです。仕事にさしつかえる迷惑な客は皆無で、ひたすら熱心で礼儀正しい鑑賞者でしたし、私たちは、休日を返上しての慰問でしたが心を忘れた形ばかりで、ついでのようなものでした。熱烈な拍手で終わってしまい、来年また来いよ……思っていても言えなかったかもしれません……来年また来ますから元気で頑張ってください……思いつくことはありません。交流などあるはずはなく、私は一人の知己も顔も憶えることはできませんでした。

荷物類をトラックに積み終えて、バスに乗り込んだときは九時を過ぎておりました。歌姫や舞姫は、先に乗っていましたが、化粧を落としただけの素顔でした。舞台の緊張が残っているのか本日の気疲れのせいか、充血した目を張っていました。

バスは、メインストリートを静かに移動して、帰路につきました。左側になった治療棟辺りは暗くなっていましたが、右側の入園者たちの家並は、煌々と明かりを灯して人の住むを証していました。

私は、バスの移動に任せて、流れゆく家々を眺めておりましたが、窓に明かりを背にした人影がありました。私は、幼い舞姫の肩をつついて指で教えました。舞姫は見ました。そして、大きくあきかけた口を急いで両の手で覆い、息をのみながら、私をにらみました。趙ドンム=同志は、いたずらばっかりして……と怒りましたが、大きな荷物を下ろしたような、さわやかな目をしておりました。

十一月下旬、私は予定どおり中央芸術団を退団しました。気が進まないで参加した仕事でしたが、日本の端々まで行けたことと、そこに住む同胞の存在を知ったこと、わけても、熊本の国立ライ療養所であの老夫婦を見たことは、私にとって最も大きな収穫でした。

4 地底での選択

1

一年がかりの全国公演を終えて、私は、中央芸術団を退団し東京に腰を落ちつけました。積極的に参加した仕事ではありませんでしたが、終わってみれば大仕事を成し遂げたような充実感と、すがすがしい解放感で満たされて私自身までが明るく変身したようでした。

しかしその後、ふとしたはずみで旨い話にのり、気がついてみると大きな借金に囲まれていました。それは私には過大な借金でしたし、金利付きで日に日に増えてゆき、照明の下働きくらいでは返済の可能性はありませんで、再び炭鉱に戻りました。

中学三年で石炭掘りになった私は、炭鉱脱出は積年の念願でした。再びは戻らないと心に決めていましたが、他に稼ぎを知らない私には、石炭掘りをしながらの分割払い以外に方法はありませんでした。念願の地上生活は終わりました。一九五九年の早春でした。

いったんは、私の古巣、岐阜の亜炭ヤマに戻ってみたのですが、条件のいいヤマで切羽（きりは）〔採炭場〕を獲得することは困難でした。岩戸景気到来の年でしたが、石炭産業はドン底で崩壊の一途でした。

岐阜の小さな亜炭ヤマでも例外ではありませんでした。少し待てば……といってくれる旧知のヤマ主もいましたが、借金と金利に追われる私には待つ余裕はありません。都落ちをしたようで居心地も悪くて、遠い、よそのヤマにでも行こうかと思っていましたところ、昔の仲間たちが福井県のヤマに行っていることを知りました。深い山の中で町からは別世界のようなヤマだけれど、大きな飯場もあり岐阜のヤマより稼げるということでした。

めざすヤマは、福井駅より二〇キロほど西方、国見岳の中腹にありました。山間(やまあい)の白い砂利道で福井駅から乗り継いだバスを降りて枝に別れた道に入りました。赫土と炭あかでぬかるんだ林道でした。トラックの深い輪だちを伝って一時間半ほど登りました。道は石炭の汚れに染り黒一色となって、行く先にヤマがある保証をしていました。一帯は杉の山でした。杉が次第に大木となり空を覆って薄暗くなった所がヤマです。深い谷間で、四季を通して陽が射さないようなところでした。バスを降りた田舎道の辺りでは、うららかな春の景色でしたが、ここは、肌寒さを残して、まだ冬の気配でした。

ヤマは、谷の両斜面を少しずつ切り拓いて、いく棟かの建物を築いています。飯場は削り取った山際に、貼りつくように建っていました。二階建てでしたが古い校舎か兵舎の払い下げのようでした。ヤマ全体がゴムの長靴でなければ一歩も行けない、赫土と石炭滓(かす)の泥濘(でいねい)でした。

親方は、九州の人でした。福井の山中で故郷を懐かしんでか、「九州大正炭鉱」と看板を張っていました。ヤマの経営と主要部分は一族郎党の九州勢で固めていました。事務所、飯場、出炭の重量を測る看貫場、選炭場の監督、坑内では、坑夫長、幹線坑道の掘り方掘進〔坑内構造をつくるため、坑道を炭層や岩盤中に掘り進める作業を行なう〕、保安の仕繰大工〔坑道の保全工事や修理をする〕など主要な職種は、九州勢でした。九州の人間では、西郷隆盛くらいしか知らない私は、九州訛りの渦の中で戸惑いました。しかし、親方は、この山の中までよく来てくれたと、喜び歓迎してくれました。雑役や後山〔掘った石炭を運ぶ仕事〕は土地の人でまにあっているようでしたが、先山〔石炭を掘る仕事〕は手不足のようでした。

　飯場の外見は殺風景でしたが、屋内は広びろとして清潔でしたし、角力をとってもびくともしない頑丈な造りで、思いのほか快適でした。二階は窓が多くて風通しもよく、眼下は杉の梢が見渡すかぎり連なって絶景でした。

　ヤマに舞い戻ったのは口惜しい限りでしたが、昔の仲間や新しい飯場の仲間たちは盛大な酒盛りで歓迎してくれました。

　採炭は山の横っ腹を抉るように穴をあけてやっていました。水平坑道でした。しばらくは、我が目を疑いました。人の出入りや石炭・資材の搬出搬入に機械や電力を必要とせず、坑内水の排出には坑道に側溝を掘れば流れ出ました。坑内から石炭の搬出は、積量が一トン半は越しそうな大型のトロッコでしたが、一人の後山で苦もなく押していました。換気は外気との温度差で、四季こもごもに流れましたし、人や炭車の出入りが扇の役〔通気〕をして、人間が働けるていどの酸素は保っていました。明かりは、カンテラでした。

経営者にとっては、元手いらずのただ同然のヤマでした。こんなボロ儲けのヤマを、九州の人間が福井の山中に探しだすとは、さすがに本場の山師だと感嘆しました。

炭質は、褐炭でした。亜炭と同類ですが、岐阜の亜炭と較べれば上質で色艶、肌理（きめ）ともに木炭の風格でした。本炭＝ホンタン――辞書にない言葉ですが、岐阜の亜炭ヤマでは、九州や北海道の炭鉱をホンタンヤマと称（よ）び、そこの石炭をホンタン＝本炭と称んで亜炭と区別しておりました。ちなみに、亜炭を辞書にみますと褐炭の一種とあり、褐炭をみますと炭化程度の低い暗褐色の石炭、燃焼するとき、甚しく煤煙を出し、一種の臭気を放ち、燃焼力弱く、灰を多く残す、とあります。若者が体を張って働くには恥ずかしくなるような説明ですが、福井の褐炭はホンタンと見まごうほど立派でしたし、彼らを地底の故郷から離れさせるのは、本炭に劣らない手練と努力を要しました。

炭丈（すみたけ）（石炭層の厚み）は七〇センチ前後で、座り掘りでした。切羽は七、八メートルで一人持ちで気楽でしたが、座り掘りはなお幸いでした。私は、体質的に腰が弱いのですが、中学生の未熟な体で坑内作業に就き、狭い所や低い所での無理な力仕事でいく度も腰を挫いて、腰痛が持病になっていました。座り掘りは、立ち掘りに比べて腰の負担が少なくて他の部分で補いやすいのです。そして、採炭能力は手掘りの場合、立掘り以上なのです。採掘した石炭の搬出は本坑道の脇に各自の貯炭場があって、切羽から小さな箱を乗せた橇（そり）で引き出していました。九州の小ヤマで行なわれているスラ引き（「スラ」と呼ばれる橇形の運搬具で運ぶ）でしたが、初見の私は驚きました。

しゃにむに働きました。朝は、夜も明けぬ暗がりに入坑し、昇坑は夜の闇の中でした。寝るとき以外は切羽でした。水平坑道の一人切羽でこそできる芸当でした。

2

ヤマに馴れ借金返済の見通しもついて、辺りを見まわす余裕ができた頃は、早くも半年を過ぎて晩秋でした。日本海が間近に迫るこの谷間のヤマは、陰うつな厚い雲が杉の梢を隠すほど深く垂れこめて、終日じくじくと雨でした。思い返してみれば、この地に来て以来一度として陽の目を拝していないような錯覚をおぼえるほどでした。実のところは、私の念頭に太陽がなかったのです。明けても暮れても債鬼に追われ、地底の闇で銭になる黒ダイヤにしがみついていたのでした。

じくじくの雨は降りつづいて一二月に入る頃には氷雨から雪まじりになり、すっかり冬でした。我が九州大正炭鉱は、日中でも要所要所には明かりをつけるほど暗くて滅入るばかりでした。

一二月中旬（一四日）、氷雨まじりの雪も滅入るばかりの暗がりも、吹き飛ばすような出来事がニュースで伝わってきました。在日朝鮮人を乗せた船が北朝鮮・朝鮮民主主義人民共和国に向かって、新潟港を出港したのです。祖国への帰国船です（帰国事業。一九五九年〜一九八四年までの間、日本人の配偶者なども含み約九万三〇〇〇人が帰国した）。

帰国については、このヤマに来るまでにも交渉がなされていることは知っていました。事務所には日遅れですが新聞は来ていましたし、巡り巡って飯場の食堂にも置いてありました。ラジオも備えつけてありましたから、電波ででも伝わってきます。娑婆気は当分捨てたつもりで目や耳を塞いでいましたが、帰国交渉は続けられて、夏には協定〔在日朝鮮人の帰還に関する協定〕が成立したことくらいは知っていました。私が一年間働いた中央芸術団の大きな仕事は帰国運動の盛り上げと促進にありましたから、渦中にいたとも言えますが、私にはどうしても実感できませんでした。退団後、連日のように報道される関連ニュースを見聞しても、絵空事を見る思いで眺めていました。ヤマの仲間たちも同様で、大きな話題になったことはありませんでした。

しかし、新潟港を出港した第一次帰国船が一二月一六日に、北朝鮮・朝鮮民主主義人民共和国の港・清津（チョンジン）に入港し、在日朝鮮人帰国団上陸のニュース、思想・政治を越えた壮挙、人道主義の勝利の記事には強い衝撃を受けました。身近な問題として迫ってきました。

結婚して名古屋に住む姉から手紙が届きました。まわりの人々がどんどん帰って行くし準備をしている。私も、主人と毎日のように相談している。子どもたちのためには帰った方がいいと思う。母は、自分が生きているうちに父の遺骨を持ち帰り、故郷の土に埋めてやりたいと切望している。また、日本に渡って以来三十数年の間、父のせいで往来も音信も断ってしまった親兄弟・親戚の消息も知りたいと、日々嘆息ばかりついている……。

私の父母は、黄海道（ファンヘド）沙里院（サリウォン）市近郊の産です。同地は朝鮮戦争で最も激しい戦場となって死闘を繰り返し、住民は皆殺しに近い犠牲者をだしました。祖国全土が戦場となって同族同士が戦闘の真只中にある時、岐阜の亜炭ヤマの同胞たちは、日本国帝国主義から解放され、続いて米帝国主義をたたき出す連勝の祖国解放戦争に歓声を上げ、お陰様の特需景気に浮かれて祝杯を重ねていました。

しかし、亜炭ヤマの頭――いや、日本全土の頭上には、昼夜の別なく爆音が轟いていたと思います。岐阜には各務原（かがみがはら）、愛知県は小牧に米空軍基地があって、多大の貢献を果たしていました。母は、爆音にたいして非常に強く反応し、怒りました。優しくて、悲しむ母の姿ばかり見てきた私には、別人のようでした。深夜に響く遠いかすかな音にも目を覚まし、天井をにらんでつぶやくのでした。ピョンギドル　ト　チョソン　カンダ!!　飛行機のやつら　また　朝鮮に行くんだ!!　呪いがこもっているような重い声でした。

私には、母の呪いのような言葉が不思議で、ボンヤリと遠ざかる爆音を耳で追いながら天井を見つめるだけでしたが、母は身を焼かれる思いで、祖国の戦渦と故郷の血縁の安否に心を砕いているのでした。そんな心残りのかずかずを抱いて生きていたのですから、このたびの帰国船、それも三八度線の北の故郷に帰れるのに、乗りはぐれまいと、懸命のようでした。

お前は、どうするのか、一緒に帰ることを母は希望している。また、帰国についての意見も聞かせてほしい。是非、一度来てほしい……。

私は、暗い切羽でカンテラの光を頼りに、ウッウッと唸りながら雑念を追い払うように力を入れてツルハシを振るっていました。ここで、地上の風景や下世話事に思いが走ると、気が乱れ、怪我

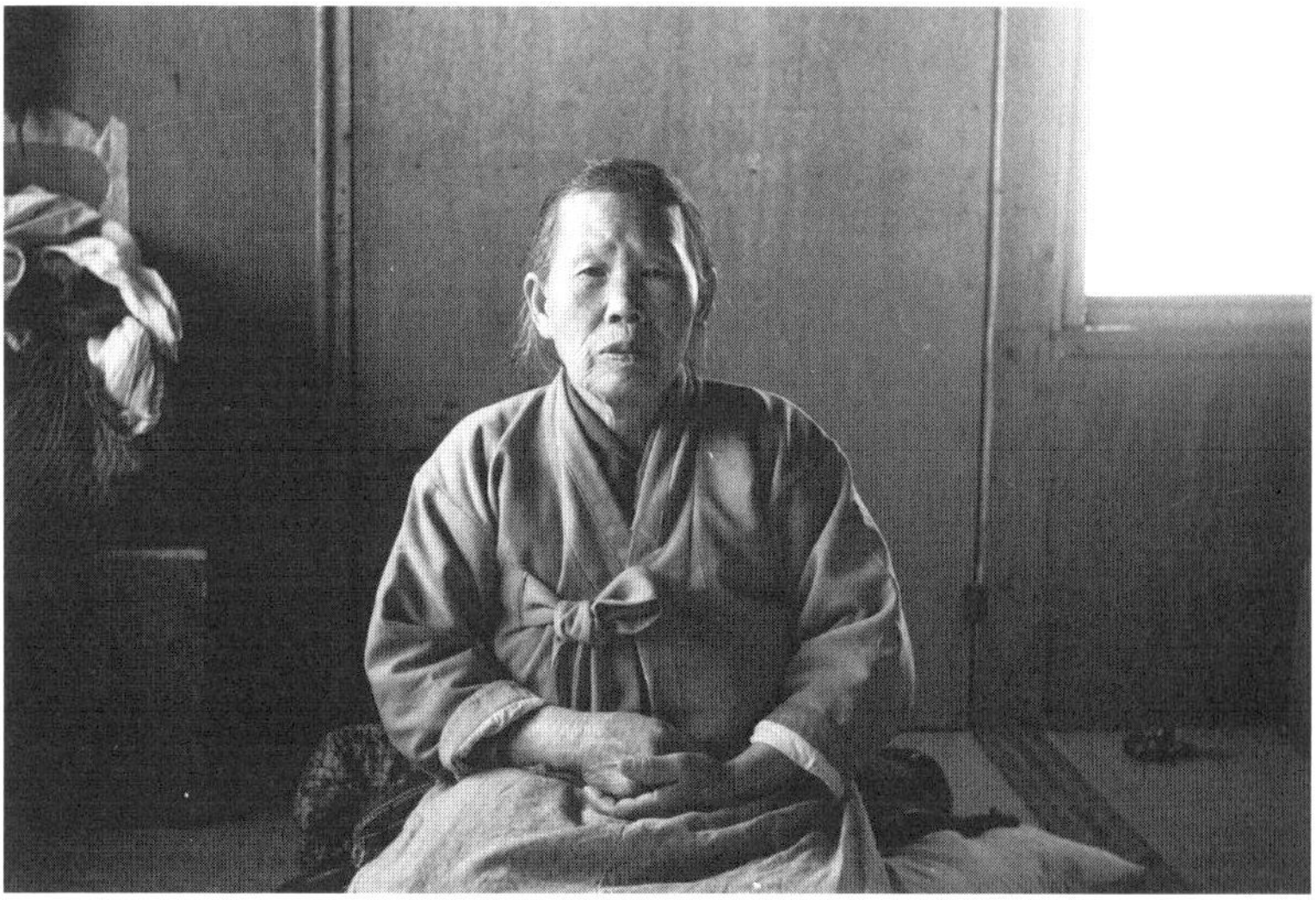

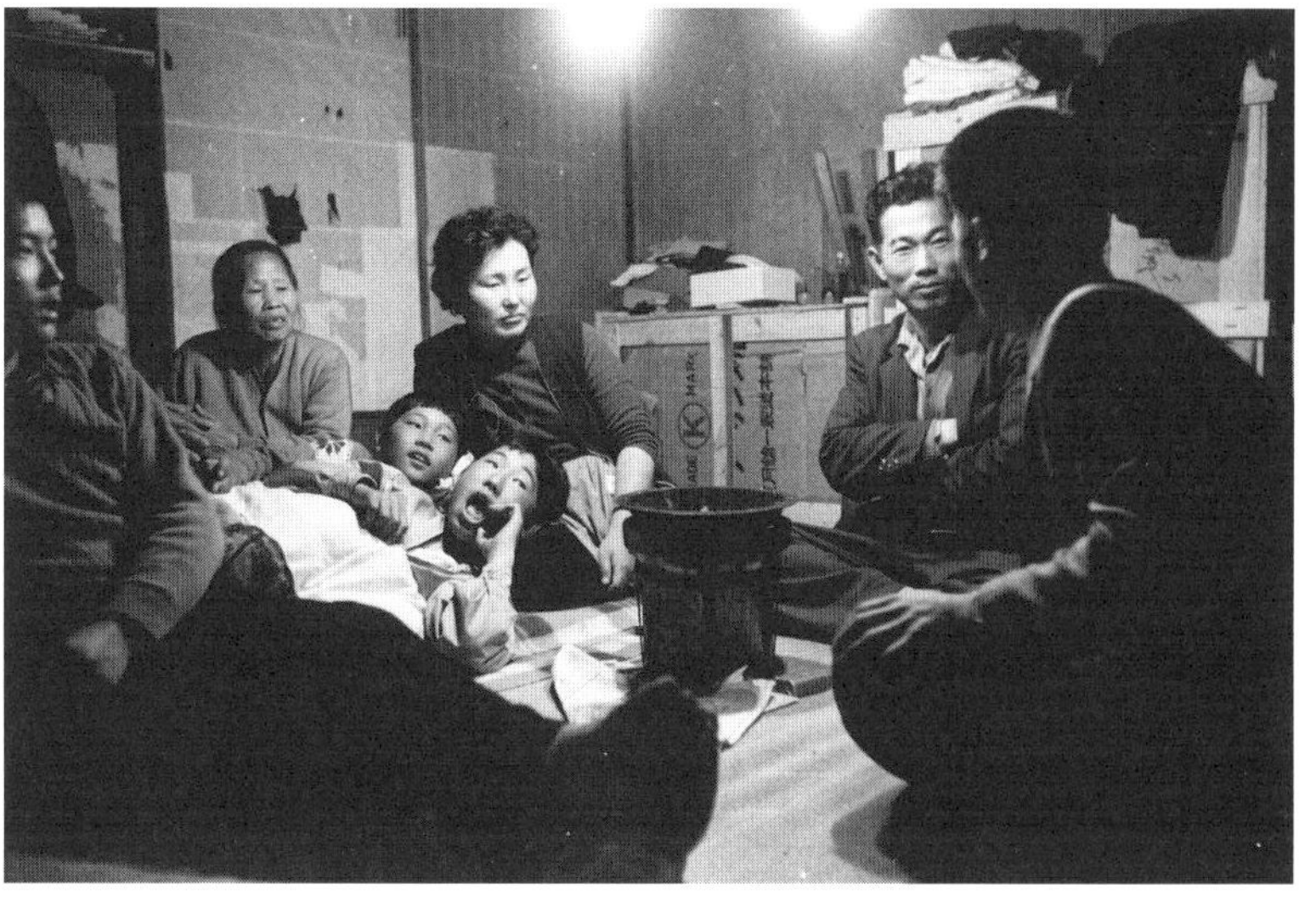

のもとになります。仕事もはかどりません。無心状態になったときが稼ぎどきで疲れもきません。神経は鋭敏になり、頭の頂きから足の裏、背中にも目と耳がついたように五感が働いて、天盤や岩壁・障害物の気配を感じとり、汗は気持ちよく全身を流れて、幸せな無我の境地です。心と体は別物になって体は休みなく働いて、ツルハシを振るいスコップをハネ、心は宙に浮遊しながら日頃の思い事や夢を走馬燈のように映しだしてくれます。

……帰国船が新潟港を出る……そして、祖国清津の港に入る……帰国船に乗りこんだ在日同胞が上陸する……その瞬間に在日は消滅して生粋の朝鮮人……踏みしめて立ってその大地の主人公……。姉も帰る、母も帰る、父の骨も帰る、岐阜の亜炭ヤマの人々も愛知の木節ヤマの人々も帰る……オレも帰れば、共に立ち戴く天地はオレたちのもの……嬉しく楽しい夢でした。

日頃、とくに東京の二年間は、国家だ、民族だ、解放だ、建設だ、統一だ、が口々から止めどなく飛び交い、その熱の中に私もいたのですが、肝腎の祖国が地図と読み物による知識だけのもので、私の中に血肉としての実在感はありませんでした。中央芸術団の歌や踊りが朝鮮人の民族芸術だといわれても、私には白々しい貧血、浪費の行為に思えていたのです。

秋の一日、裏の山を登ったことがありました。尾根づたいに西へ行けば海に出る、秋の好天に恵まれればソ連の港・ウラジオストックが見えると聞かされていたからです。何故か私はウラジオストックをたまらなく見たくなり、飯場で弁当をつくってもらって出掛けました。

日頃は、もぐりこむ坑口の脇から杉の大木が茂る山腹の小径を伝って、裏山の頂上に出ました。頂上は、背丈の低い雑木と芒（すすき）で占められていました。出そろった芒の穂は白く輝いて、すっかり秋景色でした。好天も手伝って目が眩む明るさで、足許にくろぐろと連なる杉の谷間にある、ヤマの暗がりが嘘のようでした。

海があるという西の空はさらに明るく輝いていました。私は、尾根づたいに明るい西の空に向かって歩きました。一時間ほど行きますと突如として尾根が断ち切れ、幕を切って落としたように空は遥か下方に延び、行く手を塞ぎました。日本海が一望の断崖でした。

空も海も定まらない彼方から、ゆらりゆらりと波が寄せて断崖の足元を洗い、音もなく砕けてしぶいて波に戻り、再びゆらりゆらりと水平線の彼方に帰って、待ちわびる空と溶けあって、柔らかそうな無限の深みをつくっていました。両の手を広げ歩を今一歩進めれば、地球から浮き出て永遠の宇宙遊泳ができそうでした。

しかし、ソ連領ウラジオストックは霞（かすみ）の彼方で見えず、どこへ行くのか一艘の白い汽船が小さな点となって浮いていました。白い線を曳いているので動いているのが知れるのみで、目には何一つ動いて見えず、耳には音も聞えず、時間が止ってしまったようでした。向こうが山だったら大声をあげて谺（こだま）でも呼んでみるところですが、茫洋としたこの大空間には私の声など届きそうもなく、じっとしていると溶かされてしまいそうです。ウラジオストックは諦めて、早々に逃げ出してヤマに帰りました。

が、その時、私は越前岬にほど近い崖っぷちに立って、海の向こうに求めたのはウラジオストックだけで、祖国朝鮮は夢想もしていなかったのです。ソ連領ウラジオストックを見ようとしたほとんど同一の視点に帰国船が入って行く港、在日朝鮮人が在日を脱ぎ捨てる港・清津港があろうとは、全く気づかなかったのです。まして、自分が今立っている日本国越前岬が、海の底で祖国朝鮮の大地と継(つな)がっていようとは、思い及ぶものではありませんでした。

私の民族意識は、祖国朝鮮を地図で見る、日本海に出っぱったアジア大陸の赤いヘリでしかなかったのです。

私は、切羽でツルハシを振るいながら取りとめもなく考えました。大陸のヘリと思っていた地は、四千万の同胞が生きる祖国の大地。山もあれば川もある、空には太陽、地下には石炭……そこでなら石炭掘りも悪くないな……自分たちの土地で自分たちのために石炭を掘るのだから……。

……東京に出たのは目的があってのことではなかった……一飯のためだけで、命がけの危険を背負いながら日本国の地底で、闇と汗と炭塵(たんじん)にまみれて石炭を掘る不様がいやだったのだから……あの苛酷な労働を中学も出ないで果たしながら、一飯にありつくだけの身の上が口惜しくて地上に這い出しただけのことだった……。

……石炭掘りはきつくて危ない仕事だが、男らしくて嘘のない真正直な仕事だ、もし、どんどん掘り出した石炭が工場で機械を動かし、寒い日には人々を暖め、デコボコの道をアスファルトで舗装して歩きやすくして、我が同胞とその子や孫たちに受け継がれてゆくならば……。
……体を張り骨身を削る甲斐もあるというものだ。そんな、気分のいい正直で自由な生き方は他にはあるまいと思われました。母が父の遺骨を帰る日を願いつづけた、骨を埋める地、墳墓の地を実感できるようでした。私は、向かい合っている炭壁に一閃（いっせん）の光を見たように感じました。切羽の仲間たちに帰国をすすめました。借金の故で身動きを封じられている立場も残念で、より熱心にすすめました。

その時、脈絡もなく思い浮かんだのが、昨年の秋、中央芸術団の慰問公演で訪れた、熊本の国立ライ療養所・菊池恵楓園の同胞たちでした。同園には、一二〇名ほどの同胞病者が入っており、一人として面識はないのですが、あの人たちは帰られないのではないか。確かな根拠があってのことではなく、漠然とそんな思いにとらわれたのです。

在日同胞を温かく迎え入れてくれる祖国が社会主義の国で、人民が主人公といっても、建国後の日も浅くして、あの忌わしい大動乱〔朝鮮戦争〕に全国土を破壊しつくされたのですから、停戦後に六年の建設期間〔一九五三年の朝鮮戦争休戦協定による停戦から、一九五九年の帰国事業までの六年間〕があったといっても、まだ国家自体が生きるのに四苦八苦のはずです。いかに正義の社会主義国家建設の大事業であっても、お金が天から降るはずも、地から石炭が湧き上がるはずはなく、現実に遥かな地底から石炭を得ようとすれば、機械と鉄と若い男たちの力が必要なのです。

しかし、私の耳にとどく帰国者や希望者の多くは、中年をとっくに過ぎた子だくさんか、病身の生活困窮者、あるいは、生活の基盤はできたものの、自分を見下すほどに大きくなって、親を親とも思わない、息子や娘の将来を恐れ、教育や躾(しつけ)のために逃げ出すような帰国をした小金持ちの親たちでした。

こんな人々が一気に押し寄せたら、建設途上で物資や労働力の不足に苦しんでいるはずの祖国では、大弱りに違いない。まして、幾多の障害を身にもって終身隔離の憂目にある恵楓園の同胞たちまでは、受け入れようと思ったにしてもそんな力はまだないのじゃないか。現実は厳しいのだから、今すぐ受け入れられないのは止むを得ないとしても、将来において見捨ててはならない……。

だが、私には、見捨てるように思われたのです。人間は、神や正義、人道を唱えながら実際には、正直者と弱い者を犠牲にして生きるのが本性となっているように思っていたからです。債鬼に追われ、暗い地底で這いずりまわっている無能者の妄言かもしれませんが。

全国には、同じような療養所がいくつもあり、東京にもあると説明した熊本菊池恵楓園職員の言葉を思い出し、ヤマを出たら確かめに行ってみよう……。動機は他愛のない思いつきからでしたが、私には他人事とは思えなかったのです。しかし……。

その時、願望だけのヤマ脱出から、目的をもった脱出に変わりそうな予感が走りました。私は、はじめて目的をもてたように感じ興奮しました。無性にうれしくなり、力が湧き上がってくるようで、ツルハシが軽くなったようでした。

3

一九六一年の春、再び東京に戻りました。ほんの思いつきで躓（つまず）いた失敗に二年もの歳月をついやしたのは不経済ですが、ヤマを生きて出れば不足はありませんでした。

再び映画の仕事につきました。短期間だったライトやコードを担ぐだけの仕事でも、多少の経験ですし他に仕事を求めれば、土方仕事しかないのですから迷うことはありませんでした。杉並にあった小さな独立プロダクション――今日ではこの銘名に多少の説明を要するかもしれませんが。

このプロダクションは、木造の倉庫のような建物をスタジオに改造し、隅を仕切って机を置いて事務所にしていました。教育映画？　やPR等の短編やテレビのCMを製作していました。当然私の仕事は照明でした。実際には、スタジオの掃除をしたり、備えつけの機械を整備したりし、小さな仕事は私が、大きな仕事は、外部から練達の技士――職人？　に来てもらい、私が助手を務める仕組みでした。

一年ごとの契約で働くのですが、月給で一年間を保証されるのは、その日稼ぎしか知らない私には夢のようでした。私は東京に腰を据えましたが、名古屋の姉と母は帰国を決めていました。

私は、福井のヤマで思いついた東京の療養所・多磨全生園（ぜんしょうえん）を訪ねることにしました。その所在は、プロダクションに出入りしている脚本家が知っていて、教えてくれました。彼は結核で療養生活をした経験があり、隣接して、多磨全生園があったそうです。俺たちが散歩に行くと結核と知っていて、肺病が来た肺病が来たといって嫌がるんだ、解らんもんだね、と、謎めいた独白をしておりました。何が何だか分からず、張り切って多磨全生園を訪ねました。一九六一年の初夏でした。

池袋から乗った電車の窓は、畑ばかりが流れました。乗り継いだバスは、櫟(くぬぎ)と松の混合林を走り、抜けた所は見渡す限りの畑です。武蔵野のど真中でした。バスの終点が多磨全生園でした。

降りた所が正門で、鉄棒を柵にした扉で閉じ、左脇に狭い通用門を備えてありました。入った所に門衛所がありました。中で門衛さんが私をじっと見つめていました。辺りに人は見えず、バスから降りたのは私だけでした。素通りできないようで今日はと挨拶をして、ついでに尋ねてみました。

ここの中に朝鮮の人はいるだろうか、会うにはどうしたらいいのか。門衛さんは電話をしていましたが顔を上げて、「この奥に事務本館があるからそこに行って下さい」といいながら、用紙を差し出されました。面会届とありました。氏名欄には、日本名で村井金一、用件に戸惑っていましたら、門衛さんが「面会でいいんだよ……」と助けてくれました。

事務本館は、正門を入って一〇〇メートルほど奥にありました。中ほどには、楓(かえで)の大木が数本そびえ立ち、路面には玉砂利を敷きつめ粛然として、衿(えり)を正さずにはいられませんでした。本館は木造ながら明治の洋館ふうで堂々とした二階建てでした。受付けには、門衛所からの連絡があったようですぐ一室に通されました。男性の職員が現われ再び用件をたずねましたが、私には、言葉にで

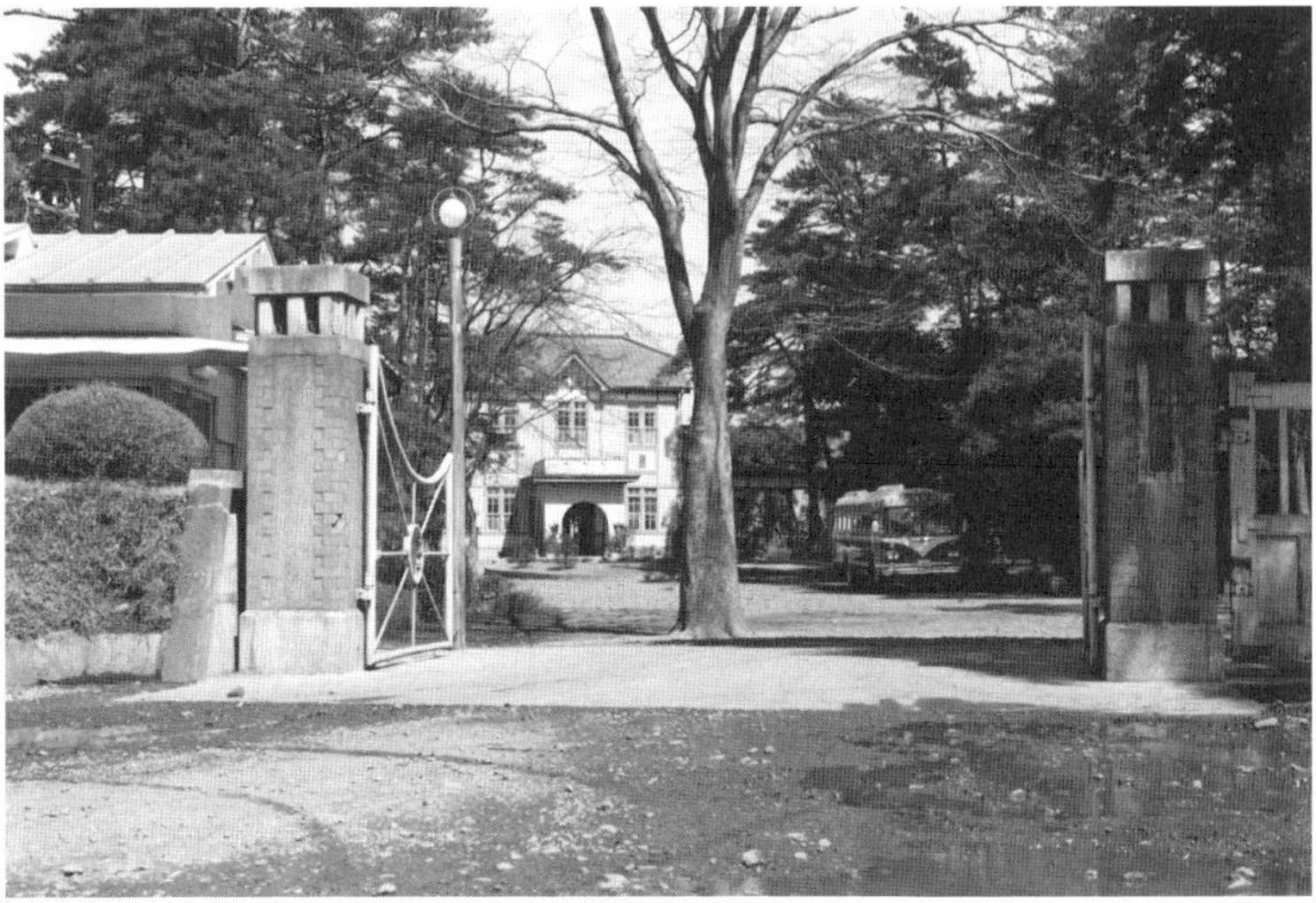

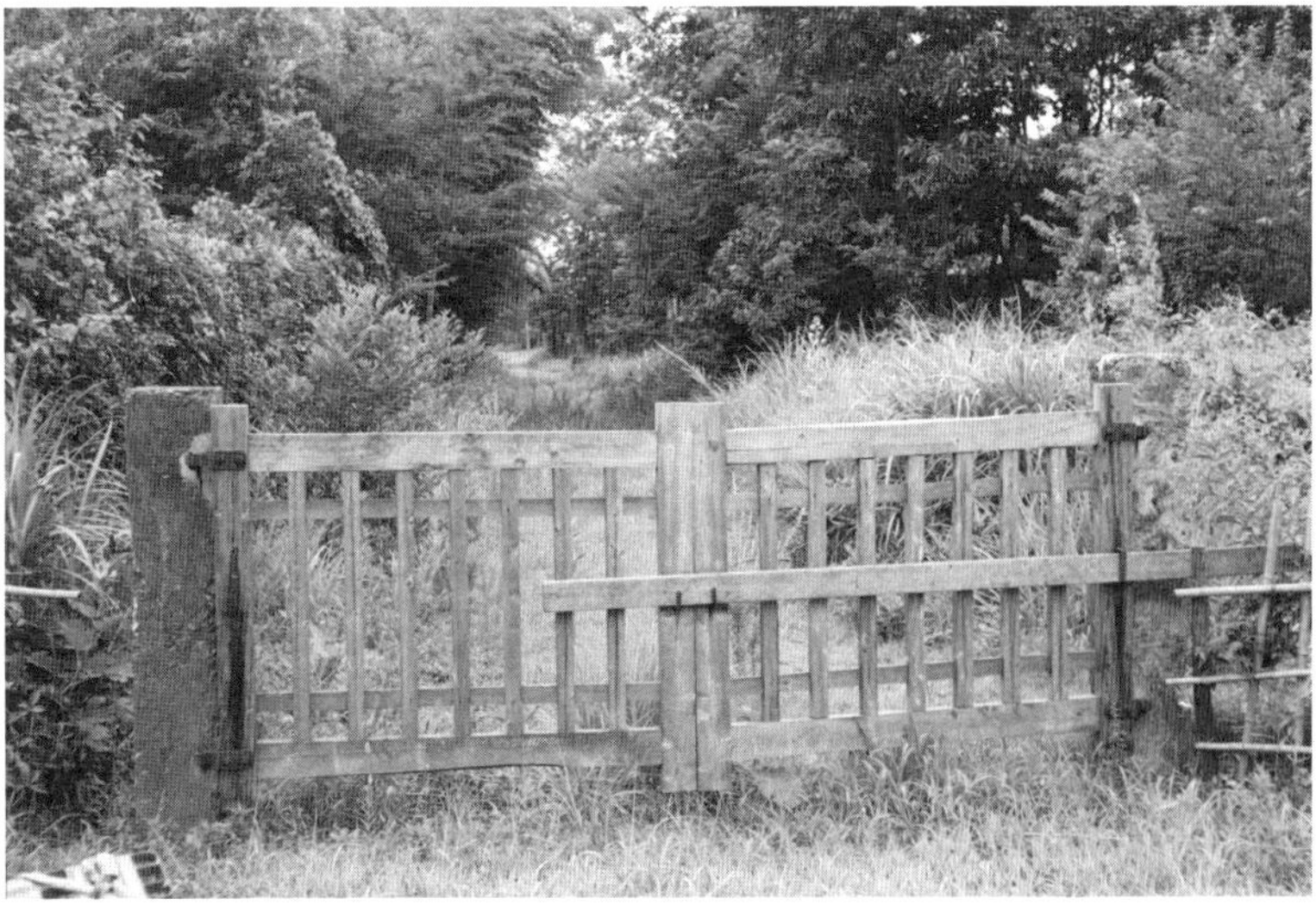

きるほど確かな目的があったわけではありませんので、同胞に会いたいとしか答えられませんでした。

　本館の職員は、それ以上の追求はせず、本日は園長不在につき、私の責任において許可しましょうと、大変に好意的でした。この裏手に行けば、事務部の分館（一九〇九年の開所から一九三三年まで「見張所」という名称で、逃亡防止を始めとした患者の監督を行なった。戦後はその性格を変えたとはいえ、当時はまだその名残があったものと思われる。二八〇頁参照）があるから、そちらで万事相談をするように……私の方からも連絡しておきます。

　教えられたように裏手にまわりますと、事務分館がありました。途中には、病院らしきペンキ塗りの建物が左手にありましたが、つづいて格納庫を思わせる大公会堂、手押し式の消防ポンプ、左手には、半鐘をとり付けた火の見櫓に防火貯水池と不思議な品目が並んでおりましたが、人影はおろか生きものらしきものには出会いませんでした。

　六月下旬でしたが、空は黒く深く澄んで、物たちは濃い陰を真下に落としていました。カンナは真赤に燃えているようでしたが、不安になるような静けさでした。分館の近くに来ますとオルゴールの美しい音色が、漂うように流れていました。風物は異なるのですが、気配は、熊本の菊池恵楓園の印象そのままでした。

5 全生園を訪れて

1

　全生園事務分館はモルタル塗りの平屋でした。壁が薄汚れ、造りも貧弱で本館とは対照的です。入口は不透明なダイヤガラスをはめた両開きの引戸になっていました。ガラガラと鉄の戸車を鳴らして入りますと、横長なコンクリート打ちの土間になっていました。事務部とはガラス戸で全面を仕切ってあり、用件はところどころに取り付けてある小窓で足すのでした。

　連絡をとるからしばらく待つようにと、頭上から指示の声を聞き所在なく辺りを見まわしました。左手の奥まったところに棚があり、たくさんの新聞が並べられてあります。全国の県名が網羅されて、その数の多いことに驚きましたが、我が朝鮮国南北の新聞や画報もあり、存在を主張していました。

　床板が鳴って、分館職員が、裏の面会所で待つように、面会所には患者と面会者の入口が別になっているから間違わないように、間もなく代表が来る、と境界のガラス戸の向こうから指示しました。

面会所は道を隔てて分館の裏側に建っていました。切妻（きりづま）造りで屋根は東西に流れ、入口は東側が入園者、面会者は西側で消毒の手洗いを備えています。内部はコンクリートの土間で、中央に幅広のテーブルが左右の壁いっぱいに張ってあり、往き来はできないようです。

分館に面した南側に大きな窓をもったこの面会室は、全壁面天井までが白く塗られ、取りつく島もないほどに明るくて落ちつきませんでした。椅子に腰を掛ける気分にもなれず、ボンヤリ立っていますと、壁に泌み込んだ石炭酸の臭いに浸されそうです。

目的は曖昧でしたし、重大でもないように思われて、いっそ逃げ出そうかと、浮き足立っているところへ話し声がして、反対側の入口から五、六名がドヤドヤと入って来ました。私は唯の一人にでも会えれば上出来と思っていましたから、仰天狼狽しました。若者は一人で他は老壮年でした。朝鮮人は儒教的な敬老・長幼の序が厳しく、在日であろうと貧困に喘ぐバラック住まいであろうと、そのしきたりは根強く残っていました。私もそんな境遇で育ちましたから、五名もの初見の老壮年の大人を前にして恐慌をきたしてしまいました。逃げ遅れを後悔しながら自己紹介しました。日本名村井金一、本名は趙根在、映画の仕事をしております。私が朝鮮人であることは趙根在で分かるにしても、母国語を多少なりとも使うのは長老への礼儀ですし、信用の獲得にも役立ちます。しかし、日本語八分に朝鮮語二分のごちゃ混ぜは、何を言っているのか私自身が理解できない奇妙なものでした。

中央に着席した白髪の方が会長で、金哲元と名乗りました。他の方たちは日本名で自己紹介をしました。私は確かな目的はなく、漠然とした思いだけで来てしまったのですから、話すほどに支離滅裂となってゆきましたが、同胞の若者が訪ねて来たと大変に喜んでくれました。そして園内生活のこと、組織のことなどを素直に話してくれましたが、政治や法律、医薬の専門用語がポンポン飛び出て面喰いました。一箱いくらの石炭掘りに明け暮れていた中学中退の私には、話題が大きく深すぎて理解不可能でした。

漠然と知りえたことは園内の同胞たちも等しく在日朝鮮人が背負っている憂目を負っているということでした。そしてさらなる憂目は祖国への帰国は閉ざされていること、強制収容の法的性格をもつ「らい予防法」の適用を受けている同胞病者たちは、一方では出入国管理令によって「強制送還」の対象とされていることでした（一九五一年に公布された「出入国管理令」第二四条に日本国外への強制退去の対象者として「らい予防法の適用を受けているらい患者」と明記されていた。この条項は一九八二年に公布された「出入国管理令」の一部を改正する法律によって削除されるまで存続した）。解放だった戦後は義務を残したまま、無権利状態の外国人となって、園内における日本人療友との生活格差は大きくなるばかりで、重症者の中には孤独と差別感に堪えられず、真剣に死を願っている者もいる。社会（療養所の外）の同胞と同様にここにも思想の対立はあるが、全員統一の親睦団体である互助会に入会して運動し、助け合っている。昨年は全国組織を結成したと、話してくれました。

金会長は本来ならば役員一同でお迎えしなければならないのだが作業の都合で出席できない役員もいて、こんな少人数となり大変に失礼をしたと詫びました。作業……？　療養所で療養中の病者に作業があるとは耳にするはずもない言葉で不思議でしたが、熊本の菊池恵楓園とここ多磨全生園は、私がそれまでに見知った病院や結核療養所とは性格を異にして、全くの別世界のようでした。戸惑っている私を察してか、金会長は理解できないことが多いでしょうが、せっかく来たのだから園内の見学でもして行きなさい。案内は金子君（金奉玉）にお願いしましょう、金子君は会の教宣部長であり年齢も近そうだからと預けられ、長老たちは各方向に自転車を飛ばして消えて行きました。

作業の途中に抜けて来たから帰りを急いでいたんだよと、金子さんは語りながら自転車を引いて見学の先導を務めてくれました。彼は私より四、五歳年長のようでした。私より上等な衣類を身につけ、アイロンをしっかりときかしていました。肌の色艶、体の肉づきも私より立派で健康そうでした。共に歩きながらも上質のヘアートニックの香りを漂わせている金子さんが、ライ療養所である全生園にいるのが不思議でした。

金子さんは歩きながら話してくれました。

現在のボクは神経痛で指先を少し変形させたのと、視力が落ちて障害になっている眼の後遺症二つだけだと語気鋭く言い切りました。私には機敏な彼の動作から弱視を想像することはできませんでした。そういえば面会所で会った長老の役員諸氏も肩と胸が張った赤銅色で、逞しい労働者の風貌でした。

——ボクはずーっと前から無菌なんだ、幾度検査をしても菌は出ないんだ、さっきの長老たちで菌陽性の人は一人もいないんだ。来たとき……収容されたときから無菌の人も大勢いるんだ。誤診で収容されてそのままの人もいるし、神経型の人は無菌がほとんどなんだ。

——特にアメリカで開発された薬、プロミンが……結核用のお流れだけどね、絶大な効果を見せたんだ。日本でも戦後三、四年して使用するようになって、今日では、完全に治る病気になったんだ。ボクたちが今考えていることは、病気のことではなく社会復帰のことなんだ。偏見と暗い悲惨なイメージで固まっている不治の病ライを、ハンセン氏病と称して単なる病気と認識するよう、国やマスコミに働きかけているんだ。ボクたち朝鮮人の全国組織名は外国人ハンセン氏病同盟（一九五九年一二月一日に長島愛生園において、「在日朝鮮人、韓国人ハンゼン（ママ）氏病患者同盟」という名称で結成された）としているんだ。

金子さんは一気にこれらのことを言ってのけました。うっ積を晴らすようでした。私は全く事が摑めず、曖昧な相づちを打ちながら歩調を合わせていました。

2

面会所を出てからは西方に向かっていました。先ほど本館から入って来た道を逆にたどっているのでした。再び火の見櫓まで来ました。よくよく見れば小さな町や村にはない立派な櫓です。右手前方には患者自治会が大看板を張って二階建ての事務所を構えていました。

——うちの消防団（入園患者で組織されている）は優秀なんだ。戦争の終わりごろは近くの村にまで爆弾が落ちたり、B29が落ちて火を吹いたときなど、大活躍だったんだ。今だって出初式と放水訓練は欠かさないんだ。

　左に折れますと長屋ふうの舎屋がずらりと並んでいました。中央辺りに渡り廊下があって全体に通じているようでした。

――夫婦重不自由者の住む所、看護ではなく介助が必要な人たち、目が見えない人、手や足が極度に不自由な人たちが住む所、筑紫寮・出雲寮は独身舎。

　その先には、女子独身重不自由舎、山城・若狭は夫婦特重（不自由者）の寮、伊勢・相模・信濃・武蔵・岩城寮と男女独身の不自由者寮が続いています。そして巨大な寺院ふうの建物が現われました。礼拝堂です。

――鬼瓦は大人の丈ほどもあるよ。園長や有名人の説教や講話が主で、信仰には関係ないね。これまでの大闘争には必ず集会場に使用されたよ。

　並んで南側に十字架と鐘楼を立てた教会が二つ、その向かいには、寺院と教会があり、裏にもあるようで神聖な信仰地域でした。

　金子さんは不意に、そうだ作業場を見て行こうと礼拝堂の裏手にまわりました。天を衝く大煙突を備えた汽缶（ボイラー）場が目立ちましたが、周辺には様々な建物がありました。むしろ掛けの仮小屋から明治の村役場を思わせる物まで群れておりました。

――木工作業場、補装具、洗濯場に乾燥場、包帯・ガーゼの整理場、精米場、ミシン部、印刷、鶏舎、動物飼育舎、たち並ぶ倉庫に物置、本格的な鍛冶場を設えた鉄工場、経師（障子や襖の張り替えを行なう）、桶、篭、ちゃぶ台の脚の修理から下水の掃除、便所の汲取り、ここにはないけどパーマ・散髪、病棟の看護・付添、土方、火葬、棺桶づくりまで患者の仕事なんだ。他にもまだまだあって、百種類以上になるよ。

社会にある仕事は全部ある。私は目眩をおぼえました。いったいここはどういう所なんだろう。病者が消防ポンプを引いて走り、火の見櫓に駈け上って半鐘を打つ。棺桶を手造りして、死者を焼く。大礼拝堂や教会寺院の数々……。

金子さんは話しながら工業地帯を通り抜けて行きました。私は夢うつつで後を追いました。柊の垣根にぶつかりました。三メートルはゆうにある城壁のように頑丈な造りでした。左に折れて東方に向かいました。木立の繁みの中に一棟の舎屋がありました。少年少女舎・若竹寮。

――最近は子どもの発病がほとんどなくなって何人もいないよ。近いうちに閉鎖になるね（一九七九年に閉鎖）。

若竹の前庭を横切って進みますと松の木に囲まれた小山がありました。望郷台だよ、登ってみようかと麓の松の木に自転車をもたせ掛けて、先に登って行きました。螺せん状に細い道がつけられて頂上につながっています。頂上に立ってみますと意外に高く、柊の垣根は足下でした。見渡す限りが畑と雑木林。山国育ちの私は視界の果てまで山が見えない広大な武蔵野に感嘆しました。

しかし、この山、望郷台は築山でした。生涯を人間社会から隔絶され、高い塀の中に閉じ込めら

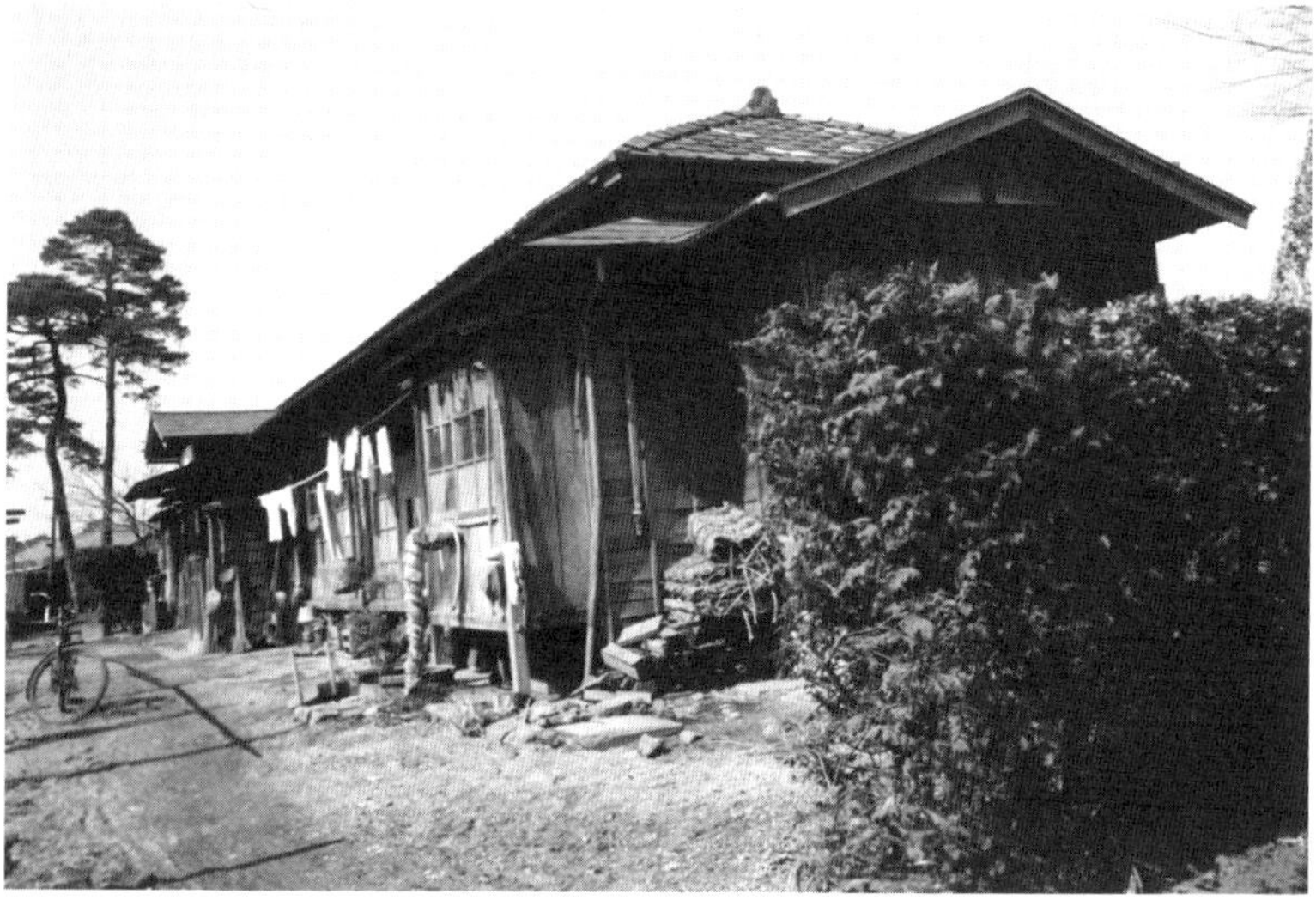

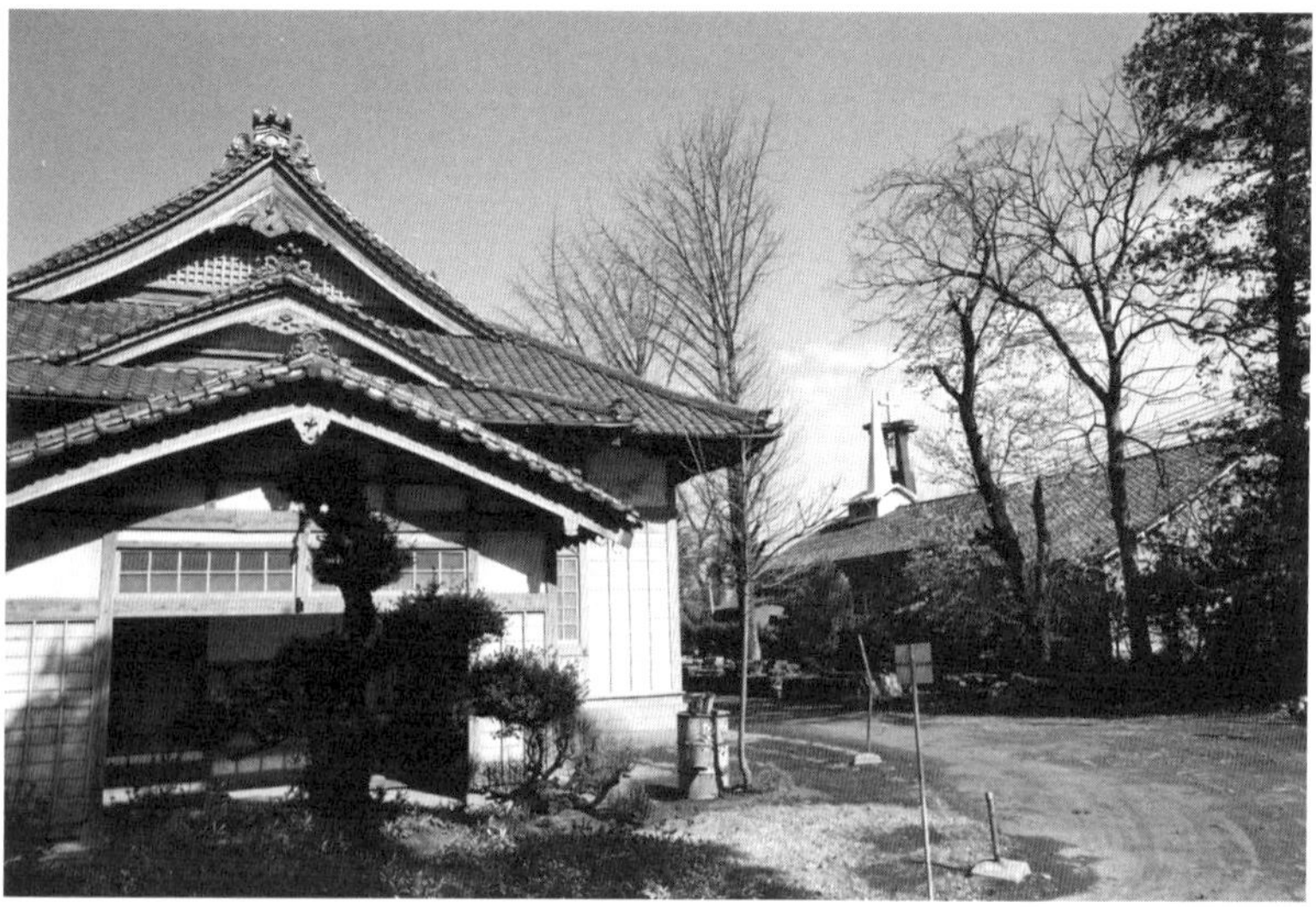

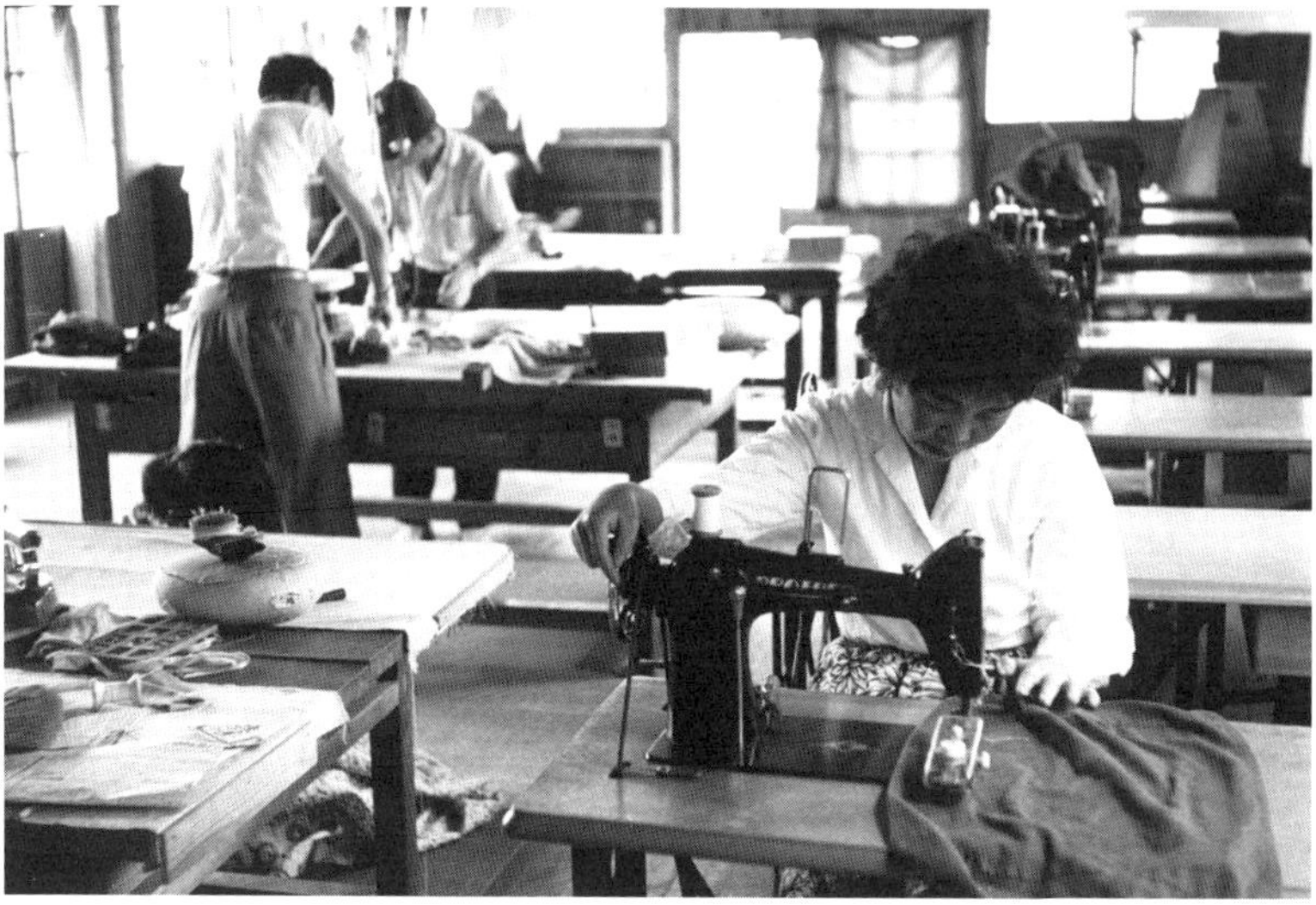

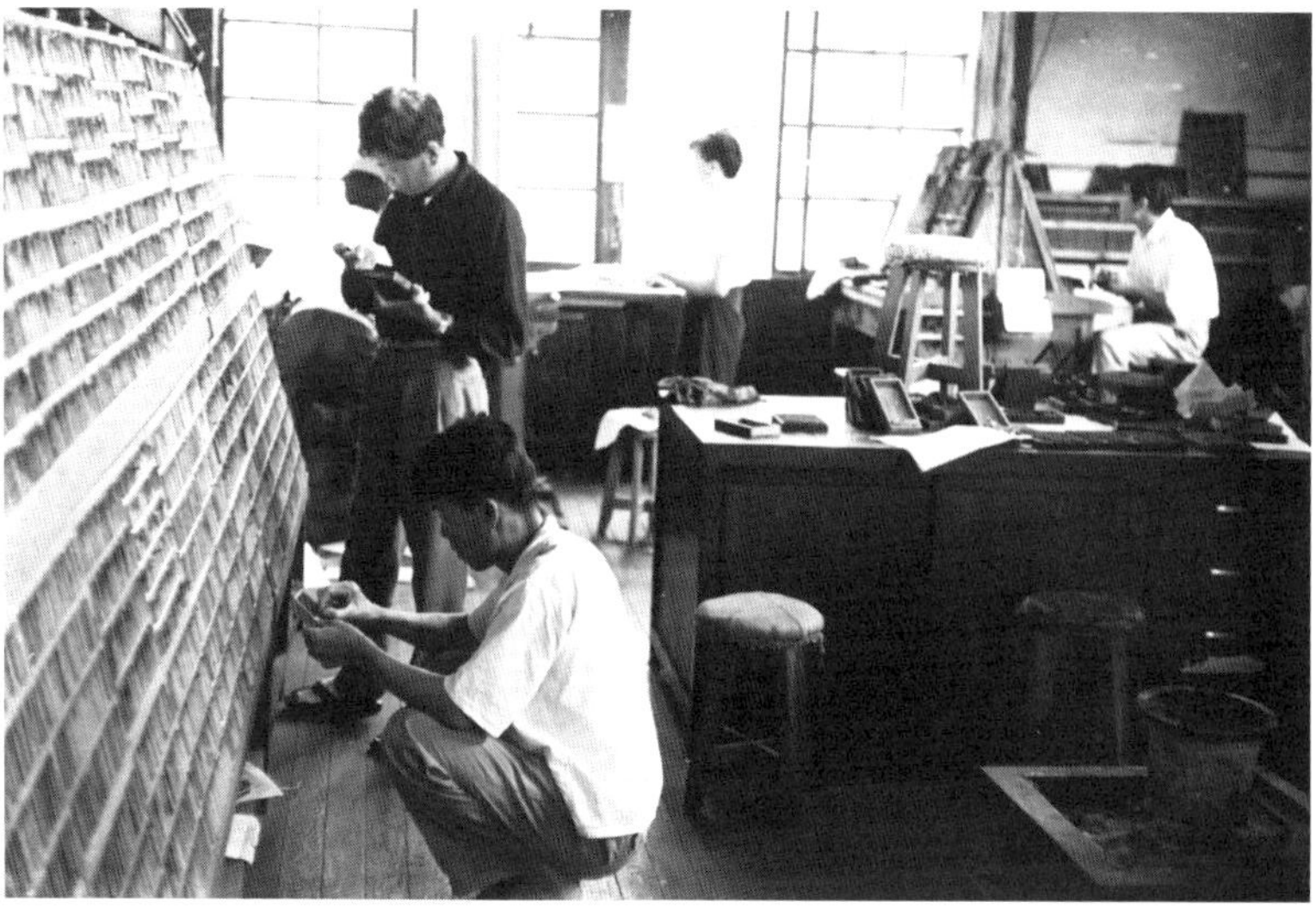

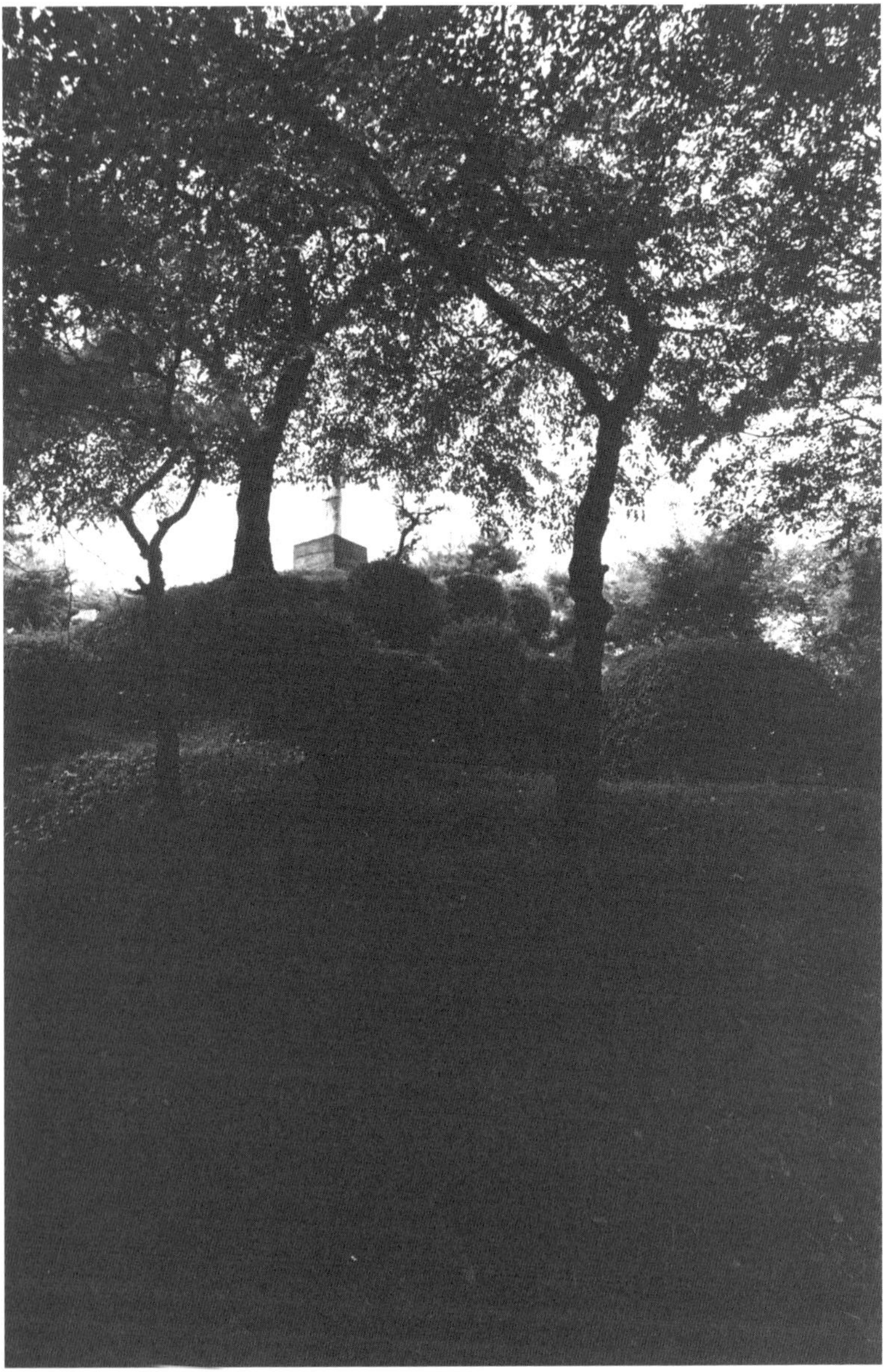

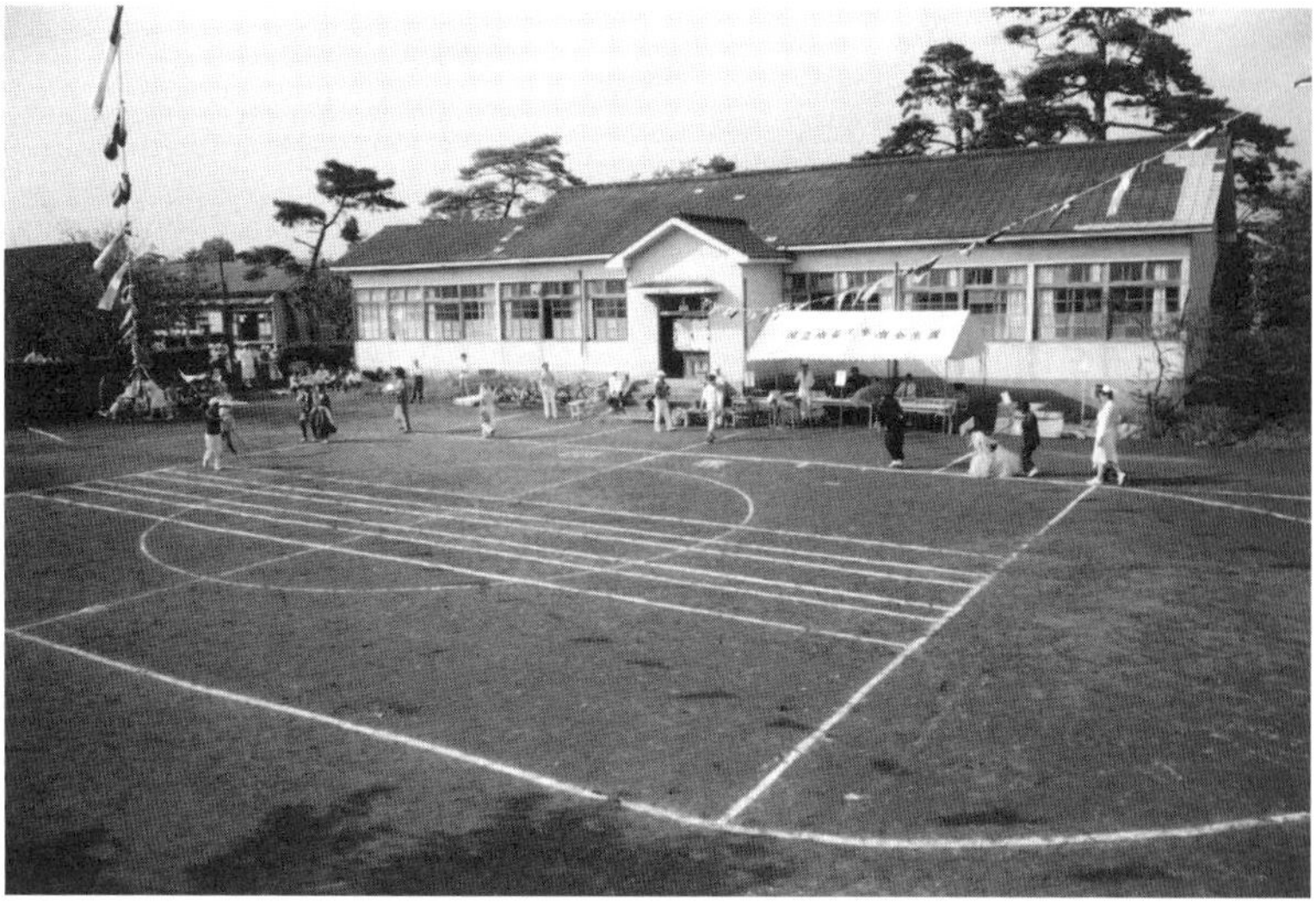

れた人々が、塀外の人の世見たさ、その向こうの故郷偲びたさの一念で、土を掘り、モッコで担ぎ上げて築いた山です。

麓の裏側にはグランドを備えた一棟の校舎がありました。

——全生小学校〔全生学園〕だよ。今は中学も一緒だけど、さっきの若竹寮にいる子どもたちが通うんだ。生徒より先生の方が多いよ。患者も先生をしているよ。三、四年のうちには閉鎖の予定だよ〔一九七六年に閉鎖〕。もう子どもたちが入って来ないんだから……いいことだけどね。

学校の東側は整然と舎屋が並んで、完璧に設計された市街住宅のようでした。独身舎の次は夫婦舎でした。殺風景な男子独身舎とは趣きも異なって、それぞれの庭には盆栽や草花が所狭しと並び、洗濯物も明るく華やかで眩しいくらいでした。周囲も工夫をこらした垣根で囲い、小さな庭ながら、大切に育んでいる住人の気持ちが、ひしひしと伝わって来るようでした。

夫婦舎を外れると広大な農場でした。果樹園や蔬菜(そさい)〔野菜〕畑で大勢の人が働いていました。果樹園の奥では自動車がゆるゆると走っています。

——自動車の練習場だよ。社会復帰のためにと希望者は多いのに、肝心の練習車が一台だけだから順番を待つのが大変なんだ。患者が先生やっているよ。今の園では一番人気だね。

北の方に大きな森がありました。森の中は広場になっていて全生園入所者の墓所・納骨堂がありました。銀杏(いちょう)や欅(けやき)の大木が枝を張りあって、頭上を覆っています。初夏の空気は無数の木陰に冷やされて清々しく、耳をつんざく蟬の鳴き声を聞いていると、深山の別天地に身を置いているようでした。

　納骨堂は花崗岩とコンクリートの造りで、四角の台座に円屋根を載せた堂々たるものです。ところどころ苔むして、年輪の深さを物語っていました。堂の正面には銅板がはめこまれていました。「倶会一処」（くえいっしょ。死後に浄土で再会することの意味であるが、後年に刊行された『倶会一処』（多磨全生園患者自治会編、一光社発行、一九七九年）の「まえがき」には、この書籍名ついて、「このらい園に吹き寄せられて来て同じ運命をともに生きる人間集団を象徴する語と見て［略］この標題を選ぶことにした」と記されている）と刻銘されていましたが、私には読むことも意味を解することもできませんでした。四辺は太い鎖で囲い正面前方には四、五メートルはありそうな石碑が建てられ、『全生者之墓』と深々と彫ってありました。

――この納骨堂も患者作業で造ったんだよ。中には深い竪穴が掘ってあるんだ。五千人分の骨が納められるように設計されているんだ。今までに三千二、三百人が入っているよ。

　死者たちの入口は裏側にありました。入口は鋲で固めた鉄の扉に鉄棒のかんぬきを通し、頑丈な鉄錠で止めてありました。無情な入口辺りの木立の陰や草むらにはオモチャのような墓が無数にありました。小さな墓標や石碑が建てられ花や果物・菓子が供えられ、ローソクや線香まで立っていました。碑名から推して猫と小鳥たちのでしたが、一括納骨の人間よりのびのびとして個性的でした。墓守をする主（ぬし）たちの様々な工夫が心優しく、ペットたちは安らかに眠れそうでした。

　森の西に出ますと見渡すかぎりの茶畑でした。茶摘みの最中で陽に焼けて真黒な男たちが、諸肌

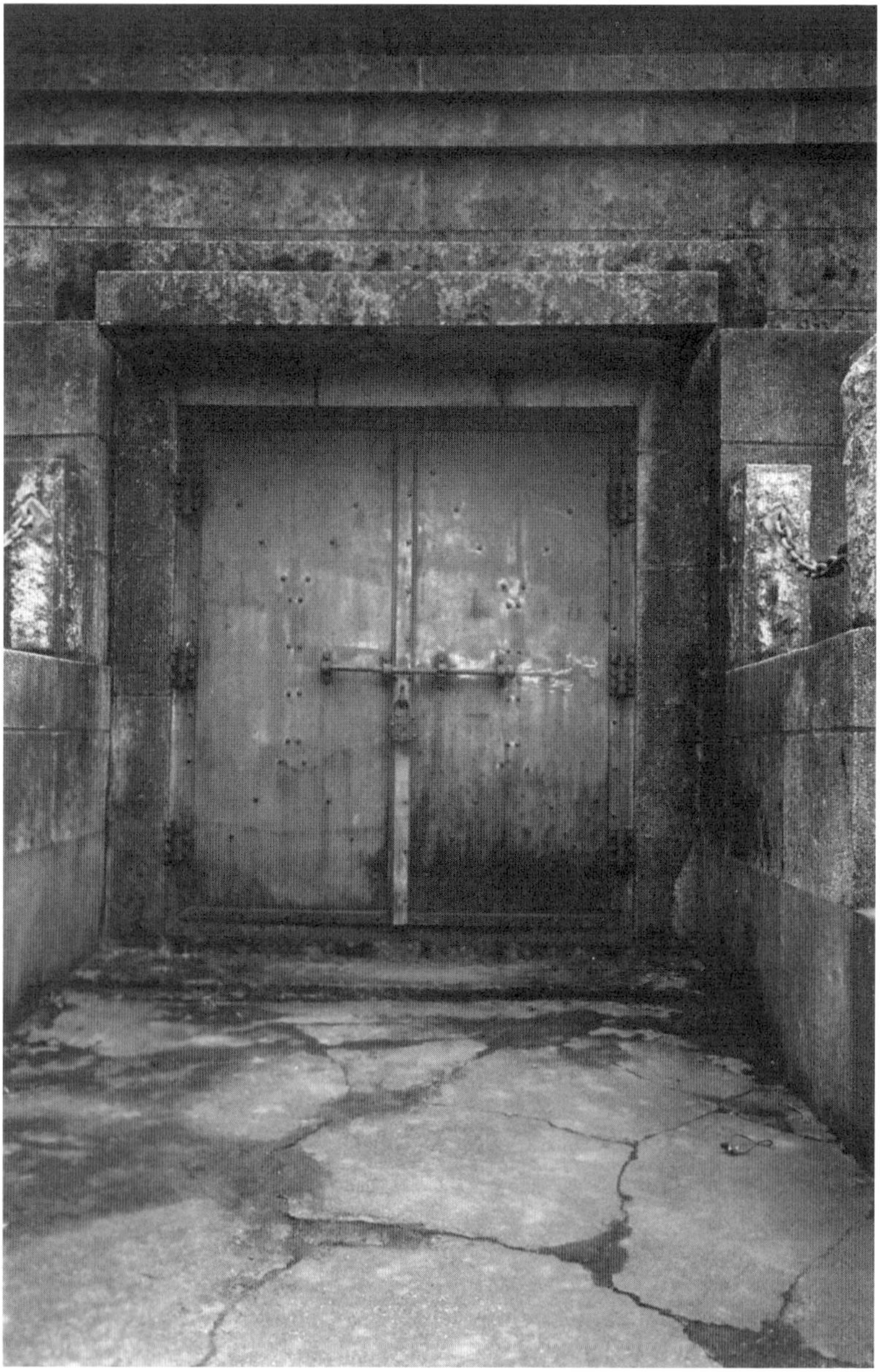

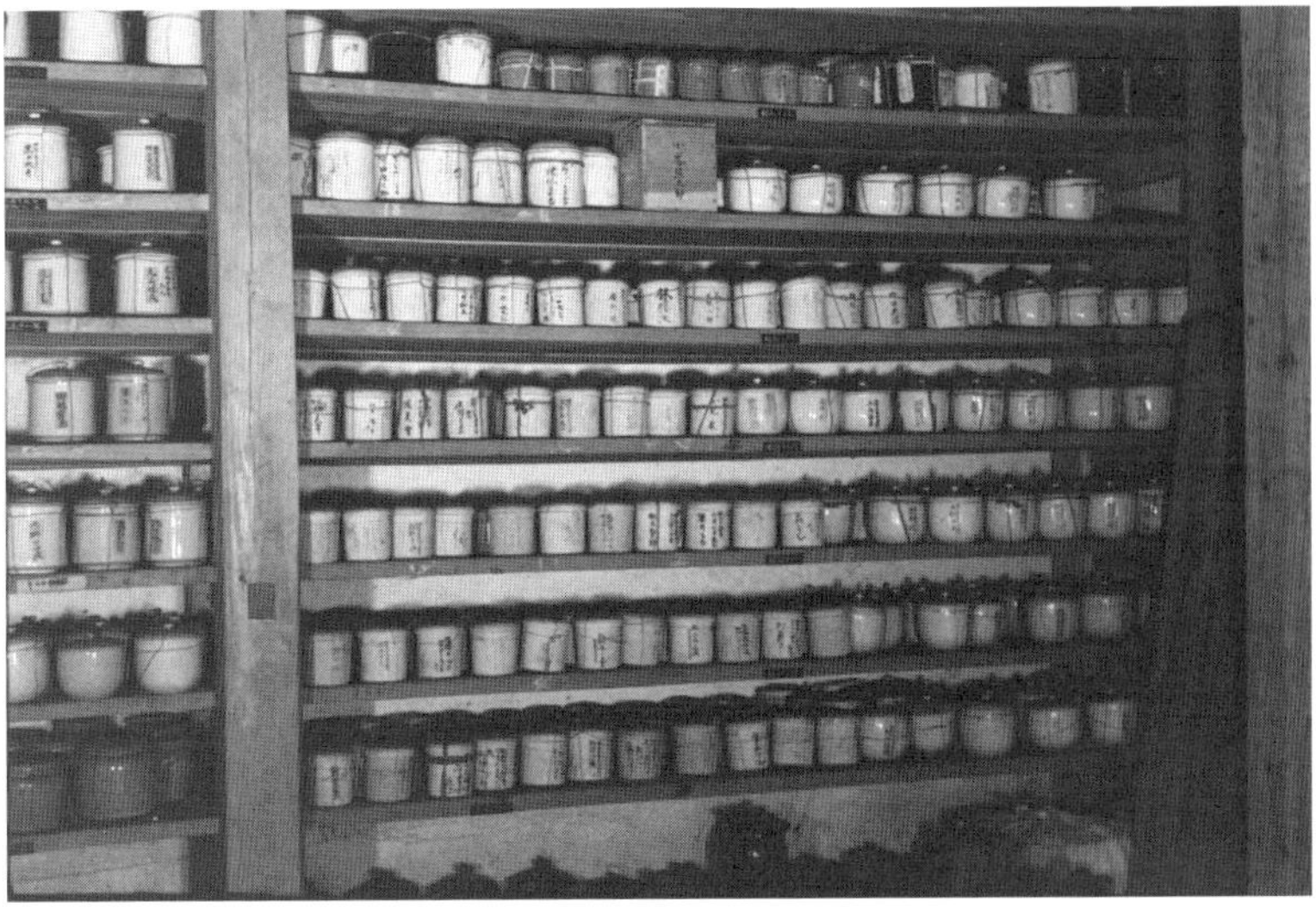

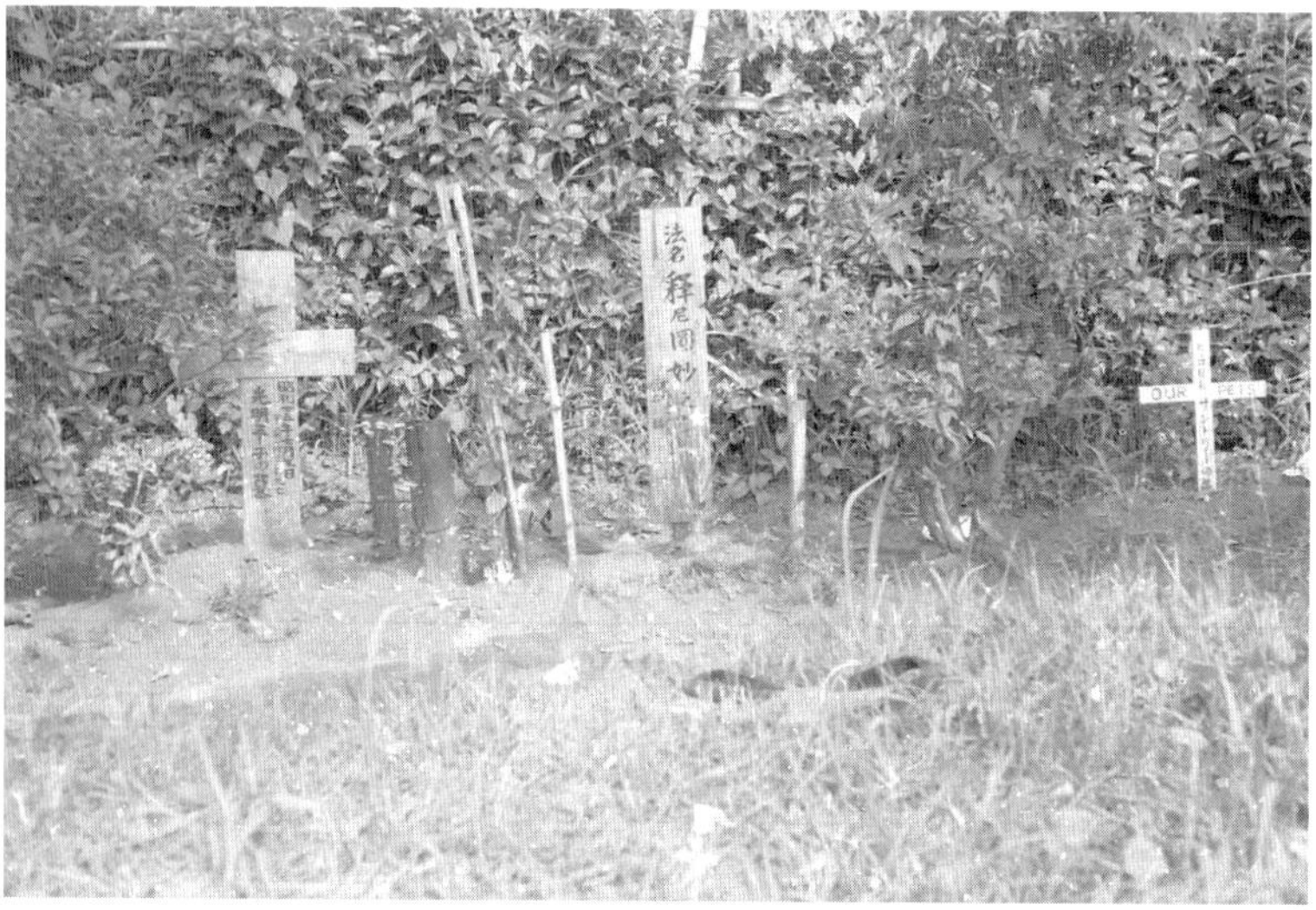
法名
OUR PETS

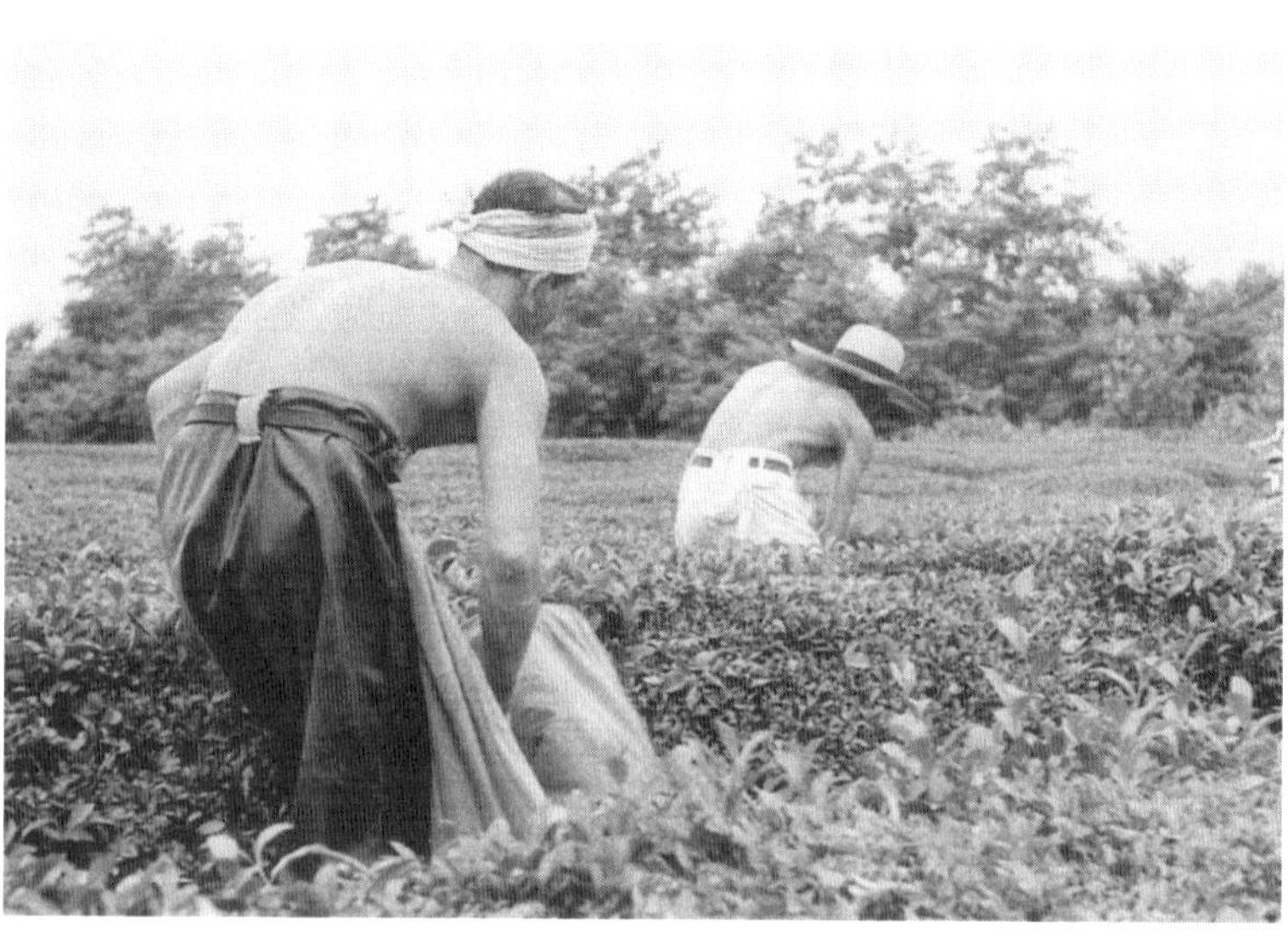

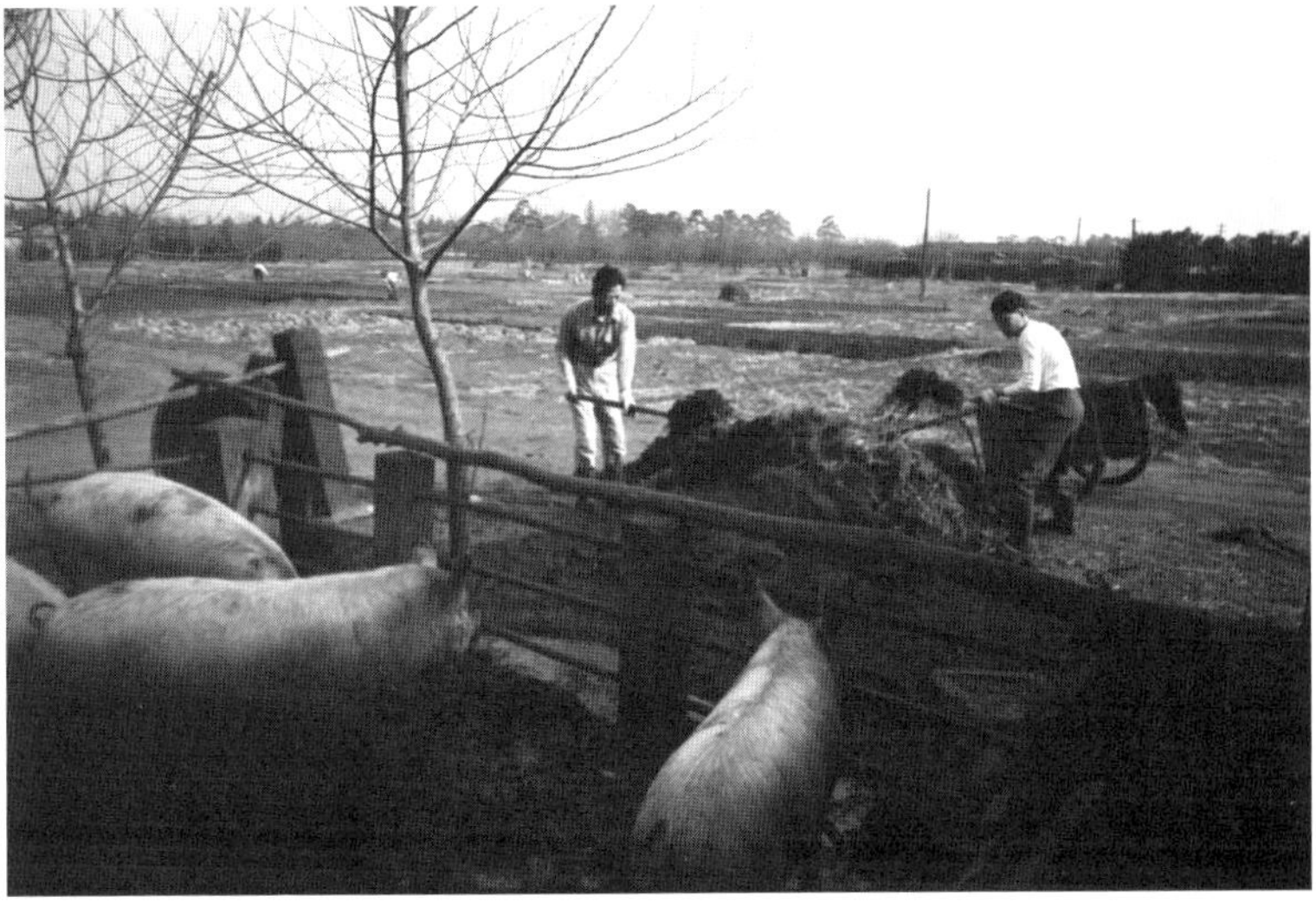

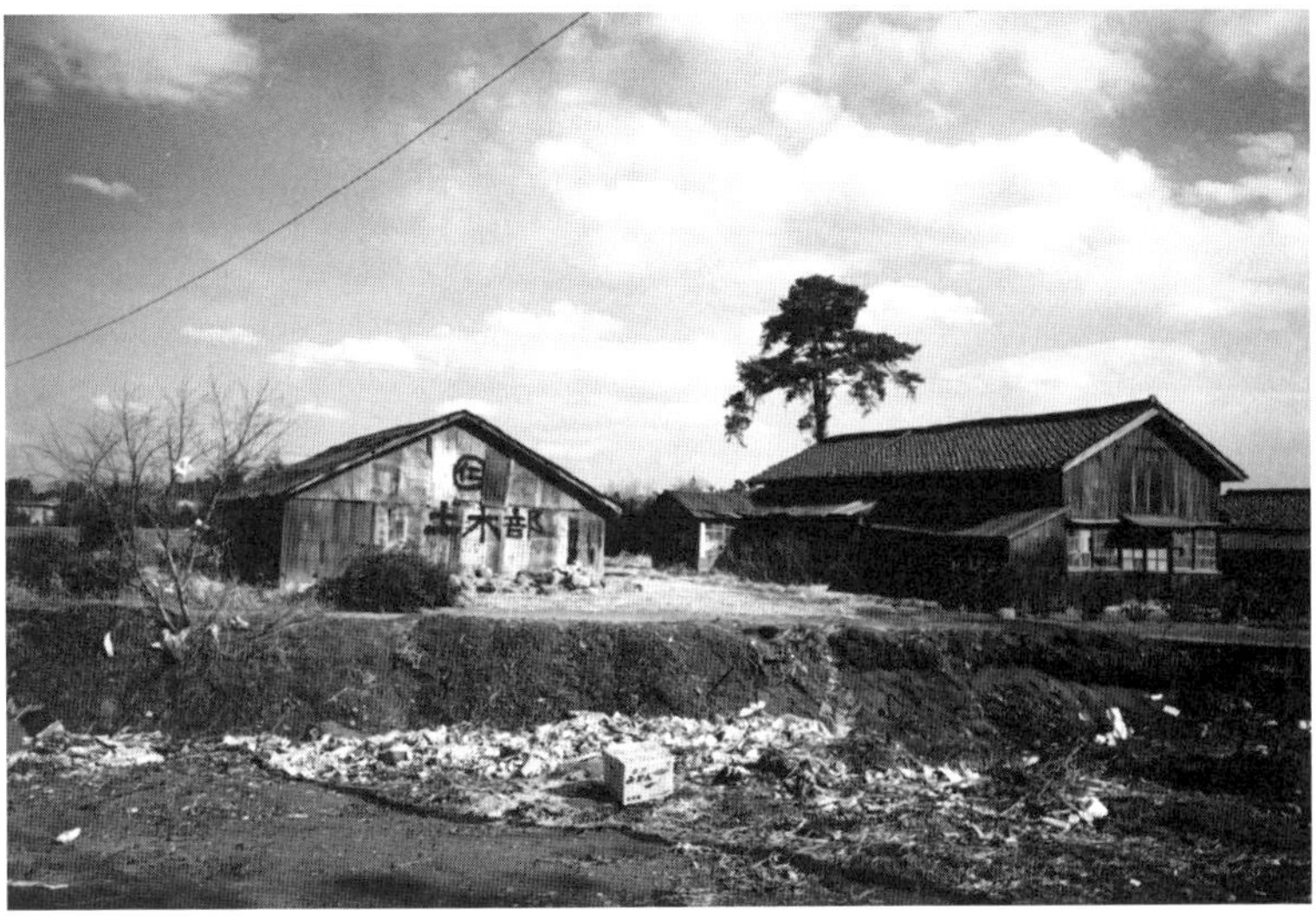
土木部

脱ぎの汗だくで働いていました。

――患者作業だよ。茶畑の向こうの白い建物、ライ研、あれは二八（一九五三）年の予防法を闘った〈強制収容反対、退園の許可、懲戒検束規定（一九一六年に定められた減食や監禁などの懲戒または検束の権限）廃止、家族の一斉検診と優生手術反対などを要求した〉成果の一つだよ。できたのは三〇（一九五五）年で最近なんだ。正確には『国立らい研究所』というんだ。《昭和三七（一九六二）年六月に「国立多摩研究所」と改称（一九九七年四月より「国立感染症研究所ハンセン病研究センター」となる）》。

研究所の左手には立派な桜の並木がありました。この辺りでは一番の桜だよと、優しい目になって自慢しました。桜のトンネルを抜けると黒いトタン屋根の建物の群りが見えました。

――豚舎だよ。今は養豚部が自治会事業一番のドル箱なんだ。主任以下ほとんどが互助会の同胞なんだ。三百頭はいるよ。

食餌（しょくじ）どきで、三百頭が一斉にメシヨコセの大合唱をはじめ、物凄い熱気でした。人間の声など消し飛んで通じるものではありません。

西の方に大きな建物が二つありました。農会詰所〈農作業全般を担う農会で働く入園者が集う場所〉と肥料倉庫、さらに一つありました。大きなブリキ小屋で壁いっぱいに荒々しく土木部と横書きしてありました。

――土木部は同胞がほとんどだよ。どぶ浚（さら）いから汲み取りまでやっているんだ。

土木部の裏手には、雑木林の中にポツンと小さな建物がありました。建物の脇には不つり合いな高い煙突が立っていました。私にはこの療養所の構図がおぼろげながら見えてきたような気がしました。

――火葬場、あれも患者作業でやっているんだ。今も薪で焼いているんだ。最近は死ぬ人が減ったけど戦中から戦後しばらくは、ばたばたと死んだからあの煙突から煙が絶えたことはなかったんだ。四六時中煙を吐いていたんだ。薪は時間がかかるんだ。

火葬場を遠目に眺めながら西に進みました。孟宗竹の大きな林があり、並んで桜の大木が垂れ下るほどに枝を張っていました。神社でした。鳥居は大きな石造りで立派です。神殿は参道の遥か奥で見えません。

――永代神社、別名全生様。これも基礎工事から木挽（こびき）〔製材作業〕、社殿の造りまですべて患者の力で造ったんだ。神様は伊勢神宮と明治神宮、それと他にもう一つで三柱祀ってあるんだ。みこしは凄いのがあるんだ。

道路を一つ隔ててテニスコートが二面あり、その横には大グランドがありました。バックネット、スコアボード、マウンドも完備していました。草野球なら四試合を同時にやれそうな広さでした。

グランドの西側は松林で、林の中に入ると黒い古びた建物がありました。霊安室と解剖室でした。東西にそれぞれの入口があり、東側が霊安室でした。観音開きの戸でしたがわずかに隙間があって中の一部が見えました。棺が三つむきだしで積み上げられていました。立ち竦んだ私に、

――あれは予備棺だよ。準備棺といってもいいのかな。ボクたちは全員ここで解剖されるんだ。

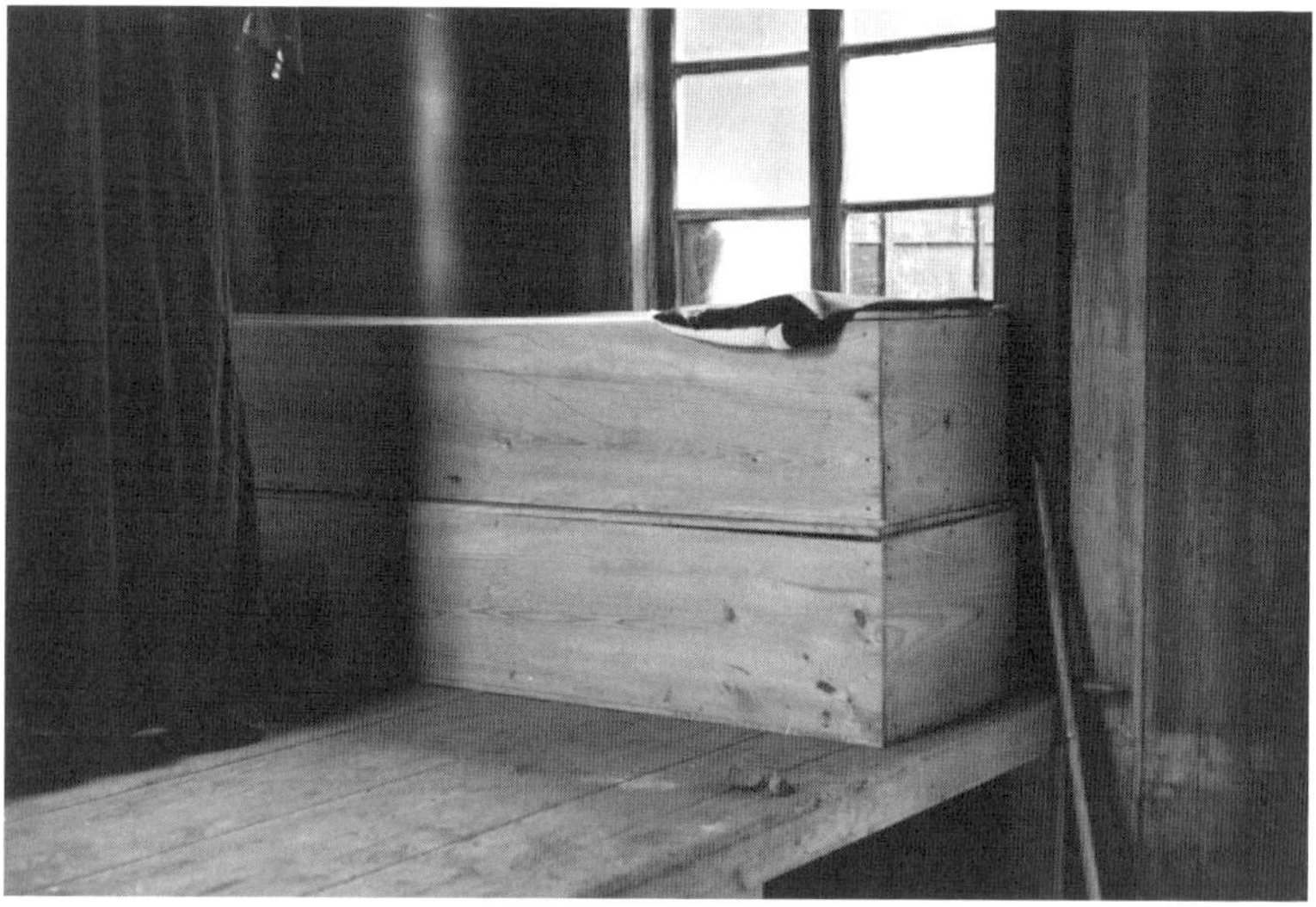

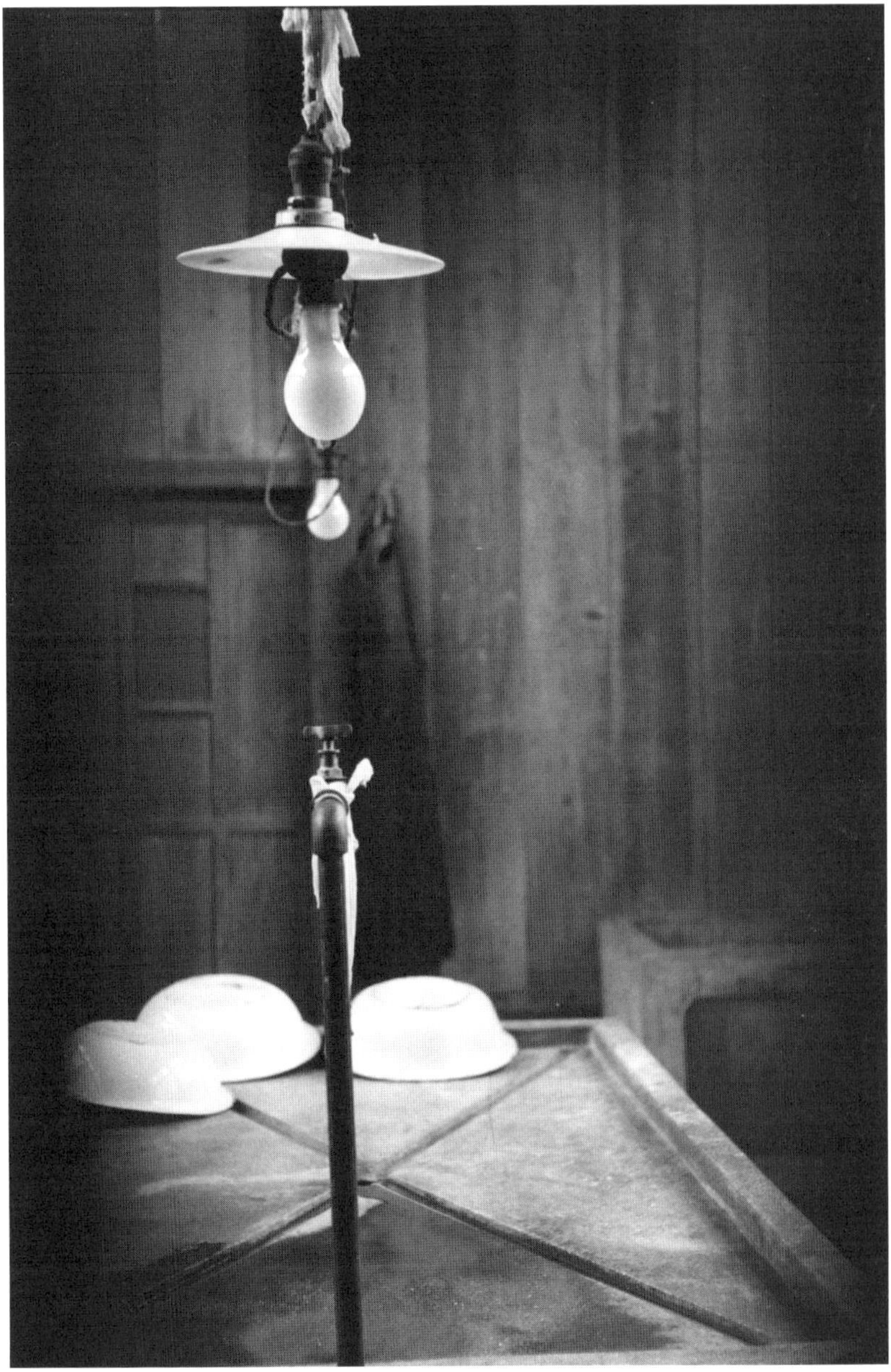

施療（せりょう）患者〔無料で治療を受けている患者〕扱いで、断わる権利がないんだ。

解剖室は反対の西側にありました。入口は霊安室と同様の両開きの戸でしたが、厳重に閉ざしてありました。力をいれて押しますと片目ほどの細い隙間ができて内部がかすかに見えました。中央にはコンクリートの流し台が据えてありました。大人が大の字になれるほどの大きさで上面には溝が四方の角から斜めに切って交錯する中央には、水落としの穴があけてありました。台のふちには白いホーロー製の器が数こ伏せてあり、天井からは裸電球が二つ下っておりました。解剖室の奥は引き戸で左右に開けられるようになっており、霊安室と最短距離で通じているようでした。

壁には背丈もありそうなゴム製の黒い前掛がずらりと掛けてあり、もう一方の壁には棚があって、解剖用具が整然と並べてありました。ノコギリ・ハンマー・ドリル・鋏（はさみ）・メス・ペンチ……等々が、すりガラスの窓を透して散乱する、初夏の明るい光を受けて、ピカピカに輝いていました。

――ここで死ぬと、そのコンクリートの上で刻まれて火葬場にもって行かれ、少しばかりの骨になって納骨堂の竪穴に入れられてしまうんだ……行こうか……。

私は金子さんの声を背中で聞きながらピカピカ光っている解剖用具を見つめているうちに、いい知れぬ悲しみに襲われて吐気と同時に涙がこぼれそうになって、気が遠くなっていくようでした。目は焦点を絞れずキラキラ光る辺りを、ぼんやり定めもなく見つめたまま入口の隙間から顔を離せませんでした。

3

金子さんは自転車を引きながら、さらに西に向かって歩いていました。松林が切れて荒れた竹藪になりました。藪かげに朽ち果てた一棟の廃屋がありました。裏側を藪で塞がれ、前庭は頑丈な角柱を組んだ金網に囲われ、屋根まで覆って動物園の檻そのものでした。

――昔の監禁室だよ。社会でいう犯罪とは違って、許可なしに外に出たとか職員の言うことを聞かなかったり、逆らったりすると放り込まれたんだ。ここでは無断外出と、職員の命令に従わないのが最大の罪なんだ。戦後の二八（一九五三）年に闘った「予防法」闘争で使用中止になったんだけど、三〇（一九五五）年には警察管理の留置所をつくる工事がはじまりかけて、猛烈な反対運動をして中止させたんだ。草津の〈栗生〉楽泉園には、死ななければ出られないという恐ろしい監房〈重監房〉があったんだ（一九三八年～一九四七年）。五、六年前には熊本の菊池恵楓園のすぐ隣に大きなのをつくったんだ。菊池医療刑務所〈熊本刑務所菊池医療刑務支所〉というんだけど、オレたち専門だよ。一四〇〇名は収容できるというから恐ろしいよ（一九五三年～一九九六年）。

廃屋となった旧監禁室の前方には、場違いとも思われる明るい近代的な建物がありました。周辺は芝生を敷きつめ手入れもゆきとどいていました。見た目にも美しく、これまでの緊張感が少しはほぐれるようでした。コンクリートの白い建物でしたが、外側に向いた小窓はすべて鉄格子で、非

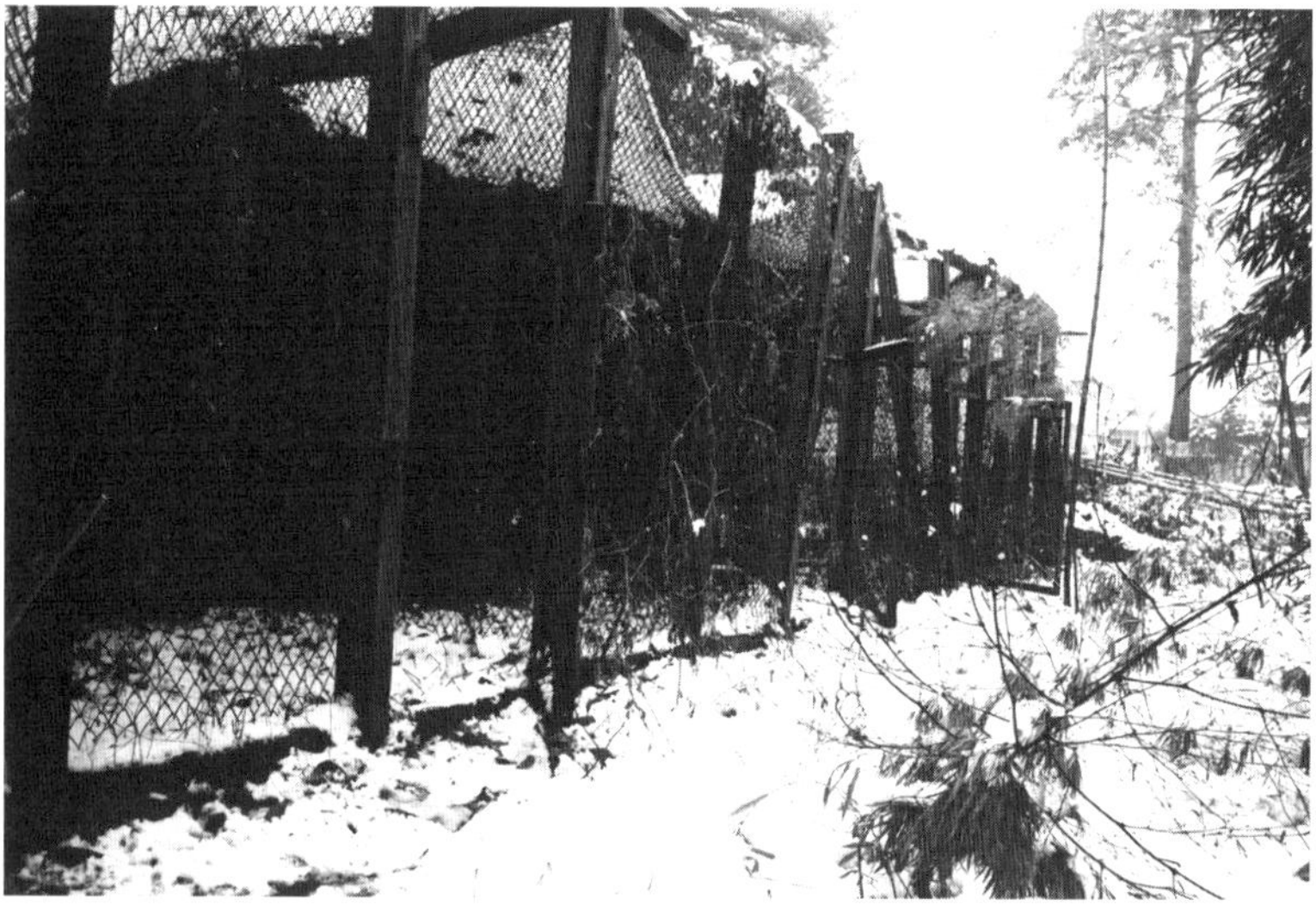

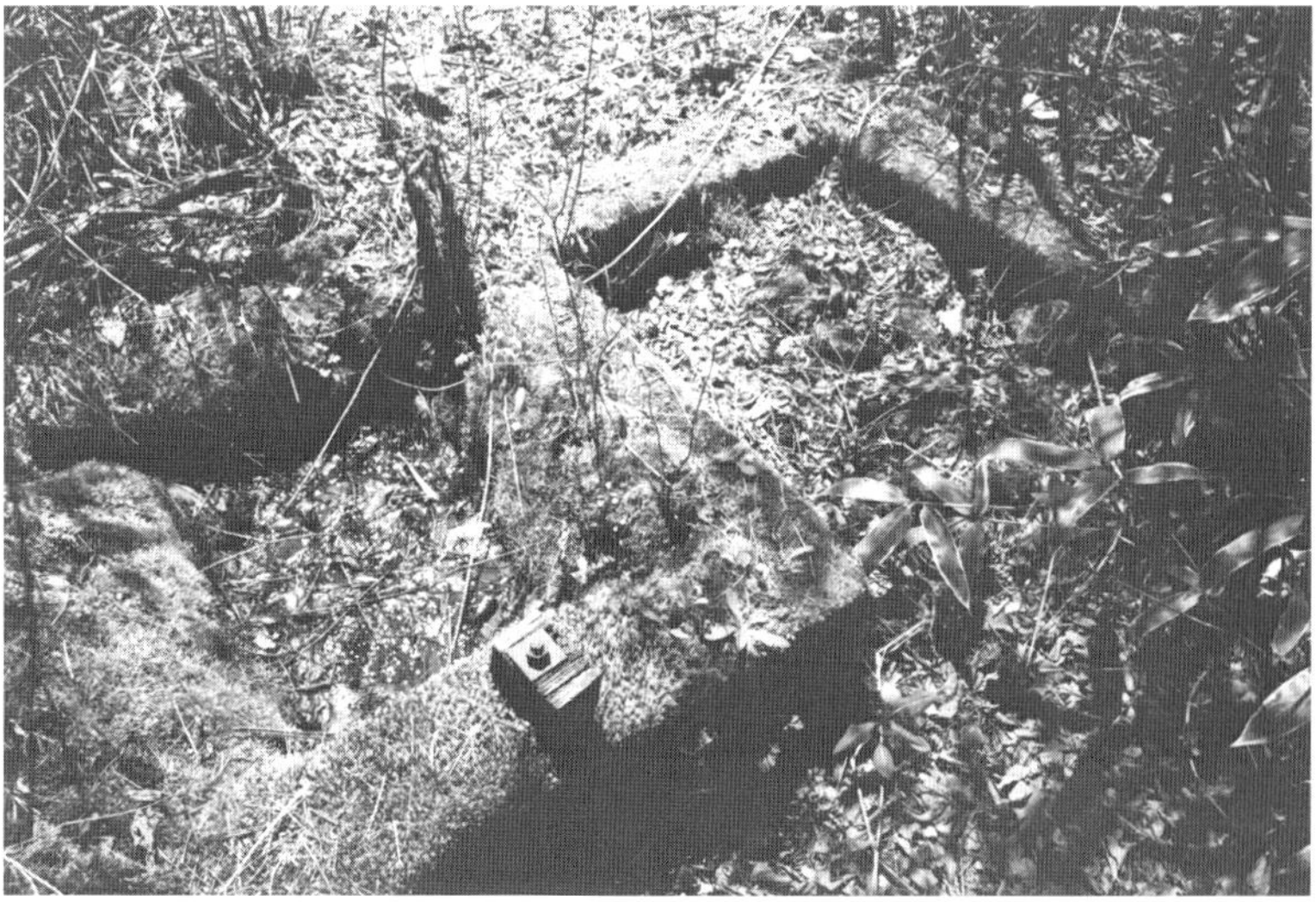

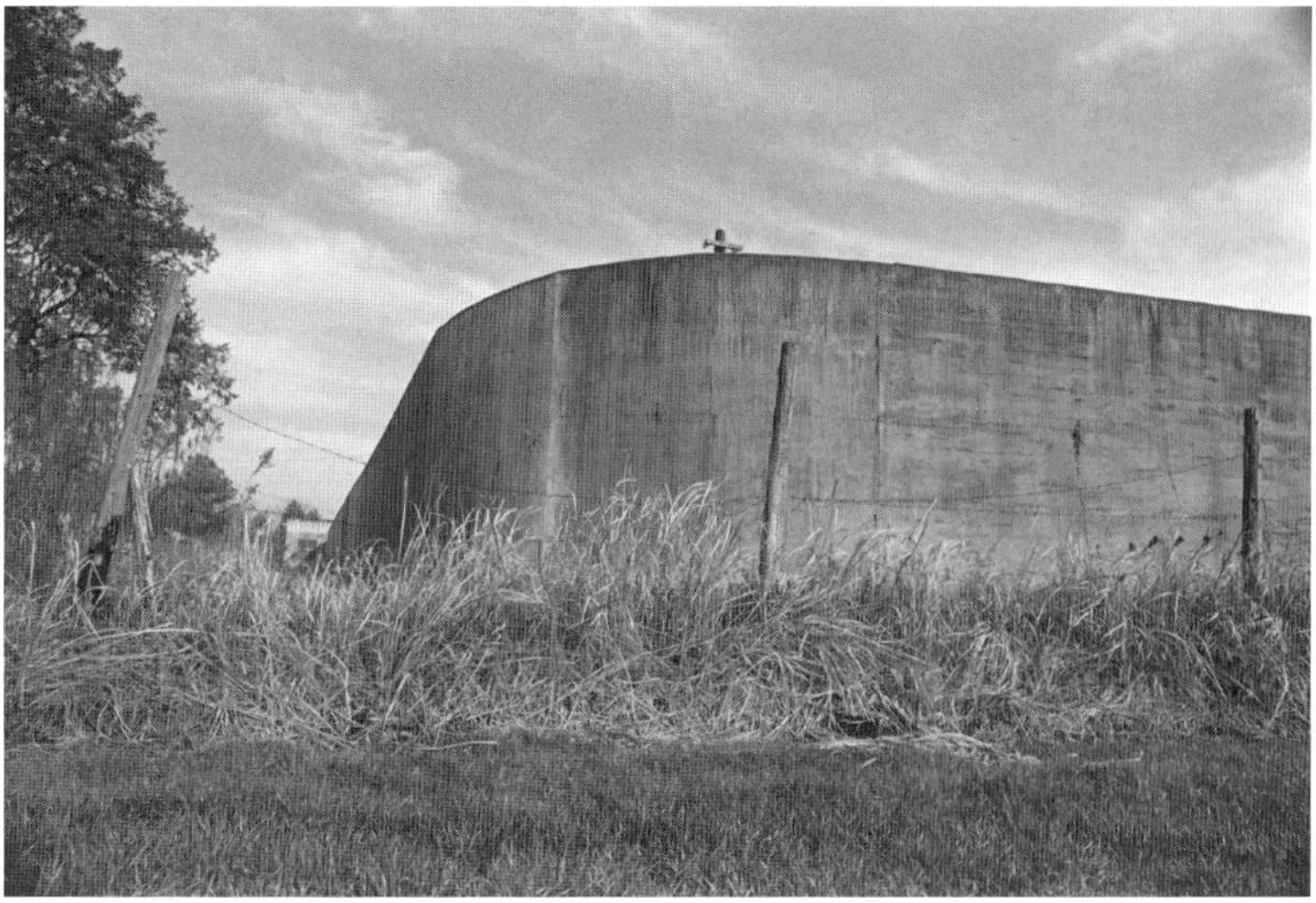

常口も鉄の扉でした。真四角で内側中央部に広場を置いていています。

――第五病棟、精神科だよ。監禁室を兼ねたようなものだけどね。最近できたばかりで園内一のハイカラだけど、監獄の造りと同じだよ（一九六〇年～一九八四年）。昔のはもっと凄かった、牢屋だったね。

第五病棟も過ぎて左に折れると三号病棟、二号、一号病棟と並び、これらの病棟を抱え込むようにして治療棟がありました。

――ここが全生園の病院でボクたちがいる所は住宅街のようなものだよ。ああ、昔の精神病棟の土台の取り壊し作業を見て行こうか。土木部の仕事でやっているけど、ほとんど同胞だよ。

胸にとどきそうなコンクリートの土台を、五、六名の男たちがウッウッと唸りながら、大きなハンマーで打ち砕いていました。金子さんはご苦労さん、と声をかけて紹介してくれました。ハンマーの柄を支えにして腰をのばした男たちは、流れる汗を拭いながら、暑いのに遠い所をゴクローさんゴクローさんと繰り返して、今度来たときは私の舎にも寄ってくださいと、労ってくれました。どの人も中年の逞しい労働者でした。

だいたい外側だけは周ったから、ボクの舎に行って少し休もうかと、金子さんがさそってくれました。

住宅街の中央大通りを行きました。理髪・パーマ、売店、町の銭湯を思わせる、のれんを下げた大浴場が並んでいました。金子さんの舎は、男子独身舎の南端で、柊の垣根が目と鼻でした。脇の

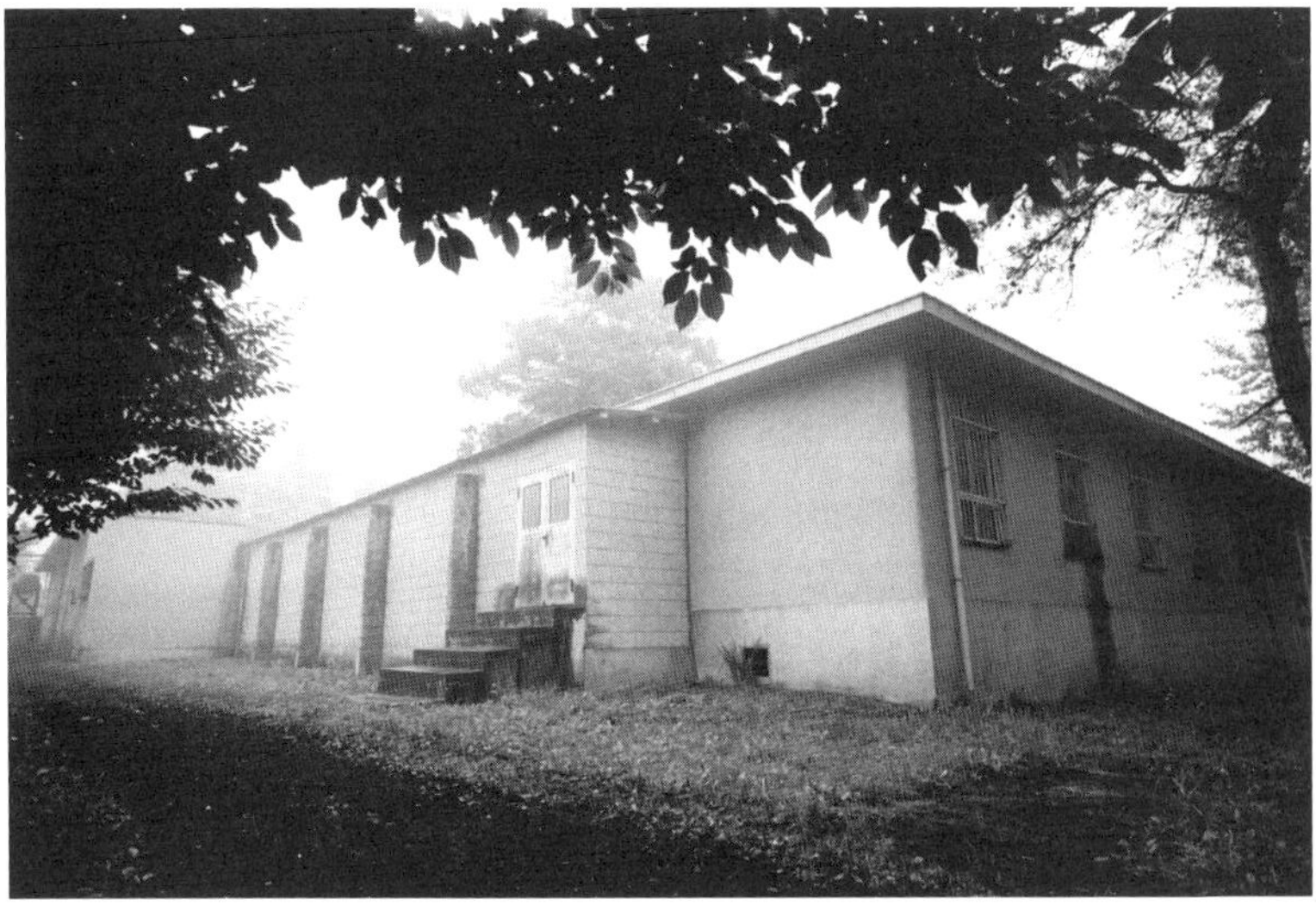

柱には「清和」と舎名を記入した白塗りの表札が掛けてありました。

疲れたでしょう、まあ、上りなさい、同室の人たちは出掛けて誰もおらんからと、安心させるよう勧めました。私は初めての訪問でこんなことになろうとは、夢にも思っていませんでした。

清和舎は一棟が四部屋に分けられ、各部屋は庭に面した南側の廊下で通じていました。金子さんは中央寄りの二号室でした。一二帖半の大きな部屋で、窓はすべて開け放され、爽やかな風が吹き抜けて全身の汗が一気にひく涼しさです。室内の左右の壁を全面押入れにしていました。押入れの板戸は磨き上げて黒光り、したたかな年季を見せていました。四隅には小さな机が置かれ、住人それぞれの絶対空間を示していました。中央には厚板で縁どりして、ピカピカに磨いた角火鉢が置いてありました。

——顔を洗いなさいよ。ここは水だけはいいんだ、地下の汲み上げなんだ。

部屋の左手奥に隣の一号室と共用の台所があるようで、蛇口から猛烈な勢いで流れ出ている水の音が聞えました。言葉通りでした。東京に出て初めて本物の水に巡り遇いました。つるべ（水をくみ上げる際に利用する綱を取り付けた桶）で汲む深井戸の味わいでした。

金子さんは、自分の机の前に座り込んで、足の包帯の巻き替えをしておりました。外された包帯にはところどころが赤く染まっていました。

——今日は歩き過ぎたよ、予定もしていなかったしね。最近足の裏に傷をつくってしまってね。注意しているんだけど、今日は調子に乗り過ぎた。ボクたちのように神経を痛めている体は、一度傷をつくると貴方たちと違って治るのに時間がかかるんだ。回復力が弱いんだね。足の裏は体重がかかるから余計に苦労なんだよ。これ済んだら冷麦つくるから……。今日の昼食なんだ。おかずはサンマの生干し。お腹空いたでしょう。ずい分歩いたからね。

言われてみれば確かに疲れましたし、空腹でもありました。しかし、食欲はありませんでした。初訪問の緊張や、園を一周して動転もしていましたが、それは、三年ほど前に訪れた熊本の菊池恵楓園でご馳走になった昼食のうどんが喉を通りにくかったのと同質の、不意に襲って来るような得体の知れない感覚によるもののようでした。

6 再び全生園へ

1

ヨイショッ!! 上の空の私に気合を掛けるのか、自分の疲れを飛ばそうとしてか、金子さんは声を上げて立ち上がり、足早やに台所に入って行きました。浮き腰の私には、キッチリと巻かれた包帯の白さと意外に細めな足だけが目に残りました。

台所に入った金子さんの仕事ぶりは達者なものでした。年季の入った職人のようで、ガスの火をつける、まな板を鳴らしてネギをきざみ香しいサンマを焼く煙を漂わせたのは、ほとんど同時でした。ザアザアと響く水の音が止まった時には、大きな盆を抱えた金子さんが目の前に立っていました。

さアさアと金子さんは私の目の前に盛り上げた冷麦の笊（ざる）を置き、サンマ・つけ汁を並べながら、よかったらボクの分も食べなさいよ、とすすめてくれました。私は呆気にとられながら、試されているのだ、否、信じられているのだと、揺れ動いていました。しかし、熊本の菊池恵楓園で実際の体験と感動がありながら、同胞の誼（よし）みという大義を抱いたつもりで来ているのに食事一つで戸惑う心に嫌悪とも怒りともつかぬ思いがこみ上げて、死ぬわけではあるまいし……。

いつの頃からか身につけた決断の口実を心の内でつぶやきながら、口いっぱいに冷麦を頬張りサンマを頭ごと噛（かじ）り、ぐいと呑みこみました。元来が両方ともに好物ですし、心も晴れてどんどんやりました。金子さんは目を細めて嬉しそうでした。私もなんだか嬉しくなって盛んにやっているところへ、同室の一人が帰って来ました。金子さんはその人のためにサンマを出したり汁をついだりしました。今日は彼が食事の当番だったのです。

食事をしながら紹介されました。鉄ちゃん、こちら村井さん、同胞で映画の人――。鉄ちゃんは汁碗を手にしたまま少し頭を下げました。口が重い人のようでした。年齢は見当がつきませんでした。初見の瞬間は老いて見えましたが、よくよく見れば意外と若そうで、金子さんと私の中間くらいにも思えました。病いはすっかり癒えているようでしたが、顔や腕には深い傷痕を刻んで、闘病の激しさを物語っていました。しかし、目がとても美しくて、邪気はチリほどもない幼児のような瞳の人でした。

——鉄ちゃん、後で村井さんに小鳥を見せてやりなよ……すごいんだ、鉄ちゃんの小鳥は。

鉄ちゃんは、ニコニコしながら頷きました。

鉄ちゃんの小鳥たちの住居は、サンルームでした。サンルームは八帖ほどの三方に窓をもった明るい部屋で、廊下の南側中央に設けてありました。各部屋の交流と娯楽を目的としたもので、以前は一二帖半の部屋に一〇人前後も詰め込みましたから、どの部屋も窒息状態で、息抜きの場でもあったようです。碁盤・将棋盤がホコリをかぶって片隅に並び、雑誌がうず高く積み上げてありました。

今《一九六一年》は、ひと部屋四人で、そのうちの誰かが外泊や遊びに出れば淋しくなるくらいですから、サンルームに逃れる必要もなく、行く所も他にいくらでもあって物置と化しているようでした。

鉄ちゃんはサンルームを小鳥たちの住処としたのでした。小鳥の篭は壁と窓に沿って幾段も積み重ね、所狭しとばかり天井にまで吊り下げてありました。鳥篭は鉄ちゃんの自作で、すべて竹の造りでした。メジロ、ウグイス、シジュウカラ、カワラヒワくらいは私にも見分けられましたが、他は見識らぬ小鳥たちでした。中でも際立って美しい、小鳥というには、大きな、青色の鳥がいました。

——オオルリだよ。

鉄ちゃんは少々自慢そうでした。この中でもオオルリは鉄ちゃんだけだもんね、と金子さんがさらに箔をつけました。鉄ちゃんの両手は相当に不自由でしたが、道具類を工夫してあって、小鳥の説明をしながら、小さな窓からの水や餌の取り替えや篭の掃除を、不自由を感じさせないほど器用にやってゆきました。オオルリの前に来ますと、道具と餌をかえました。

——これはゼイタクなんだよ。

呟きながら机の引出しから蜂の巣とピンセットを取り出しました。

——オオルリは夏鳥で今は蜂の子を一番よろこぶんだけど、この頃は蜂がすっかり減って、巣を探すのがひと苦労なんだ。

ぼやきながらもニコニコして、蜂の子をピンセットで引き出しては与えていました。

鉄ちゃん、温室を見せなよ!! すごいんだから、とけしかけました。温室は土中にコンクリートの枠を作り、上部はガラス戸を組んで保温し、風雨をさえぎっていました。ガラス戸は廃物品の利用でした。

しかし、内部は壮観でした。大小様々なサボテンが群生していました。金子さんによれば、鉄ちゃんはサボテンの一点ばりで園内一のつくり手だそうです。

——なんたって鉄ちゃんは種まきからやるのだから辛抱いいよ。花が咲くまでに何年もかかるん

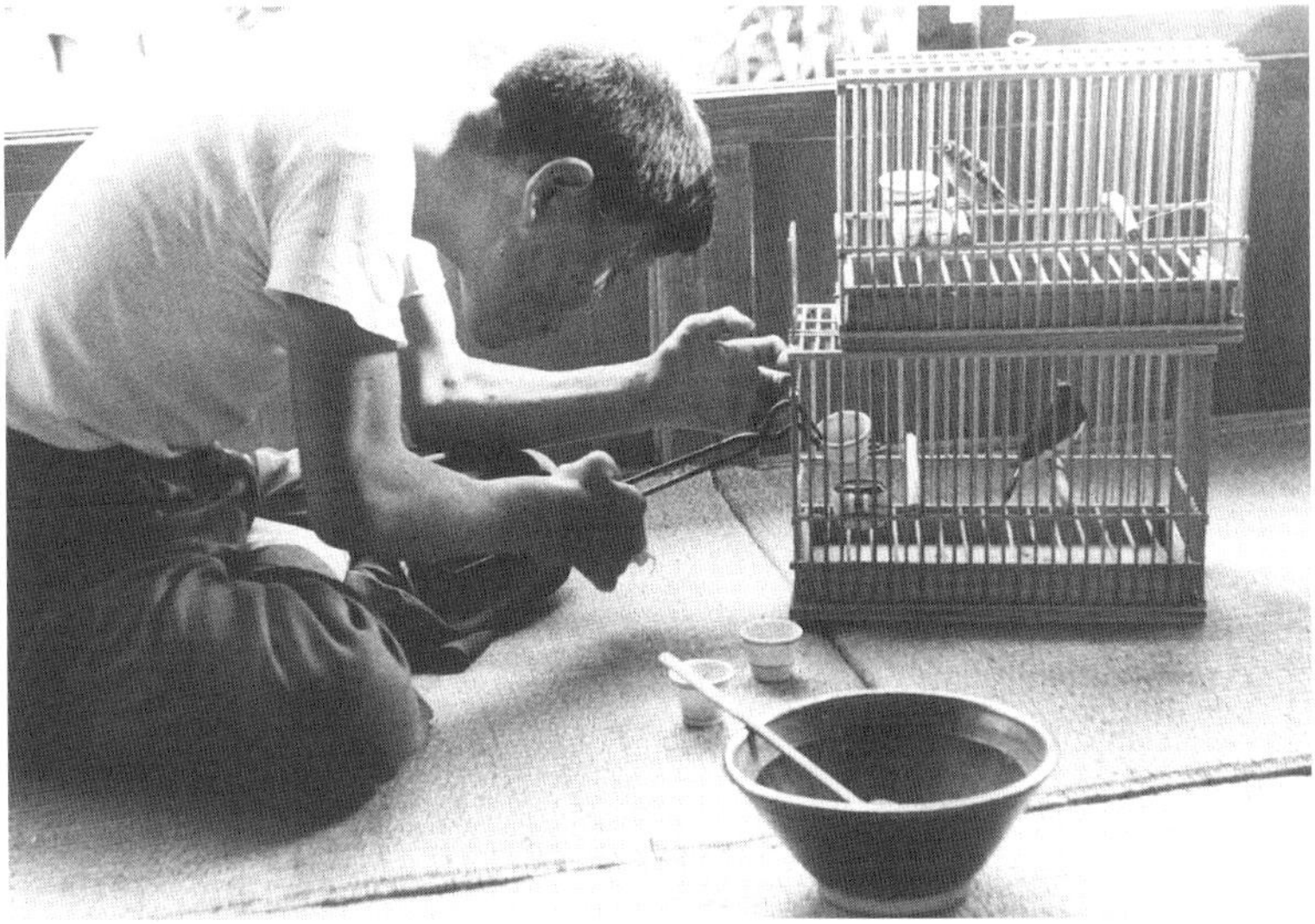

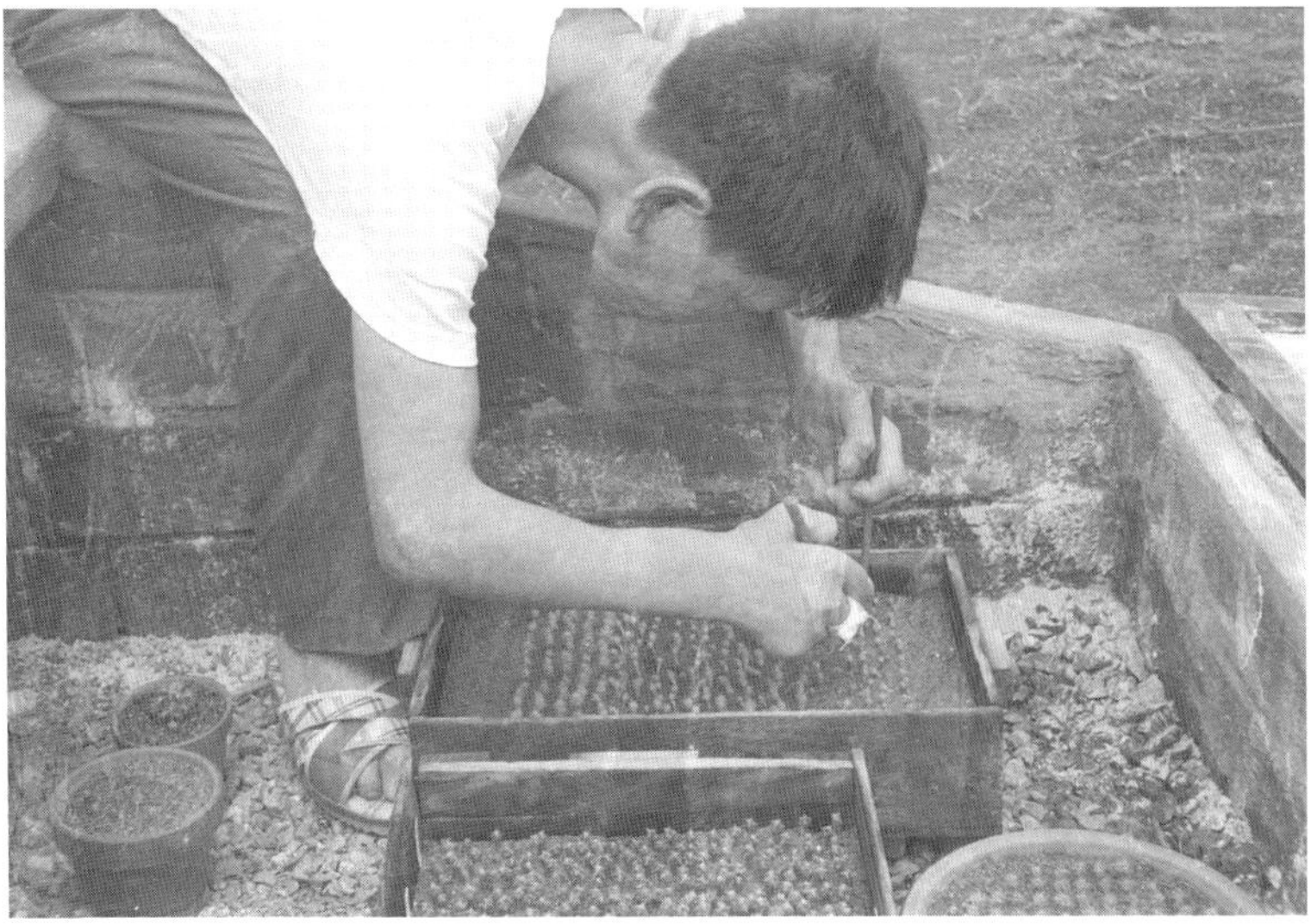

だから……。

本当に、小豆ほどの緑の小粒がいっぱいの箱が、大切そうに置いてありました。鉄ちゃんは細い竹ばしを握り、箱に頭を突込んでしまうほど接近して、緑の小粒の一つ一つを、姿勢を直し、位置を整えてやっていました。温室の外観からは想像できない見事な《私の素人目にはぜいたくな品種はないようでした》サボテンの群生と、夢中になっている鉄ちゃんの仕事振りを見ているうちに、ふと、私は殺伐な自分の生き方を思いました。

私にも草花や小鳥に気をとられた時期もありました。ほんの僅かですが、小学生の頃にありました。しかし、その僅かな時期を除けば、食うことを追うばかりの貧と鈍にまみれたような生き様でした。緑の小粒と遊ぶ、無心な鉄ちゃんの背中を、私は羨望ともはじらいともつかぬ思いで見入っていました。

正門の門衛所でサインをし、一歩園の外に出たとき、思わず空を仰いで深呼吸をしました。胸がふくらむような自由の味がして、空気が変わったようでした。

ボンやりした意識の中で目に映る風景は見渡す限りが畑で、所どころに櫟林や人の住処を示す巨大な欅の塊りが見え、先刻出遇った柊の向こうの世界が嘘のようでした。しかし、透かし見える垣根の隙間からは、教会の十字架や望郷台の築山が見え、人が住む舎屋が整然と並んで夢ではないぞと叫んでいるようでした。

垣根が切れる辺りまでにバス停が二つありました。二つめの垣根の内側は大きな森で納骨堂の辺りです。反対方向からカーブを大きく車体をひねって姿を現わしたバスには、全生園行きと書いてありました。漠然とながら何か大きなものにぶつかってしまったぞ、という感触が、次第に強くなってくるのでした。

2

前にも書きましたが、私が炭鉱で働きだしたのは中学三年になった年からでした。自分の口を一つ塞ぐのなら、中学生が坑内にまで下る必要はありません。塞がなければならない口が家には七つもありましたし、父は重症の胃ガンで床の中でした。一縷の望みは大病院での手術で、その費用も必要でした。一番の年下でも、唯一人の若い男だった私が働きに出るほかありません。

まわりを見れば炭鉱のほかに働ける所はありませんでした。坑外の雑役や日当稼ぎでは足りるものではありません。なんとしても坑内でした。坑内に下ればたとえ雑役でも坑外より稼げましたし、後山（あとやま）・先山（さきやま）とより稼げる道につながっているのですから。

最初に下りたヤマは、岐阜県の東濃地方にあった小さな亜炭ヤマでした。亜炭が辞書や世評どおりの劣等炭であろうと、悪臭を放とうと《毒気や臭いは本炭の方がはるかに強烈だと思うのですが》、私には、掘ればメシのタネになるのですから、有難い夢の黒ダイヤでした。

坑内に下ると決めたとき、母は嘆きましたが他に途はありませんでした。恐いものも世間も知らない若年のせいだったのか、私自身は平気でした。逆に鉛筆一本買うのも困難な家の生活状態で学校なんかに行くより、炭鉱で働いた方がよさそうに思えました。大人の世界に入って稼ぐのですから、一気に大人になってしまうようで心は勇みました。それに、学校を止めてしまえば心も軽くなりそうで、望むところでした。未熟な細い体に相応して非力でしたが、背丈だけは一人前でした。

しかし、決意はしたものの働き場を探すのは困難でした。当時は一八歳が労働基準法で定められた坑内労働の下限でした。まともなヤマに入る望みはありませんが、期待は闇掘りのヤマでした。これらのヤマは全部といっていいほど同胞が親方で、顔見知りが多かったのも期待の理由でした。また、法律には寛容で命自分持ち《事故の保障を要求しないこと》なら女・子どもでも働かせてくれました。盗掘ではなく、鉱区権者とは了解の上でしたが、鉱山局の認可を得られないヤマでした。それだけに恐ろしいヤマでした。廃坑になって数年後に水が抜けて空井戸のようになったヤマに、少しばかりの掘り残しが奥の方にあったとか、保安炭柱〔坑内の安全のために採炭しないで残しておく石炭層〕を大きくして採炭した昔のヤマを、坑道の奥方から炭柱を取り払ったり削り取って、坑口近くまで戻ってくるヤマ。隣接する鉱区を向こうの坑内状態を把握しないで掠(かす)め取るヤマでした。この場合、隣が水を入れた廃坑ですと大惨事の危険をはらんでいました。

初めて入坑した日の出立ちは勇壮でした。粥腹(かゆばら)〔わずかに食べ物を胃に入れた状態〕に、無用となった父の仕事衣を身にまとい、ヤマの隅に捨てられたボロ地下タビの堆積からチグハグを拾いだし、土踏まずから甲にかけてわら縄を二重に巻いて縛り、頭は手拭いのはち巻きをした珍奇な雄姿で、片手にはヤマのオヤジから借用した、カンテラをぶら下げていました。

炭箱に乗りこんで頭上を次第に遠のくウインチのガラガラ鳴る音を耳で追いながら、三〇メートルほどの竪坑の闇を下りはじめて、急に恐ろしくなりました。ドンとにぶい音をたてて炭箱が地底に下り着いたとき、思わず天を仰ぎました。坑口は、落下して散りしぶく漏れ水に滲まされ、中空にかかった春の夜の朧月のようで、手の届かない彼方でした。後悔と戦慄が一気に全身を走り、大声を上げて泣きたいような、叫びたいような衝動にかられました。

しかし、メシのタネがあるという坑道の奥方の闇を見つめて、もうここは、人間界と絶縁されて感情を受けつけない世界なのだと納得するのに、怯えたオロオロ心にも時間の必要はありませんでした。

与えられた仕事は、雑役を兼ねた後山でした。

至る所で崩落し、坑道がよじれた凄じい古ヤマの形相には、意外に早く馴れましたし、親しみさえ感じるようになりましたが、危険については体験以外に会得できないことで、運任せでした。また、古ヤマの採炭は千変万化の形相にふさわしく、特殊な技術が必要でした。頼りは各自の経験から生まれる知恵だけでした。

闇掘りの小さなヤマでも、先山になるには雑役・後山の順を踏むのですが、坑内の経験が必要と同時に道具が自前でしたから、おいそれとはなれませんでした。手掘りヤマの道具は、調達もむつかしいものでした。カンテラとスコップ以外に既製品は使いません。スコップですらヤマの炭丈（すみたけ）や自分の力を計りながら、大きさや柄の長さを加減しました。他は鍛冶屋に注文して作らせました。両ヅル《両方に切先（きっさき）を持ったツルハシ》が最低三丁、盤ヅル《切先一つで特大》二丁、金矢（かねや）が大小・長短・太細をとり混ぜて一五、六本、金梃子が長短二本、ハンマー大小二丁がまず必要でした。これらを注文するには大金を要しましたし、自分の体力と動きぐせ、ヤマの炭質・炭丈などを勘案して、サイズと重量を決めなければなりませんでした。鉄鋼の質にも当り外れがあって、使ってみなければわからず、手の物とするには倍ほどの無駄がありました。それだけに手の内に入った道具類は、分身のような愛着をもって大切にしました。道具を見れば人柄も腕前も見抜けましたが、ツルハシは格別に個性的で持主そのままでした。

　二年ほど雑役や後山を勤めてやっと半端な切羽（きりは）〔採炭場〕をもらい、先山として立つことになりました。念願の先山でしたが、道具を揃えるのが大仕事でした。その日の食事が粥ですら事欠くようになって、中学の途中で働きに出たのですから稼ぎは知れたもので、家族の口を塞ぐのが精いっぱいでした。先山を目ざしてはいても、道具を買うための貯金などできるものではありません。返済に自信のない借金をするほど大人でもありませんでした。盗むほかに手立ては考えられませんでした。

　どのヤマでも昇坑時にはツルハシとカンテラを持って上ります。ツルハシは鍛冶場で切先を焼いて打ち直しますから、夜は焼き入れの水槽の中に並んでいました。歩いて入れる斜坑も狙いでした。

切羽にはハンマーや金矢もありました。

盗み取った他人の道具が手に馴む道理はありませんし、戦々兢々として使わなければなりませんでした。ヤマに見知らぬ人が訪ねて来ますと、ツルハシの持主ではないかと震えてしまうのです。持主には、銘は彫ってなくともひと目でわかるのです。昇坑時、地上に出た嬉しさより、坑口から顔が出る瞬間に左右を見まわす心配のほうが強い日々を過ごしますと、心底自前の道具が欲しくなるのですが、後山で稼ぐ三か月分は必要でしたから一度に揃えるのは思案のほかでした。親切な鍛冶屋でも闇掘りをしているヤマの、海のものとも山のものとも知れない子どものような坑夫に貸し売り〔代金の後払い〕はしてくれません。盗んで揃えてゆくほかありませんでした。

三、四年たった頃には体もできあがり、相当に稼げるようになりました。いっぱしの先山として通用するようになり、ケツワリ〔途中で仕事を投げ出すこと〕も前借も大きな顔でした。父はとっくに死んでこの世にはなく、私自身が怪我さえしなければ多少の飲み遊びをしても、一家が食べるだけの生活は心配なくなりました。

しかし、私の内側では新たな貧困と飢餓が、はじまっていました。取り残されてゆく不安、地底の闇からの脱出、地上へ、光への願望。陽が射し、風がそよぎ、星が輝く、そんな所。頭の上に命と闇を絶対に支配する、岩盤が覆っていない世界を渇望しました。切羽では炭垢にまみれながら春夏秋冬、地上の風景、人々の有様ばかりを想像していました。

春、菜の花が地上を覆って咲き乱れ、ゆらゆらと陽炎が立ちのぼる彼方に赤や青のパラソルが、点々となってゆらめいて見えた日に、乾ききらないボロボロを着て、坑内に下ってゆくのは、怒りよりは悲しみでした。もうイヤだ!! でした。

それでも己で己を諭して炭箱に押し込むように乗り、ガラガラと空回るウインチの音を聞きながら、竪坑を下降すると、アッという間に視界は閉ざされます。カンテラの炎だけの闇夜になってしまうと、目に映り残った陽炎にゆれる菜の花畑の黄色や、点々でしかなかった赤や青のパラソルが燃えだし、胸が焼かれるようで、働くものか、今日は仕事を止めて上るぞ、絶対トンボ返りだ、と心の中で叫んでいるのですが、坑底に着いたときには結局は切羽に這い入ってしまうのでした。年季明けのような夢もなく、血縁のしがらみで一人勝手ができない重圧感が、そんな思いを一層強くさせたのだと思いますが……。

切羽に入ったものの仕事には手がつかず、入坑早々で他の切羽に油売りにも行けず、ボンヤリ座っていれば滅入るばかりです。そんなときには、また、いつものようにヤマからの脱出計画をたててみるのです。思案というより不意に夢のようにうかんでくるのは、身の切り売りでした。二つあるものの一つ、片目、片腕、片脚《この頃は命より片脚の方が高価でした》や、手足の指などの保険単価を計算し、事故らしく切り落とす方法を真剣に工夫しました。

しかし、体の一部を金と引き換えて地上への脱出を果たしたとしても、体を資本に働かなければ食っていけない身であることに変わりがなければ、どれ一つ切り売れる所はありませんでした。手の小指ひと節でも無用と思われる部分はなく、創造主の緻密に脱帽し、脱出は夢の夢として石炭を掘るほかありませんでした。

私が地底で描いた夢は、決まって、緑の山中で大きな木を切る仕事と石割り〔巨石を割り石材にする〕でした。今でもそれ以上の仕事はないと思っていますが、ひとえに、それは地上への憧れだったし、陽の当る所で死ねる仕事につきたい願望でした。

地底の闇に閉ざされた、永久の埋没は、イヤ!! でした。

3

東京多磨全生園に同胞を訪ねて感じたことは、太陽こそ頭上に輝いているけれど、人々は有形無形の壁に囲まれ、地底同様の闇にいるのだということでした。それは、人間として堪えがたい苦しみに思われました。出遇った方々が、よく働く善意の人々ばかりでしたから、この閉じ込め同然の囲いはいっそう不自然にも、不当にも思われました。私には、出口を開き、自由の光をあてることは全く不可能としても、願望のいくらかを伝えられるかもしれない、と思ってしまったのです。

伝達のいかなる方法も技術も知らず、自分の姓名すら確かに書けない、元石炭掘りが途方もない思いつきをしてしまったものです。映画の仕事で生活をたてていましたが、照明器材の担ぎ屋程度でした。照明そのものが物事を間接的に表現する修飾的な分野ですから、そのままには役立たないのですが、カメラやフィルムが身近にあるせいか、ふと写真が思い浮かんだのです。『筑豊のこどもたち』という土門拳のザラ紙で作った安価な写真本が出たのも、写真を思いつかせた理由の一つでした。

一か月ほど後の七月下旬に再び多磨全生園を訪ねました。金子さんが聞いたら驚くだろうと、少々得意になっていました。写真を撮ることがどれほど重大で困難なことなのか、金子さんや他の人々に迷惑をかけることなのか、全く気づいていませんでした。私には、人間の病いとしてのハンセン病が抱えている問題意識はありませんでした。在日朝鮮人の問題でもなく、漠然とした同胞兄弟主義のような、福井のヤマで思いついた、解放された朝鮮人同胞の間に、不平等があってはならない、帰国の歓びで帰れない不幸な人々を忘れてはいけない、という幼稚な人道主義的な気分だけでした。自由・平等の世への願望はありましたが、時代の風潮を反映しているだけでしたし、差別・偏見という言葉は私の頭の中にありませんでした。

金子さんは自転車を飛ばして面会所に来てくれましたが、その患者入口から半身だけ入れて、ボクの舎に行こう、こんな所は一度でいいよ、この暑いのに飲み物もなければウチワもないんだ、と怒気を含んだ強い口調で言いました。確かに面会所の中は、窓が閉められたままで熱気がこもり、凄い暑さでした。

舎の部屋には老人が半ズボン一つの夏姿で、繕い物をしていました。金子さんは、若い衆、お客さんだからヨロシクネと声をかけながら台所に行き、全生園名物の冷たい水でタオルのおしぼりをつくり、シャツを脱いで拭きなよと渡してくれました。老人は繕い物を片付けて立ち上り、冷たい麦茶を出してくれました。上半身裸でしたが病んだ形跡が見えませんし、小柄ながら頑強な体軀で手や足の指一本さえ損傷はありませんでした。

ボクが作った西瓜(すいか)だよ、よく冷えているからと金子さんは、台所から盆に山積みにして出て来ました。入れ替るように老人が台所に入ったすきに尋ねました。あの人、どこが悪いんですか？

――誤診で収容されたらしいんだ。一度でも本病……ここではライとは言わないで本病と言っているんだよ……として収容されると、たとえ誤診とわかっても故郷の家には帰りづらいようで、いったんは故郷を捨てたのだからと、あのじいさん出所しなかったんだ。

――園としては、収容人数の成績は上るし、安くて丈夫な働き手になるから出て行けとは言わないんだ、助かっているんだよ。この舎では一番の年長なんだ。無邪気でいつもニコニコしているもんだから、皆がじいさんのこと、若い衆、若い衆と言っているけど、六〇はとっくに過ぎているんだ。

写真を撮ろうと思う、と私は藪から棒に切り出しました。金子さんは一瞬耳を疑ったようでした。しばらくは西瓜を噛る音だけの沈黙がつづきましたが、口を開いた金子さんは、

――どんな協力でもしてあげたいけど、写真はむつかしい……。ここの人たちは故郷と本名を知られることを絶対に嫌うんだ。同室の者どうしでも互いに知ろうとしないし、遠慮するんだ。写真も同じで、ボクたち朝鮮人の場合でも、登録〔「外国人登録証明書」。一九五二年に施行された「外国人登録法」により定められた、外国人が日本に在留する資格を証明するために所持していたもの。顔写真を含め

た個人情報が明記されていた。戦前から日本に在留する朝鮮半島出身者とその子孫（ここでの朝鮮人ハンセン病入所者に該当する）にも適用され、常時携帯が義務づけられていた（入所者のものは療養所が保管しており、外出制限の手段ともなっていた）。その後、二〇一二年の外国人登録制度の廃止に伴い、「特別永住者証明書」と名称変更され、常時携帯義務もなくなった）の写真さえ断わっているんだから。写真なしの登録証なんだ、ここは。外国人のボクたちでさえそんなだから、日本の療友には、写真と聞いただけで、震えがくる人さえいるんだ。写真はむつかしいな……遠くからの横や後姿なら、例がないわけではないけど。それでさえ、全患協（全国ハンセン病患者協議会（全国のハンセン病入所者組織）。一九五一年に結成された全国国立癩療養所患者協議会が、一九五二年に上記名に改称。現在の名称は全国ハンセン病療養所入所者協議会（全療協））と自治会（患者自治会。現在の名称は入所者自治会）で説得しても大変だったんだからね……。

そう言いながら金子さんは、入園者が故郷や本名の知れるのを極度に恐れ、写真を嫌う理由を事細かに話してくれました。

私は話を聞いていて、写真を撮る新たな理由を、当初より確かな根拠を見いだせたように思いました。

写真を恐れたり嫌ったりするのは、金子さんが話してくれたように、故郷の肉親縁者へ、迷信や偏見ゆえの迷惑がかからないように、との配慮が第一にしても、一方では、そんな病いを負った自分自身を恥じて、隠そうとしているのではないか。私自身に照らしての推測だったのですが、直面していた切実な課題でした。そこで……。

我と我が身を恥じたり、隠していたのでは、自由な解放された人生は有り得ないし、人間としての尊厳を獲得する力も持てない。押し出す勇気が必要なんだ……。若さと世間知らずが強引にくっつけた、写真を撮るための屁理屈です。

が、そんな取りとめのない思考の中でも、ハンセン病の同胞(きょうだい)たちが生きる境遇や生きざまに、真の私を映し出し、見せてくれる鏡が、蔵(しま)われているように感じてもいたのです。

勇気に欠け、隠し事に兢々として生きていたのは、私自身だったのです。

彼らは、人間を返せのスローガンを掲げて、闘いの真直中(まっただなか)だったのです。

7 撮る

1

自分を後ろめたく思ったり隠して生きる心情や苦しみなら多少の理解はできるはずと自負してい

たのですが、金子さんから聞かされました全生園の同胞たちが拒否しているという登録証の写真の件には驚かされました。日本人の入園者の嫌悪感はなお強いと言われれば、もう私の想像や理解の外でした。それでもなお写真を撮ろうと考えましたのは、若さと軽薄人間の思いつきだったのですが、レンズを真正面から睨んでもらおう……この行為《行動といっていいと思いますが》だけでも社会に立ち向かう姿勢としては、積極的で強そうだし、内的な変革にもなると思われたのです。冷汗三斗、恥ずかしきこと多大でありますが、逃げるなの自戒の念もありまして、金子さんにギクシャクとそんなことを述べたてました。

金子さんは最後まで口を挟まず聞いていましたが、どうしたものかと思案顔で口を切りました。

――主旨は結構だしボクは協力できるけど、ボクだけでは仕事になるまいし……。四、五日待ちなさい、定例の役員会議があるから提案してみるから。その間に本でも読んで勉強しておきなさい……。

と、ひと山の本を目の前に積み上げました。これは必読だよと、黄表紙でガリ版刷りの一冊を強調しました。『孤島』――在日韓国人・ハンセン病者の手記でした〔一九六一年六月発行〕。昔、映画にもなった瀬戸内海にある『小島の春』〔小川正子著、一九三八年〕で有名な長島愛生園の隣にある邑久光明園の同胞たちの記録なんだ、自分たちでガリ切りまでした本なんだ。私は映画にまでなって評判をとった作品『小島の春』を知りませんでした。他に入園者自身の手になる小説・詩集・歌集・生活記録、自治会の機関紙や月刊誌などがありました。文化とはおよそ縁遠いところにあるだろうと考えていた私には驚きでした。

それらの中に小さな一冊の写真本がありました。岩波写真文庫の製作で『離された園』（一九五六年）と題されていました。

――文字で書かれた文学作品はいくらでもあるけど、写真本は後にも先にもそれが唯一だよ。五年ほどまえ厚生省の要請で始まった仕事なんだけど反対が強くて、結局は全患協が責任をもつことで軌道に乗せたんだ。それでも岩波からの写真家には園内の撮影を断わって、写真は全国各園の入園者が撮り、編集にも全患協が参加して作品にも写真にも責任をもつことが条件だったんだ。四千枚もあった写真を一枚一枚検討し、各自治会に計りながら一年以上もかけて仕上げたんだ。

と、金子さんは写真撮影の困難をあらためて強調しました。

金子さんの話を聞きながら私は、写真本『離された園』の頁をめくっていましたが次第にイラ立ってきました。白々しいのです。道具だては総て揃っているのに血の通わない白々しさなのです。炭鉱で働いた私が炭鉱を描いたあらゆるジャンルの作品に共通して抱いた不満《例外はあります》と同一の隔靴掻痒のもどかしさでした。

厚生省の要請で企画された仕事に内容も相応しく説明的な写真の羅列で、血の通う生き物としての人間の出来事とは見えなかったのです。それに岩波書店の学識と良識が加味されて啓蒙的な作品の見本のように思えたのです。第一回の訪問のとき金子さんに案内されて存在を知った「国立多摩研究所」については次のように述べているのです。三〇〔一九五五〕年七月には多磨全生園の一角に国立らい研究所が設けられて未解決の問題を追求することとなった、と。金子さんが語った二八〔一九五三〕年の全患協が挙げて闘った成果、要求の結果であったことには全く触れていないのです。

それにしても不思議なのは、入園者自身の撮影、いわば家族・仲間内の写真でありながら一様に見る者の目を恐れ、遠くへ逃れようとしているように見えることでした。交流さえも拒んでいると私には思えました。編集にも問題があったのかも知れませんが、写真の撮影そのものが後ろ姿や横向き、あるいは遠くからの遠慮めいた及び腰であり、外側からの覗き見的な他者の目であり、観察的な目で撮られているところに生気を獲得できなかった最大の原因があったように思われました。

事の根は大変に深い所にあったのですが、私に推察する能力などは全くありませんで、ただただ逃げるなの自戒の念に凝り固まっていましたから、オレが撮るときは人間同士として向きあえ語りあえる写真、そんな関係ができるまではシャッターを押すまい……。一枚の写真を仕上げた経験もない我が身の無能は棚に上げ、内心では大見栄をきっていました。

一週間ほどしまして金子さんから連絡があり、同胞に限ってならいけそうだ、ただし了解された場合のみである、了解の取りつけは我々の会が協力をする、盗み撮りは絶対にしない、それが約束できるなら何時でも来なさいということでした。まずは吉報でした。

しかし時間がたち熱が冷めてみれば、私にできるはずの仕事ではないと結論せざるを得ませんでした。第一私は食うに事欠く人間なのですから、他人事とかかずらっていられるはずはなかったのです。勢いにまかせた無謀に後悔して、撮影不可の連絡に期待をよせていましたが条件つきながらＯＫがきてしまいました。逃げてしまおうかと本気で考えたのですが、金子さんや会の方々の好意を思えばそれもならず、とにかく行ってみよう、逃げるのはそれからでも遅くはあるまい、と月賦で手に入れたカメラ一台、貰い物のフィルムを二、三本カバンに入れて三度目の全生園訪問をしました。

2

金子さんは張り切っていました。

——話したとおりでよければ是非やりなさい。期待の声もあるのだ。ボクもできるだけの努力と協力をするから……。ちょうどよかった。これから病棟巡りをするから一緒に行こう。君の目に止まった人があれば話してみるから。

と誘いをかけました。園内での病棟は外部《社会》の病院にあたり、病棟への入室は入院にあたります。病棟巡りの目的は入室している同胞を訪ねてベッドを背負いきりになっている、目や手足の不自由な人には、タバコや身のまわりの世話、また世間ばなしをする慰問です。

最初に訪れた第二病棟は内科病棟でした。木造で床も壁も板張りのベッドが三〇床ほどの大部屋でした。左右にベッドを配して中央が通りになり、ベッドの頭部は通路の側に向けられていました。内科疾患の治療で入室している人々でしたが、初見の私にも原因がハンセン病によるものと思われる後遺症の人々が大勢いました。中には思わず息をのみ、足が止まってしまうような重症の人もいましたし、男女同室でした。まず甘ちゃんのド肝を抜いてやろうと企んだ金子さんの深慮遠謀（しんりょえんぼう）だったのかもしれません。

この病棟には三名の同胞が入室していました。金子さんは入口から順番に声をかけて私を紹介し、協力を求めました。最初は入口近くの若者で全くの軽症でしたが、ご苦労さんと言いながらもチョッとなア……と困っていました。次の方もご苦労さんです、と言ってくれましたが答えは考えておくから……でした。

三番めの方は、病棟中央辺りで南側のベッドに横たわっていました。金子さんが明るい声で元気な挨拶をしますと、嗄（か）れたかすかな声を返して静かに起き上がりました。私の目の前になった白木綿の病衣の後ろ衿（えり）には、二病と墨で大書きしてありました。ゆっくりと私たちの方に向きをかえたその方は、両の目は失明していました。眼球は白濁し、両手の損傷もひどいもので苛酷な姿でした。ベッドの脇には義足が立っており、足もとの壁には竹づくりの松葉杖が立て掛けてありました。

タバコつけましょうか、と金子さんはたずねました。その方は首だけで頷きました。金子さんは床頭台（しょうとうだい）〔ベッットの脇に置かれ、入院患者の身の回り品を収納する台〕の上の白い焼物の灰皿と並んで置かれていた、小さなブリキ缶の蓋をあけました。中には三つ切りにした紙巻のタバコが大切そうにしまわれていました。金子さんは中から一本取り出し、灰皿の横に寝かせてあったキセルの雁首にさし込み、吸口を静かに唇に触れてやりますと、その方は要領をのみこんでいるようで、探るように唇に咥え同時に右手で下唇を押し上げ左手でキセルの中間を支えました。金子さんは用意していたマッチを点火すると同時に、ハイヨッと声をかけ、タバコに火を移しました。その方は掛声に合わせて息を大きく吸い込みました。タバコに赤々と火が点き、深々と吸い込んだ煙をゆっくりと吐き出しました。短いタバコは三服ほどで終わりました。

金子さんは呼吸を合わせていたかのようにキセルを受け取りました。そして体の工合を尋ねました。その方はどうも良くないんだよ、先生はまた手術をするといっているんだけど、なんだか今度は駄目な気がしてやりたくないんだが……。話題が雑談に移った辺りで間合いを計ったように、

――杉原さん、お客さんが来ているから紹介します。同胞の若い写真家で私たちの生活を記録して、社会や祖国の同胞に訴えたいと取材に来ているんですよ。杉原さんもできたら協力してあげてください。

杉原さんは大変に驚いた様子で、こんな恥ずかしい姿で失礼しました。まさか社会のお客さんがいるとは気がつかなかったので、と急いで病衣の衿を合わせながら、それはそれはご苦労さんです。遠いこんな所によく来てくれました。私が役に立つのなら遠慮なくなんにでも使ってください。こんなになって残念ですが、故郷を離れて長くなりましたから、私が誰だか分かる人ももういないでしょう……。

まさか今日から撮影になろうとは……全くのところ想像もしていませんでした。せいぜい個々の方に会って写真撮影の了解をしていただける方がいたら後日準備万端ととのえて、というぐらいの心構えでしたからカメラは格好づけに担いでいたのですし、フィルムの装填など論外でした。しかし、杉原さんはベッドの上で姿勢を正してどこからでもどうぞ、と俎の鯉ふうですし、金子さんは気分が大事だ、今がチャンスと感じているようで、この次なんて逃げ口上は受け付けない気配でした。私は二人の気迫に圧されてカメラにフィルムを詰めはじめました。

どう撮ったものだろう……私の僅かな見聞では、日本でこんな機会に恵まれた写真家はいないのです。時間を少しでも引きのばそうとカバンの中をゴソゴソと掻き廻していましたが、次第に幸運の事の重さに手足が震えてきました。震えた短い時間に撮影の良案が浮かぶはずはなく、とにかくシャッターを押してこの場を逃れることだ、写らんことはあるまい、押せば写るというカメラだ、そう思いますと胆がすわってくるようで立ち上がりました。そして杉原さんの正面に立ちました。

杉原さん、それではヨロシクお願いします。まず正面からです。私は自らに気合をかけるように、互いの呼吸や熱気が伝わるほど近づきました。杉原さんは頷いて病衣の衿を直し、膝がしらを整え、下唇を手の甲で押し上げて、首筋背筋をぐっと伸ばし、目は中空にやりました。大写、半身、全身、周囲を入れ込んだ全景と、後に退き横に廻って撮り続けました。なりふり構わずでした。シャッターを押しているだけなのに凄い傑作を続ぞくと生み出しているような気分でした。もう一度位置をとり直そうと周囲を見ますと病室は静まり返っていました。そっと出て行く人、遠くから心配そうに私の動きを見つめている人、気まずい落ち着かない雰囲気でした。金子さんは察したようで……いいから撮れと目で励ましました。

さっきタバコに火をつけたでしょう。あれをもう一度お願いします。ボクも写るの……いい男に写してよな、こりゃとっときのシャツを着てくるんだったたな、金子さんは冗談を飛ばしながら、手順通りに缶から三ツ切りになった巻タバコを取り出し、キセルの雁首に差込み、吸口を杉原さんの唇に触れてやる、杉原さんは吸口を咥え、下唇を右手の甲で押し上げて閉じて口元を固定し、左手でキセルを中間で支える、金子さんがマッチを取る、その時それまで流れるようだった二人の動きがぎこちなくなりました。金子さんがマッチ棒を取り出すのに手間取っているのでした。

金子さんは、目と指が少し不自由でした。指は見えて分かっていたのですが、目を忘れていました。金子さんの自転車乗りは有名でした。園内を所かまわず猛烈なスピードで飛ばしていましたし、日常の動作が活発でしたから、目の不自由はすっかり忘れていたのです。自転車なんてカンなんだからなんてことないよ、ボクはブラブラが一番嫌いなんだ、と帰りぎわにいっていましたが、確かに鉄火（てっか）な激しい人でした。

私は息をこらし囲（まわ）りの人々に細心の注意をはらいながら前後左右に移動しながら、金子さんと杉原さんのタバコのやりとりを撮りつづけましたが、十数回シャッターを押した辺りで重い物がどっとかぶさってくるような疲労を覚えました。なにかわけもわからず堂々巡りをしているようなもどかしさであり、無感覚にシャッターを押すだけで目前の情景が再生されるという魔法的機能をもつカメラへの恐れと信じがたさ、結果を確認できない不安の疲れでもありました。病室もいらだっているようでした。

今日はこれで止めよう、この様子なら今後も撮影の機会はあるだろう、今日は小手調べだ、と勝手な理屈をつくって打ち切ることにしました。ありがとうございました、病室の隅々にまで届くような大声で礼をのべました。金子さんは折角だから存分に撮れ、遠慮するなと尻をたたくのですが、私には撮るべき画面が浮かんできませんでした。これからが長いですし、たびたびお伺いしますから、とカメラをカバンに納めてしまいました。

杉原さんはゴクローさんを幾度もいって労（ねぎら）ってくれました。そしてお話ししたいことがいろいろあるのですが、今日は体調が大変に悪くて口を動かす力もありません。しかし、これだけは社会の皆さんに伝えてください、といい、息を大きくのむようにして、右手の甲で下唇を押し上げて口を閉じました。私のメモの準備を待つためでした。

――朝鮮に帰る希み薄れつつ　唯もんもんと月日ふり行く

短歌でした。私はその頃短歌というものを知りませんでしたが詩だなとは直観しました。杉原さんは喉をしぼるようにもう一度詩（うた）ってくれました。そして私の本名は金成大です、と名乗りました。仮名書きにした詩のメモはミミズがのたうっているようでした。私はボンヤリとミミズの踊りを眺

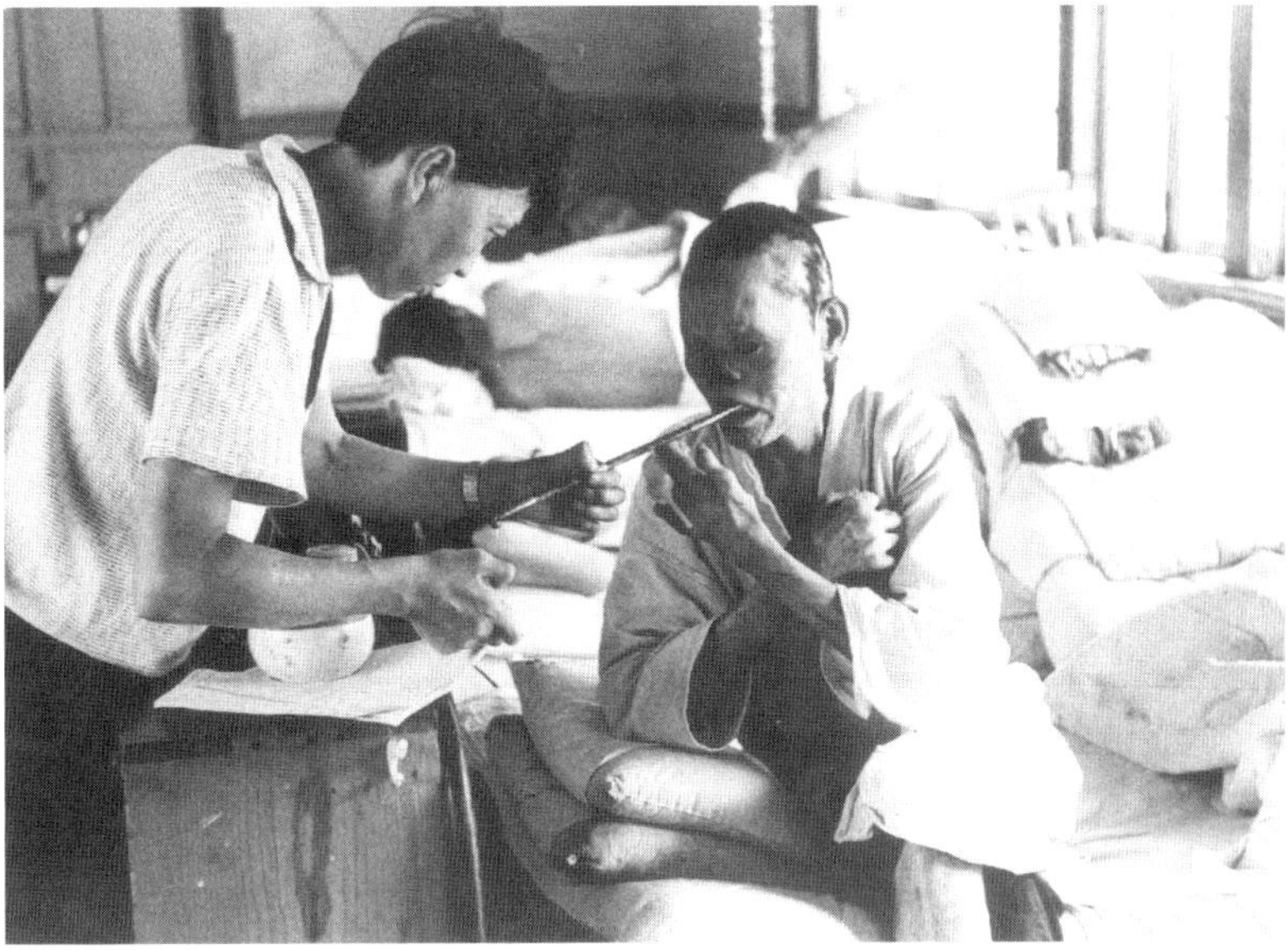

めながら『キンセイダイ』を反すうしているうち、ふと金成大老は意外に若いのじゃないかと思いました。最初の印象が六〇歳を半ば過ぎだったのは、ハンセン病の後遺症と喉の嗄れ、内科疾患による体力の衰えなどが実際以上に老けて見せただけで、実は五〇歳を少し出たくらいの壮年ではないのかと思えてきたのです。詩にこもった強い生への執着心、撮影に応じた果敢で知的な態度や姿かたちは、壮年金成大氏がやはりふさわしく思えました。

しかし、この詩は杉原さん否、壮年金成大氏の最後の詩、死の旅に立つ門出の詩でした。氏は二時間ほど後に開腹手術を控えていたのです。手術後数日で他界したのでした。私も再び会うことはありませんでした。

杉原さんは本名金成大を名乗った後、朝晩に教会の鐘を聞くと故郷の空を思い出し、無性に帰りたくなるのです。こんな姿になっても、もういくらもない命だと思うと……疲れたようでした。数呼吸してどうも今日はご苦労でした、いつでも結構ですから来園のおりには寄ってください、写真も遠慮なく自由にやってください、失礼ですが少し横にならせてもらいます、と向きを変えてベッドに横たわろうとしたときガチャンとガラス戸が激しく鳴ると同時に辺り憚らぬ足音が勢いよく近づいて来ました。白衣に突っ掛け下駄の男で、見るからに医者でした。

杉原さんのベッドの横に立った医者は、どうだい調子はと声を掛けました。杉原さんは足音で察したようで、病衣の衿を正して声の方に向き直し、どうも体の工合が良くないので……今度は手術をやっても駄目のような気がしますが……と遠慮がちに手術の中止を訴えました。医者は言下に駄目だよ‼　今頃そんなことを言ったって、もう準備しちゃって看護婦もみんな待機しているんだから、そんな勝手なこと言っているとこの後でやってくれといっても知らんぞ……大丈夫だ、任せておけ……なッ、いいな。杉原さんは、しばらく沈黙してしまいましたが、諦めたようにハイお願いします、と小さな声で答えました。医者は大丈夫だよ、心配するなといいながら傍らに立っていた金子さんと私には目もくれず下駄の音を響かせ疾風の勢いで病室を出て行きました。

金子さんは杉原さんに手術が控えていたとは知らなかったようで、どうして知らせてくれなかったんですか、と半ばなじるように水臭さを責めていました。杉原さんは今までも何度か手術をして会の皆さんには大きな迷惑をかけているのに、またというのは申し訳なくて……それに今度は体力にも自信がないし、駄目な感じがしていたので、手術は中止してもらおうと思っていたから……と済まなさそうに言い訳をしました。金子さんも事態がここまで進んでいては手術は避けられないと判断したのか、杉原さん、先生はベテランだから大丈夫ですよ、信頼して任せた方がいいですよ、後のことは心配しないでください。皆さんとも相談しておきます、手術が済んだら直ぐ来ますから心配しないで頑張ってください。と励ましの声をかけながら私に目配せしました。私は事の急変に言葉を失い慰めの言葉も励ましの言葉もかけられず、また来ますと間抜けな一言を残して金子さんの後を追いました。

金子さんは病室を出ると古くなった板張りの廊下をギシギシいわせながら凄い速度で幾つかの病室を過ぎ、渡り廊下を渡って、夫婦で入室している同胞の年寄がいるんだ、と言いながら突き当たった病室のガラス戸を勢いよく押し開けて入って行きました。

8 闇の中のこだま

1

同胞の老夫婦が入室しているという病室に入った金子さんが、ベッドに横たわっている人たちに如才なく声をかけながら、どんじりまで行きました。そこには二台のベッドがくっつけて並べられ、手前のベッドにはふだん着の婦人が向こうむきに座って、なにか手仕事をしている様子でした。三〇床はあろうかと思われる大部屋でしたが、そこだけが別の空間をなしているようでした。

——おばちゃーん、暑いですね。

背後から金子さんは歩調に合わせるようにリズミカルに挨拶の声をかけました。彼は大変によく透る美声の持主でした。婦人は金子さんと察したようで振り向きもせず、ご苦労さんね、と応えましたがそのままに手仕事を続けていました。互いにそれだけですべてが通じるようでした。

婦人は初老の方で、丸顔の、とても優しい目をしていました。突然訪れた私に驚く様子もなく、ニコニコしながら目礼をするのでした。髪は黒々と豊かでしたし、丸っこい鼻は形がよくて、若い頃はさぞ可愛らしい娘さんだったろうと思われました。

隣に並べられたベッドに横たわっている方が同胞の山田さんで、夫君でした。真夏だというのに顔の半分が隠れるほどに布団を被っていました。山田さんは杉原さん同様に両眼失明でしたが、眼球まで剔出（てきしゅつ）し、まぶたは縫合されていました。目と目で握りあう見え目人間の私は本能的に目を求めたのですが、鼻梁も定かではない山田さんの顔には、光りながら存在するはずの瞳はおろか、その痕跡もおぼろでした。私は一瞬滑って宙に浮いたような不安にとらわれました。困惑して目を凝らしますと見えてきたものは、耳と枕の間に挟みこまれた、ラジオ用と思われる、やたらに大きくて古めかしいレシーバーだけでした。それは生きもののようで山田さんの肉体の一部を成して働いているようでした。

――山田さーん、暑いですね。お変わりありませんか。

金子さんは相当に高い声を張り、のぞき込むようにしてご機嫌をうかがいました。ああ、ご苦労さん、山田老はかすかな声で応えましたが、顔は天井に向けたままでした。金子さんは沈んでみえる山田老を元気づけるつもりか、

――いいですね、山田さんは。優しい奥さんといつも一緒で。羨ましいですよ！

と冗談を飛ばしましたが山田老は別の思いでいたのか、ああ一日中ラジオ聞いているだけだよ、

いいことひとつもないよ、と一人言のようにつぶやいて首を少し振りました。
私はこの後たくさんの同胞や日本人入園者と出会うのですが、山田さんはハンセン病を最も重く病んだ方でした。人が備えるべきものの多くを失っていました。

山田さーん、今日はお客さんが来ているんですよ、と金子さんがきりだしました。……お客さん……？

——ええ、同胞の若い写真家が来ているんですよ。私たちの園内生活を記録して祖国（くに）や社会の同胞にアッピールしたいと言って来ているんですよ。山田さんも協力してやってください。

こんなになったウリ〈私〉を写真にしてアッピールになるかなあ……。山田老は天井に向けた顔を嫌々のように振りながら答えました。良心的な同胞ですから協力してやってくださいい、金子さんは耳元のレシーバーを押しのけんばかりに近づいて、一段と声を張って粘りました。私も棒立ちでは済まないようで、後方から、お願いします、と声をそろえました。山田老は、ウリは体も動かんしなあ、と言いわけを探しているようでしたが、日ごろ世話になり、今後も頼りの金子さんの協力要請は断わりきれないようでした。また金子さんの要請は会の意志でもありました。

杉原さんの撮影で調子づいていた私は、山田さんの苦しい立場を思いやることもなく、寝たままで結構です、ふだんの生活のままが実感があっていいのです……、もう一人前の写真家気取りでした。

協力してあげなよ、と夫人が言ってくれました。山田さんは了解したとは言いませんでしたが、首を振るのを止めて観念したようでした。金子さんは時だと察したようで、すみませんね、いい仕事になりますから、と詫びとも慰めともつかない言葉を山田さんにかけながら、撮れと目で促すのでした。

調子づいて、お願いしますと頼んではみたものの困りました。夫人はニコニコと山田さんを見ているだけですし、山田さんは顔の半分まで布団を被って天井を向いたきりです。それが自然でよかったのかもしれませんが、その頃は動きが必要だと思っていたのです。動きに執着したのは、曲りなりにも映画の仕事をしていたせいなのかもしれません。何かかっこうをつけなければと、目をまわしますと床頭台(しょうとうだい)の上に湯呑み茶碗と急須がありました。急須はニューム〔アルミニウム〕製で吸い飲みの代用をしているようでした。能のない写真家はタバコを吸わせると聞いていましたが、杉原さんでタバコはやってしまいましたし、夫人は山田さんの附添看護をしているのだから、この場では病棟の看護風景として茶を飲ませてもらうことを思いつきました。

しかし、当時の全患協が闘いの重大項目としていました、患者が患者を看護する療養制度への批判や問題意識があってのことではありません。私には山田さんたちのような老夫妻が病室にベッドを並べ、互いに病む身をいたわり合い看護する様は美しく見えたのです。

奥様お茶を飲ませてください、と声をかけました。おばちゃん、お茶あげて。金子さんが間髪を入れず後押しをしてくれました。いま飲ましたばかりだけど――夫人は少し迷ったようでしたが、とうちゃん、まだ飲めるかい、と耳元で尋ねました。夫人は日本の方のようでした。山田さんは頷いて少しだけとかすかな声で答えました。

夫人は体を伸ばして床頭台の上の急須を手に取りました。丸っこいチャーミングな肉厚の手でしたが、各指の第二関節からが内側に向いていていました。意表を衝かれたようで一瞬目を疑ったのですが、夫人は気にもしなければ苦にもしないようで、山田さんの口元に器用に運び、トウチャンお茶といって静かに傾けました。山田さんは唇の神経をいためているようで、二口三口で唇から茶を少し漏らしました。夫人はニコニコしながら手元にあったガーゼですす早く拭き取りました。幼子を扱う母親のようでした。カメラや外来者などまったく意識しないその仕草は、相生の願いを込めた宗教画の傑作を見ているようでした。ハンセン病と初めての出会いだった療養所・熊本菊池恵楓園での舞台の袖から見た、老夫婦と同じ感情のただよいでした。

私は右往左往しながらシャッターを切っていましたが、フト、こりゃーキレイ過ぎるかな？　優しすぎるかな？　感傷的な闘いのない写真になってしまうかな？――写っていればのことですが――不安が心をかすめました。

何が強く美しく闘いなのかわかってのことではないのですが、心細くなってシャッターを切るのが苦しくなってきました。それと杉原さんの病室でも感じた、他の入室者の迷惑でした。後々に写真なんか撮らせるからだ、と山田さん夫妻に非難が集中しかねない。金子さんは遠慮しないで撮れと目で叱るのですが、予想外の展開の中で未経験の私は、慌てふためいたせいか、撮影不可能な場

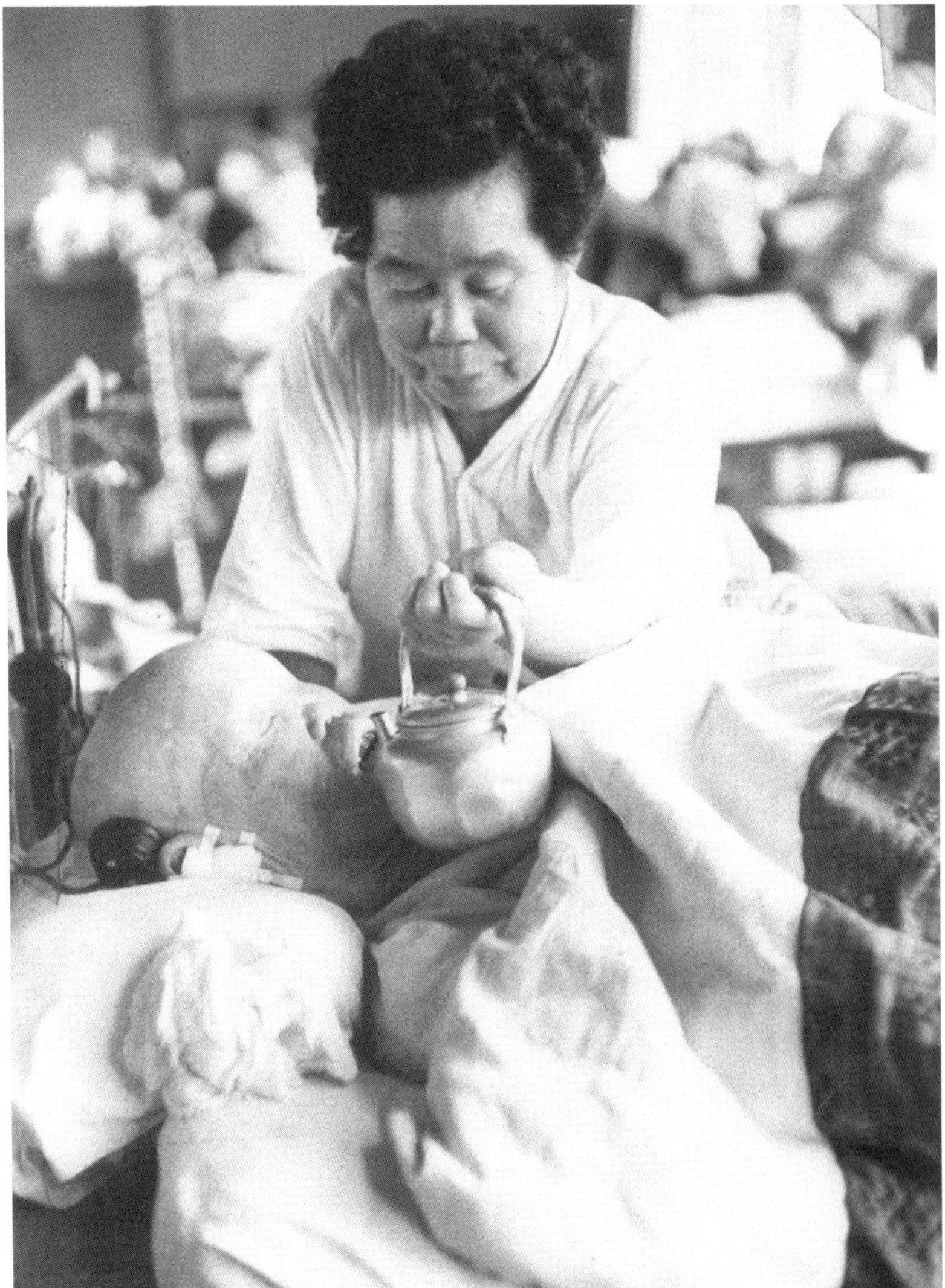

面を続けて撮った成果の重さにひしがれてか、くたくたになりました。

2

――じゃあ今日はこれだけにしておこうか。隣の病室に会の大長老がいるから見舞ってゆくよ、ついでに紹介するから行こう。

長い渡り廊下でつながっていましたが、別棟は結核病棟でした。金子さんが入ったのはベッドが八つほどのこじんまりした病室です。室内はこまごまとした日用品や飾り物でいっぱいでした。各自の生活の場をそのまま移してきたようで、杉原さんや山田さんの大部屋とは対照的でした。

訪ねた長老は柳川月白という方でした。柳川老はベッドの上に端然と坐って静かに団扇(うちわ)を使っていました。しかし長老というには若々しく、髪はきれいに櫛を入れ、濃いサングラスをかけています。面長で鼻筋は真直ぐに通り、唇は引きしまって小さい顎は力強い印象で、長身白皙(はくせき)の君子でした。

柳川長老は非常に喜び、手を取らんばかりでした。

こんな人の嫌がる所へ若い同胞が訪ねて来てくれて大変に嬉しい。有難いことだ。写真を撮るのはいつでもどこでも構わない。私たちの実情を見てほしい。今、私たちは日本人療友と生活の格差が大きくなって、肩身の狭い生活を強いられています。原因は障害福祉年金です。

戦時・戦後の食糧難の苦しい時代、私たち朝鮮人は死にもの狂いで働きました。食糧増産のため園内の空地という空地は開墾したのですが、主力は我々朝鮮人だったといっても過言ではありません。朝は暗いうちから夜はタキ火をしながら、少しでも病友たちが多く食べられるようにと働きました。医者もいなければ薬も包帯もない時代でしたから、小さなケガが命取りでした。それが原因で大勢の同胞が重い障害を背負ったり、帰らぬ人となりました。

しかし、戦争が終わってみると私たちは外国人になりました（一九四七年に制定された外国人登録令により朝鮮半島出身者とその子孫は「当分のあいだ外国人」とされたのち、一九五二年の日本の独立に伴い、日本政府からの「通達」により日本国籍を剥奪され喪失することとなった）。当然といえば当然ですが権利のない外国人は情ないものです。その上、私たちはハンセン病者であり重度の障害者が多いのです。昭和三五（一九六〇）年の春には障害者福祉年金が月額一五〇〇円（本書刊行時の貨幣価値に換算して約二万円）支給されるようになったのですが、私たち朝鮮人は同じ釜のメシを食べてきながら除外されたのです。社会（そと）の皆さんは一五〇〇円ばかりと笑うかもしれないが、ここでは大きいのです。今、ゴールデンバットが二〇本入りで三五円ですが、それを三つに切って吸わなければならない零細な人間にとっては、大きいのです。ここのように共同生活をする所では、たとえ三つ切りのゴールデンバットでも持てなくなれば、人間をやっていけません。

同胞たちは障害があるにもかかわらず、園内作業に出て命を縮めています。祖国（くに）にも帰れません。見捨てられたと同じです。問題はたくさんあります。私はこの年になって結核になってベッドを背負ってしまい、動けません。今は金子君たちが運動をしています。大変でしょうが話をよく聞いて、祖国（くに）や社会（そと）の同胞に報らせてください。日本の人たちにも報らせてください。

話をすればきりがありません……。

私はひどく戸惑いました。同胞たちは待っていたのです。しかし、私の力ではとうてい及ばない大きな荷物を預けられたようで、空恐ろしくなりました。武者震いと後悔の渦の中にいる私に、金子さんの声が耳に入りました。

——じゃあこれで失礼しようか。柳川さん大事にしてください。これから写真の方もよろしくお願いします。

私も声を合わせて病棟を出ました。


裏庭には大きな欅（けやき）の木が数本で涼しげな木陰をつくっていました。二人は中に入って緑の涼気を胸いっぱいに吸いこみました。脳髄にまで涼気はとどいて、目が覚めてくるようでした。金子さんは黙って煙草を差しだしました。私は首を振りました。ひどく長い時間を無我夢中で過ごしたように思いましたが、時計を見れば杉原さん、山田さん、柳川さんと巡って一時間たらずでした。

金子さんは深々といっぷく吸いますと、

——いろんな人がいるんだよ。祖国（くに）で兵隊にとられて満州で敗戦、捕虜になってシベリアにもって行かれ、抑留中に発病して日本兵だというわけで舞鶴に帰され、舞鶴で収容になって入れられてしまい、それっきり祖国（くに）に帰れない人もいるんだ。そんな同胞にさえ恩給どころか、福祉年金もおりなくて園内作業にしがみついているんだ。

と一人言のようにつぶやき、手元のタバコを見つめていましたが、急に真剣な表情になって、

――ご覧の通りだけどやりますか？　写真をやるんだったら一応の筋は通さんとね。まず園長、分館長、自治会、入園者の自治会だけどね。これだけは了解を取りつけんといかんね。

と新たな問題を持ち出しました。

……正直なところ自信はまったくないけれど、もう始まってしまったし、金子さんが助けてくれるなら是非やってみようと思う、と頼りないことですが精いっぱい背のびして答えました。

園長？　分館長？　患者自治会？　漠然とした思いつきで全生園を訪ねたのは、一か月ほど前だったのですが、いつの間にかのっぴきならない立場にまで進んでしまったようでした。園長に会って何故皆が嫌がる写真を撮ろうとするのか、と問われても、私に答えはないのです。分館長に会っても自治会に行っても同じことでしたが、構わずどんどん先に行く金子さんの後を追うほかありませんでした。

3

分館長は実に好い人のようでした。小柄でしたが丸顔に大きな目は瞳が涼しげで、話には一つ一つ合いづちを打ってくれました。そして感に堪えないといった風で嘆息しました。私はある感動を

覚えました。この人ならどんな相談ごとでも親身になって聞いてくれそうでしたし、世の人が怖れ嫌うというハンセン病療養所で、入園者の最も近い所で世話をする分館の長ともなれば、もう人間が違うのだな、と。

分館長はニコニコしながら名刺を差しだしました。名刺には大島定重とありました。分館長は金子さんに、園長の所には私がご案内しましょうと引き受けてくれました。入園者は本館に行くことは禁じられているのですから〔当時は感染防止をおもな理由として〕当然のことだったのですが、私は分館長・大島定重氏の親切に感激し、感謝の念で胸がいっぱいになりました。この親切な分館長がいれば写真の撮影も案外うまくいくかもしれないぞ、とも思ったのです。

金子さんは帰り、私はしばらく待たされた後、分館長と本館に向かいました。分館長大島氏は小肥りな体軀からは想像できない敏捷な足どりでした。本館にかかる辺りには右手に医局、左手には職員食堂がありました。以前に熊本で閉口した、菊地恵楓園のうどんが大島氏と共に歩いていますと、ほほえましく思い出されて不思議でした。

大島氏は本館裏口にかかりますと、振り返ってニコニコと手招きをしました。入ってすぐに階段でした。古い木造りでしたが頑丈でした。薄暗い階段を右に上り、左に廻ってまた上ると明るい踊り場に出て、突き当たりが園長室でした。大島氏は扉を半開きにして頭を入れ、秘書らしき人と小声で話をしていました。私は園長にどんな話をしたものか、とありもしない内容のとりまとめに懸命でしたが、申しわけありません、と言う大島分館長の声で我にかえりました。ただいま園長先生は来客中です。申しわけありませんが今しばらくお待ちください。さあ、どうぞこちらでお掛けください。――言われて見れば踊り場の窓下には、一脚の長椅子がすえてありました。

園長に会ってもまとまった話などできそうにありませんでしたから、待つのがより長びくことを祈りたい思いでした。坐る気分にはとてもなれず、窓の外を眺めました。目前には欅の大木がそびえ立ち、その奥向こうに正門と門衛所が見えましたが、踊り場からは入って来たときの威圧感が嘘のようで、人影のない眺めは人形映画のセットのように小さく見えました。

さあ、お坐りになって。分館長・大島氏のすすめで、並ぶように腰を下しました。お忙しい方をお待たせして誠に申しわけない、と繰り返し涼しい目で詫びながら見上げるのでした。お仕事ですね。ときどき映画の方や写真の方がお見えになりますよ。製作の企画書なども送られて来ます。むつかしいようですね……で村井さんは、当園にどのようなご用件でお見えに？

とつぜん質問に変わりましたが、園長への語りを内誦していましたし、練習のつもりで話しました。

海を隔てた遠い異国に、辛い病いを背負って生きる同胞の悲しみや苦しみを、社会やできることなら祖国（ほんごく）の同胞たちに伝えたい。それが直ちに経済的な援助に結びつかなくても、この仕事によって祖国（ほんごく）や在日同胞が関心を示せば、病を負ってしまった不運は変えられないにしても、少しは心の慰めになると思う、その伝達を写真でやりたい……。

要領を得ませんでしたが、冷汗をかきながらそんな話をしました。注意したことは、取材に都合がいいような嘘をつかないことでした。大島分館長は終始涼しげな瞳に笑みをたたえ、にこやかに頷いていていました。しかし、瞬きもしないで熱心に聞きいる分館長の目は、いつの間にか微笑とも冷笑ともつかぬ、私の心の中を覗き見るような目に変わっていました。

私は説明の曖昧さや不足で分館長を落胆させたのだと思い、続きの言葉さがしをはじめました。ほんの少し前に聞いた杉原さんの望郷の詩や、病床の山田さん夫妻、同胞療友の不遇に心を砕く柳川老を思えば、感傷的な責任感も手伝って懸命でした。

カエレバイイジャナイカ

……………？

カエレバイイジャナイカ！

……………？

カエレ！

遠い声でしたが、大島分館長以外に人はいないはずでした。

――カエレバイイジャないか！　よその国にいて、それもライ病が、ただで世話になっていて、辛いだの悲しいだの、不満ばかりを並べたてるのは、失礼じゃないか。自分たちの祖国（くに）があるんだから、そんなに自分たちの祖国（くに）がいいのなら、帰ればいいじゃないか！　こちらだって頼んでいてもらってるわけじゃないんだ。君たちは感謝することを知らないのかね！

恐ろしい言葉は、大島分館長の口から吐き出されていました。

ドスの利いた重い声でした。話し方も目つきも別人でした。私は不意に襲ってきた、分館長・大島定重の凄味を利かした啖呵を呆気にとられて聞いていました。いったい何事がおきたのか、直ちには理解できませんでした。突然足元の大地が割れ、逆さになって闇の奈落に吸い込まれていくような、行き違いざまに一刺し喰ったようで、目の前が真暗になりました。闇の中で谺(こだま)する、カエレバイイジャナイカが耳底で鳴り響き、分館長が続けて口にしようとしているはずの言葉、チョーセンジンが、が私の心の中で重なりあって、頭蓋はふっ飛びそうでした。

血の気は失せて気は飛んでしまいましたが、脚だけが無性に震えだして止まらなくなりました。

夢だ、夢だ、悪い夢を見ているんだ――。

9 在日朝鮮人として

1

全生園分館長・大島定重が吐きだした「カエレバイイジャナイカ　ナニモ　タノンデイテモラッ

テイルワケジャナインダヨ」とドスを利かした重い声を耳奥の暗がりで呆然と感じながら、切実に、よそごとであってほしい、夢であってほしいと願っていました。しかし一方では、夢やよそごとであるはずはない。これが現実なのだ、日本に生きる在日朝鮮人の現実なのだ、声になろうとなるまいと、オレたちを取り囲んでいる日本人の胆の底に秘められた本音なのだ、の思いもありました。

帰れ、出て行け、は、帰るべき土地を持たない人間にとっては、死ねと同義で酷です。そして、自尊の心をもった人間がこの言葉を耳にした場合、なんらかの行動を強要されて危険この上ない言葉でもあります。いわば人間の胆を試す悪意に満ちた問いかけであり、どのような行動にも出られない軟弱者には、一人勝手のキリキリ舞いで自滅のほかかない無残な言葉です。この致命の深傷を負わせる凶器は、ことがあれば必ず飛んでくるはずと心に決めて、常に対処の構えを忘れてはならないものでした。

ねめ上げる大島分館長の目は、オマエモダといっているようでした。

〈えらいことになったぞ〉

〈どうしたらいいのだろう〉

あまりの突然でたまげ、腑抜けの虚脱感から一転して頭に血がのぼりはじめ、帰れと言う分館長の声と逆流する血の音がいっしょになってガンガン鳴りはじめました。何かしでかしそうでした。しかし……。

今にしては、しでかさなければならなかったようにも思われますが、私は軽率なわりには用心深い人間でした。少年の頃からのヤマの生活で処世の戒めを身につけてしまっていました。

その一つは、カミ頼みをしないことでした。保安設備など全くないといっていいような小ヤマの一人掘りの切羽〔採炭場〕では、神仏に無事安全を祈っても事故や災害から逃れられるとは考えられないことでした。坑内の事故は死と直結しますが、それを毎日必ずあることとして骨の髄までたたきこみ、用心に用心を重ねることでした。幾度かの危険に遇えば命を支える肉体の脆さと、生きていることの不確かさをいやというほどに思い知らされて身についた生活の知恵でした。

坑内で働きはじめたのは中学三年になった年ですが、ただちに坑内暴力の洗礼を受け、次第に経験の数を重ねてゆきました。落盤、墜落、滑落、感電、刺し傷・切り傷、手足の潰し。坑内の経験の有無、年齢の大小に関係なく真に平等で情容赦ありませんでした。そんな地底の生活の一〇年ほどを、命を落とさず五体も無事に生きのびたのは、その日、その日を偶然に救われて坑口《地上》に辿りついたというのが実情で、私がその渦中で強く賢くなったせいでは決してありません。しかしそれでも、翌日坑内に下るときに、神仏に救われていまがあるとは考えないことでした。

その二は、怒らない、無茶な争いはしないことでした。明日は休み《休日の制度はなく電気が停る日が休みでした》という日の仕事帰りには街に出ました。日の長い夏場などは遅くまで働いたつもりでも、上ってみればまだ明るくてつい遊び気分でした。ヤマにも馴れ、小生意気にもなって焼酎のコップ飲みなら二、三杯はやれるようになっていました。若い朝鮮人のモグラたち《自他ともにモグラと称していました。私たちに坑夫という自覚はありませんでした》が一杯ひっかけて、押し出すように数名が行くのです。炭垢に汚れた髪にポマードをたっぷり塗り込んでピカピカに梳き上げ、大ぶりの背広に雨が降ろうが降るまいがゴムの揃いの長靴でした。腰にはニュームの特大の弁当箱をぶら下げガラガラ鳴らして行きました。

行く先は小さな町でしたが、昔ながらの宿場町でしたから、花道と回り舞台を備えた映画館をかねた劇場がありましたし、色電球で飾ったハイカラなカフェーもありました。呉服屋もあれば薬局もあり、私たちに相応な酒屋もありました。町には、薄暮れて燈りが目立つころを見計らって繰りこみました。町並みの燈りの輝きや劇場前の人の列を見ると大声で吠える仲間もいました。生きている歓びでした。メインストリートを横に並んで押し進みました。ローラーをかけるように地上人に当たり散らしながら、モグラの存在の誇示につとめました。夏や春に四角い帽子をかぶった都会帰りの学生が顔見知りの娘と連れだっていようものなら、気の毒でした。同年の嫉みもあって散々にいたぶって痛快がっていましたが、ときにはヤマの者同士がぶつかってしまうことがありました。勢いづいて見馴れない野郎だと因縁をつけてみたところが、相手の方が数段上の強者で旅の仲間もいて、双方ひっこみがつかず荒事になってブタ箱入り。気のいい奴が粋になって勇んでしまうのでした。

私はからかい半分と親切な面倒見半分の先輩たちに引っぱられて、酒・博奕・女のいる所をひと通りは通過したのですが、大立回りでブタ箱入りの勲章を手にすることもなく、酒や博奕で首が回らなくなることもなく、女で自爆することもなく、いつの間にかヤマから抜け出ていました。賢く上手に生きたことになりますが、実のところは根が小心であり、男としては未だ幼くて爆発するだけのエネルギー――怒りといってもいいと思いますが――のうっ積がなかったせいであったように思われます。しかし、親切で優しかった先輩たちがボロボロになって破滅してゆくのを見て、俺たちがこの国で感情に率直で、若いエネルギーに身を任せてしまうと早や死にするぞ、の教訓は身につけたように思います。

2

「帰ればいいじゃないか」の一言で手もなく逆上してしまった私の脳裏では、そんな先輩や仲間たちが短気はそん気だ……と後悔まじりに事の後ではつぶやいた姿が、ほのかな影絵のように浮かんでは消えるのでした。

そうだ、短気はそん気だ、こんなヤツに縛られている金子さんや同胞たちのことを考えてみろ……。分館長大島は不敵ともいえる半笑いの目を私から離しませんでした。小さいけれど丸い体軀は自信と闘志に満ちていて、どこからでも来いと構えているようでした。犬だ、こいつは犬だ、ここで事を起こしてはすべて水の泡だ。奔走してくれた金子さん、写真を許し励ましてくれた杉原さん、山田さん老夫妻、柳川長老、会の同胞たちにも迷惑がかかる……。

私は言葉をさがしながら言い訳をはじめていました。

――日本の国政や国民への不満やアラさがしをしようとするのではありません。逆に私たち自身の問題として、私や在日同胞、祖国の今日までの無関心あるいは軽視が問題だと考えているのです。赤くなったり青くなったりしながら、その場かぎりの弁明につとめていました。

横向こうの床がきしんで扉が開き、お待たせしました、と女性の職員が出て来ました。ああ、お忙しいところすみませんねえ、こちら写真家の村井さん、と紹介しました。いつの間にかニコニコの優しい大島分館長さんになっていました。そして私に、じゃあよく話をしてみてください、といって勢いよく階段を下りて行きました。

園長は多忙で事務部長が代わりでした。事務部長は、園内の朝鮮や韓国の人たちには大変感謝しているというのでした。戦前戦後の困難の時代から今日まで、体力のいる苦しい仕事から人の嫌がる仕事まで率先してやって下さって、大いに助かっております。外国人といっても昔は同じ日本人でしたし、苦しい時代を共に生きてきたのですから不平等や差別など全くしておりません。外国で病を養うご苦労は重々理解しております。すべて日本の入園者と同等の扱いをしております。その点よくご理解くださって外やお国の同胞の方々にヨロシクお伝えください。

写真撮影については結構ですが、ここはプライバシーの問題が特別に厳しい所ですから、それぞれに必ず了解を得たうえで行なってください。病棟・治療棟の方は総婦長に相談してください。医局には私から連絡しておきます。一般舎の方は分館で相談してください……。

話はあっという間に終わりました。出された茶をひとすすりする間もないほどでしたが大変に好意的でした。謝して応接室を出ると、厚手の板でつくられた階段を、ひと仕事したような気分で味わうように踏みしめながら本館の表側に出ました。

真青な空は初秋を思わせる白い雲が浮かび、のどかに流れていました。本館前の巨大な楓（かえで）の幹の間からは、いかめしい正門の鉄柵と門衛所が小さく見えて、和やかな陽ざしの中にたたずんでいました。ほんの少し前にあった修羅場がうそのようでした。一方的に痛めつけられたのですから修羅場などとはいえたものではないのですが、おさまらない腹の虫もいて帰る気にもなれず、金子さんに会えば気もおさまりそうで、再び本館の裏にまわりました。

金子さんの舎に行くには分館の横を通らなければなりませんでした。分館横では思わず足音を忍ばせ足早やになってしまいましたが、先ほどの事件が思い出されて、全身が熱くなり屈辱感にひしがれそうでした。そしてあの侮辱は全生園の同胞や私だけではなく、朝鮮人全体に投げつけられたものと思えば改めて口惜しさがこみ上げ、仕返しの衝動にかられてしまうのでした。

金子さんの舎に着くまでにいろいろな復しゅうの方法を考えましたが、踏んだり蹴ったりでは、腹の虫が納得しそうにはありませんでした。最良と思われたのは痛いめより恥ずかしい思いをさせることでした。分館長大島定重が生涯にわたって屈辱にまみれるような恥をかかすことでした。しかし、侮辱することは意外にむつかしいことのようで、私が金子さんの舎に着くまでに案出したのは、蛙の面に小便ていどが二つ三つでした。

金子さんは私が再び訪れることを予期していたのか、意外という顔もせず、

――来たかね、まあ上りなよ、今日は大変だったね。ひと仕事したんだからマア一杯やって行きなさい。

と一升ビンと湯呑み茶碗を二つ持ってき、なみなみと酒を注ぎました。まず乾杯という金子さんの音頭につられて、一気に飲みほしました。療養所に来て酒を飲むのは気がとがめましたが、金子さんは至極自然でしたし、私の腹の虫はよろこんで少しは機嫌をなおしてくれそうでした。あいにくだね、今日は肴がなにもないんだ、目刺しでもあぶろうか、と金子さんは私の湯呑みになみなみと注いで台所に立ちましたが、間もなく煙を上げている目刺しの山と香の物を盆で運んできました。冷酒に目刺しとは結構ですねと生意気をいいながら二、三本を一気に平げました。先日に昼食をごちそうになった時は、サンマの干物が少々喉にひっかかったのですから我ながら意外で嬉しいことでした。

金子さんは目を細めて、これ今朝オイが持って来たんだ、山梨へ仕事に行くので道中だからと寄って行ったというのでした。話によれば金子さんは姉さんが千葉の方で大きな商売をしていて、日用品や食い物、小使いの送りは多いようです。金子さんは分配に励み、姉さんはそのつもりで時には小型トラックで運んで来るということでした。

一二帖以上もある大きな畳敷きの部屋で、厚板を四方に張り出した角火鉢がちゃぶ台代わりです。素朴な落ちつきがあって、固くなっていた肩や四肢がゆるんでゆくようでした。

――園長との話うまくいった？

金子さんは頃あいを見計らったように切りだしました。酒が入り血の巡りが盛んになるにしたがって気をとり直しはじめていた私は、待っていましたとばかりに大島分館長との顚末を、報告と哀訴をごちゃまぜにしながら話しました。金子さんは驚いた様子を見せませんでした。

――分館長には皆が泣かされているんだ。あの調子だから誰でも一度や二度だまされて、ひどいめに遇っているんだ。外からの人にはそんなことないと思っていたんだけどね……。とんだ災難だったね。まあ一応の手続きはすませたんだ。これからは分館に顔を出すことはないよ。用事があればボクが代行する。また医局と婦長は適当なとき二人で行こう。今後の来訪は正門にまわらず裏から直接入ればいい。人間が入れるくらいの穴はあけてある。うんと近道なんだ。

金子さんのいう穴とは、園を囲む外壁の、丈三メートルにもなる柊（ひいらぎ）の古木で厳重に固めた生垣に入園者がナタ・ノコギリで切り開いた、闇の通用門のことでした。町も駅も、すなわち社会に通じる道は、この裏側にあったのです。

戦後になってアメリカからもたらされた、ハンセン病の特効薬プロミンは驚くべき効果を上げました。日本でも合成の研究をはじめ、一年後には試用品を出すまでになりました。しかし、治療の本格化を促すには患者自身が闘わなければなりませんでした。全国の各園ではプロミン獲得運動が組織され、ついにハンストまで敢行しました。一九四八～四九（昭和二三～二四）年のことでした。

結果は目ざましいものでした。プロミンの本格的治療がはじめられて八年後の一九五七（昭和三二）年には入園者の七〇％が菌陰性となり、退所者は多磨全生園だけでも年々増加の一途で、四九年のその年には五名、そして翌年からは一〇名、七名、一三名、一〇名、一四名、一四名、一八名と続き、五七年は三五名と、爆発的でした。入園者たちの間では完全治癒・社会復帰が合言葉となり、真剣に語られるようになったのです。

しかし、園当局は明治・大正・昭和の戦時までエスカレートしつづけて到達した、絶対隔離・撲滅主義を固執していました。入園者は社会復帰の準備のためにも、輝かしい新時代の空気を吸うためにも、厳罰の脱柵、塀破り、垣根破りをするほかなかったのです。それだけの力をもっていました。戦前はもちろん戦後もしばらくは、脱柵の塀破りは懲戒検束規定（一九一六年に定められた減食や監禁などの懲戒または検束に関する規定。「らい予防法」廃止にともない、一九九六年に消滅）という園管理者の私刑ともいうべき権限によって、死に至るまでの極刑を受ける決死行であったのです。この恐るべき法外の法、懲戒検束規定は戦後幾度となく闘われた入園者たちの人権闘争によって形骸化されてしまっていました。

鋼（はがね）のムチを失った園当局はひたすら、探しては穴塞ぎに努めるのでしたが、多勢に無勢、多少は黙認せざるを得ない状態でした。自然治癒という天の意志すら否定する思い上った、人為的撲滅の非道が許されるはずはないのです。

私も、その日の帰りは、裏の穴から抜けましたが、自由ということの実感をしみじみ味わいました。

3

これは後日になりますが、金子さんが園職員とぶつかり、ついには入園者の全体闘争「不良職員追放要求」となって、爆発したのです。全生園のながい歴史のなかではじめて、四〇〇名に及ぶ入園者が事務本館前に座りこみ、二人の職員の追放を要求する事件となったのでした。一九六六（昭和四一）年六月二〇日のことです。

夏も間近で蚊や蝿が発生しはじめる季節でした。患者自治会の常任委員で厚生担当だった金子さんは、今年こそは去年の轍を踏まないよう早めに消毒をしてもらおうと、家政部松本係長に薬品の撒布を要請していたのですが、松本係長は言を左右にし、やりもしないのにやったといったりして、七月が間近に迫っても依然として行ないません。不自由舎地区の人々や看護婦たちからの訴えや苦情もあって、松本係長に電話をしたのでした。「筋は違うが私たちでやります。患者作業でやります。もう待てません。蚊や蝿がブンブンして不自由舎や病棟では悲鳴を上げているんです。自らの職務を果たさない職員さんはいないと同然、辞めてもらった方がいいですね」と言ったのが始まりでした。

この言葉には積年の恨みと怒りがこめられており、園運営の実質を支えてきた自信もあっての発言だったのです。戦前は別としても、当時ですら患者作業は七〇種目を越えていました。管理者と医者以外の園運営に必要な用務は患者の手によってなされていたと言っても過言ではなかったのですから、職員なにするものぞの気概は十分すぎるほどに養われていたのです。そして、もう一つ、朝鮮人としての思い、在園の朝鮮人のなかで金子さんは最も若い世代でありましたが、強制労働に等しい昔日の患者作業、戦後の解放された世にあっても、園内作業できつい仕事や人の嫌がる仕事を引き受けてしまうのは、ながが年祖国を離れ、肉親と途絶して生きる貧しさもありますが、余計者でない証しの苦心でもありました。そんな、病と労働の辛酸の中で身心をすり減らし痛めてしまった、不自由舎や病棟の先輩や寝たきりの老人たちを、金子さんは日々目のあたりにして生きているのですから、語気が鋭くなるのも当然の勢いでした。

松本係長は「やる」と言うかわりに「君の国籍はどこか、第三国人（一九四六年の夏頃から、日本に在住する朝鮮人、台湾人に対して「敗戦国民でも戦勝国民でもない」との認識に基づいて、警察・政府が治安取締りと関連して使用し、マスコミでも使われるようになった）に日本の官吏を辞めさせる権限はないんだ、電話では話にならん、こちらへ出て来い」と応えたのです。飛び出る金子さんを一人でやるわけにはいかないと、常任委員長ほか数名の常任委員が同行し、本館の裏庭で会うことになりました。松本係長は会計課長と連れだって出て来ましたが、再び「お前の国籍はどこか」と、迫ったのです。それは、日本国官吏としての立場をカサに着た詰問でした。

――国籍がどこだろうと、選ばれた皆の代表だ。国籍になんの関係があるんだ。消毒をしてもらえるのか、もらえないのか。

――自治会は解散したんだろう。

――解散してもしなくても、消毒はしなければならない。

――今の自治会は暫定的な執行部じゃないか。

――暫定で交渉してなぜ悪いか。

――作業の管理権がこちらに移管されたのだ、作業計画はこちらでするとことだ。

プロミンの出現で大勢の人たちが退所していったあと、比較的軽症《ハンセン病ではなく、身体的障害のこと》な人たちや、若い人たちは賃稼ぎの労務外出など、社会に関心が集中してしまった頃ですから、自治会の役員になって皆のために働こう、などという人はほとんどいなくなり、何度選挙をしても規約を改正してみても、新しい役員を構成することはできませんでした。止むを得ず役員の任期を延長し、暫定に暫定を重ねて自治会の閉鎖だけは喰い止めようと、必死の努力をしているときでした。自治会がどんなに弱体であっても、暫定であっても、自治会は自治会です。むしろ戦前から続いた園体制に組みこまれて、患者支配の強権を発揮した自治会よりも、入園者にとっては、今の暫定の方が自分たちの真の自治会でしたし、誇らしいものでした。

いずれにせよ入園者には、まず人間として許せないことでした。以前にも松本係長は自治会が「洗濯物のエリだけでもプレスしてほしい」と要請したとき「ぜいたくをいうな、なにからなにまで保障されて、らい園天国じゃないか」と暴言をはき、憤激の抗議に陳謝したことがありました。束の間もなく出たこのたびの暴言は、失言というようなものではなく、本性として自治会は受け止め

「松本はわれわれの職員として不適任」と園当局に申し入れて、措置を要求したのでした。

この隔離・撲滅時代の強制収容所のみが必要としたタイプ、前時代の亡霊のような人間が、今この民主・平和時代の療養所に、職員として、資質をそのままにして存在するのは、指導的立場にある園幹部にも負うべき責任があると、追及を深めたのです。

園当局は、

――失言は深く陳謝するが……。

――人事は急にはむずかしい、時間をかしてほしい。

この答えは毎度の術でした。自治会は納得せず「不良職員刷新実行委員会」設置の提案をし、合同会議で賛成多数により可決され、六月三〇日午後四時三〇分から本館表庭で患者総決起大会を開催することになりました。

三〇日の朝には、園内ラジオで入園者の「自由の声」〈戦後に始まった、入所者が自治会に対して意見を述べる手段。入所者から投稿された意見を自治会が園内放送で回答する。投稿は現在も受け付けている〉二通が放送されました。それは、家政部松本係長の職務怠慢、差別と患者蔑視の言動を糾弾し、時代を逆行させせないための決起を訴えたものでした。

ところが大島分館長がその一通を放送係を騙してもちだし、投稿者の秘匿されるべき規定を無視してコピーをとる、というもう一つの事件が発生したのでした。大会では医事主任大島分館長の退陣もつけ加えて、要求を拡大したのでした。

〈最終回〉闘いつづけて

1

　情報を盗み上層の園当局に告げるスパイ行為は、入園者管理の先陣である事務分館の本務でありましょうが、永年にわたって分館に務め、今日ではその長となった大島分館長には性ともなって、自然のことだったのかも知れません。

　入園者に送られてくる郵便物や荷物、また送ろうとするそれらの中身を一つ一つ点検しなければ納得しませんでしたし、盆や正月のたまさかの里帰りや、父母の不幸に際しての外出には、衣服の消毒は念入り丁寧で鼻が痛くなるほどにホルマリンの臭いをしみこませて、是非もなく外出を断念する者がいたほど熱心でした。また園の内外を犬連れで昼夜をわかたずに巡視し、退園準備の病が癒えた若者さえ、無断外出を見つければ街頭でも駅の構内でも遮二無二引きたてて帰るのが自慢でしたし、合同葬には空の骨箱を並べ、近隣の町に患者らしい男が電話ボックスにいたという確かでもない通報に、部下をやって消毒させたのも近頃のことでした。

昭和二八〔一九五三〕年に「人間復帰」をスローガンに掲げた「ライ予防法」改悪反対闘争〔一〇六頁参照〕は、人権闘争ともいわれる、全国規模の闘いでした。全国各園の入園者は代表を国会に結集させ、残った者は坐り込みとハンストを構え、多数の危篤者を出した、必死な、人間回復の願いを込めた闘いでした。

全生園での七月三一日の早朝、三五〇名の入園者が正門を突破して国会に通じる道、所沢街道に押し出したのでした。三二キロの道のりを歩いて行こう！　が合言葉でした。手には各自作のプラカードを掲げ、不自由な人は胸に抱いていました。中には「療養所の刑務所化反対」と大書きにした模造紙を戸板に貼りつけた、特大のプラカードも混じっていました。消防団員は団服を身につけて弱い者を援け、隊列の後尾にはリヤカーが従き、特別に不自由な人が乗せられました。目の見えない人は白杖を握って加わりました。悲愴なこの押し出しに、真夏の日射しを除ける婦人たちのパラソルが赤や青の色を添えて、遠目にはのどかなピクニックの一行と見まがう光景でした。事実、娑婆の空気は何年ぶり、何十年ぶりという入園者もいて、自由な空気の旨味に酔い今日の重大を忘れてはしゃいでしまう人さえいました。

正門を出て二、三〇〇メートルの辺りで待ち伏せていた園職員の数名が立ちはだかり、押し返そうとしましたが、阻止できるものではありません。阻止不可能と悟った職員たちは隊列の中におどり込みました。先頭は血相を変えた大島現分館長でした。手や胸に抱いたプラカードを片端から奪い取って道路や畑に投げ捨て、戸板で作った特大は押し倒して「療養所の刑務所化反対」のスローガンを「この恩知らずめが!!」と喚いて踏み抜きました。

それは、二〇〇名を越える戦闘服に身をよろった機動隊と武装警官を背にして演じた大活躍でしたが、十数年たってもなお変わらない、時代にも科学の進歩にも取り残された、この獰猛無智な男が園職員であり、入園者の全生活を管理する分館の長で納まっているのですから、入園者の憤まんはつのるばかりでした。

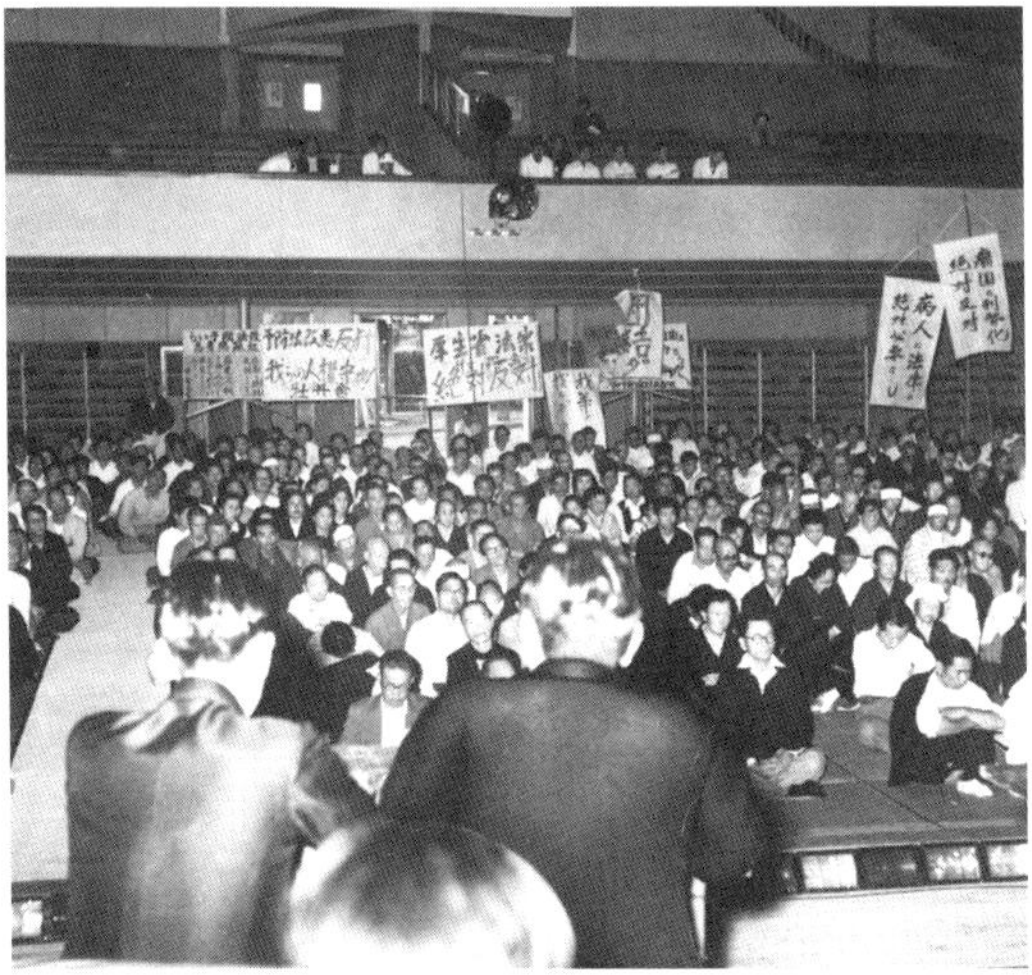
「らい予防法」改悪反対患者大会（多磨全生園内）

　松本家政係長、大島分館長の退陣要求は（一九六六年）六月三〇日午後四時三〇分、本館表庭で入園患者総決起大会として開催されました。参加者は四〇〇名を越えました。これは在園者で動ける者は総て参加した数であり恨みの深さを物語るものでした。しかし、この闘いは長く辛い闘いになりました。いかに深い恨みを抱く大島分館長でも、許せない侮辱や差別言動の数々を吐いた松本家政係長も、国立療養所の職員でしたし、組合員でありましたから、全医労《全国日本国立医療労働組合》や職員組合との軋礫を生じさせることになるのでした。全医労と全患協《全国ハンセン病患者協議会》とは数々の闘いを共に援け合いながらかいくぐった仲間同士でした。二人の退陣要求は、職員にとっては職場を追われることと同義で死活問題でしたから共通の場には立ち難いことでしたし、園当局の背後には国家政府が控えていました。園当局は「園長には職員を罷免する権限がない」と回答して解決の意志がないことを暗に表明したのです。しかし一方では入園者地区の舎寮に放火したり、内部分裂を画策したり様々な妨害手段を講じて、切りくずしに躍起でした。

この闘いには重度の障害や内臓疾患を抱えた者も参加していましたから、坐り込みが長びくにしたがって、苦しむ人が出はじめました。心配になった大会委員長が「私たちがこのために死んでもかまわないのですか！」と叫んだのでした。そのとき「あなたがたは死んでもかまわないが、松本をこの場に出すわけにはゆかないのだ。彼は血圧が高い。もしものことがあったら妻や子どもはどうなると思うのか！」と発言した医師が現われて、火に油をそそぐ事態になりました。

しかし、この暴言は偶然な失言というものではなく本音なのです。大島分館長にしても、その暴挙を背後で眺めながら「お前ら、心がけが悪いからそんな病気になるんだ！」と無慘なヤジを飛ばした機動隊や武装警官の面々にしても、そろえてみれば、医師、医事主任《分館長》、家政係長、警官が同質の思いを言葉にしているのですが、例外ではなく、わずかに露呈した氷山の一角のようなものではないでしょうか。

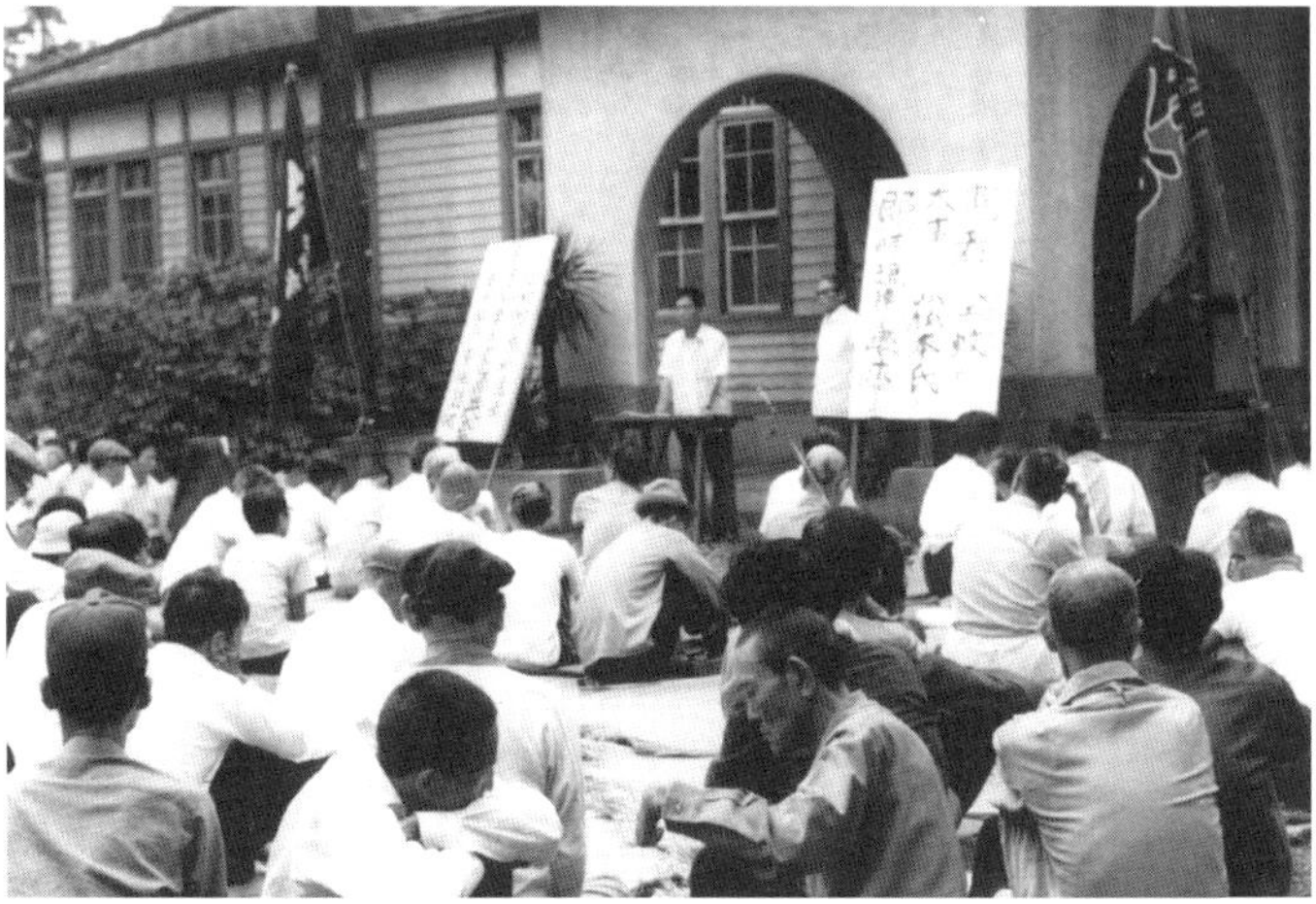

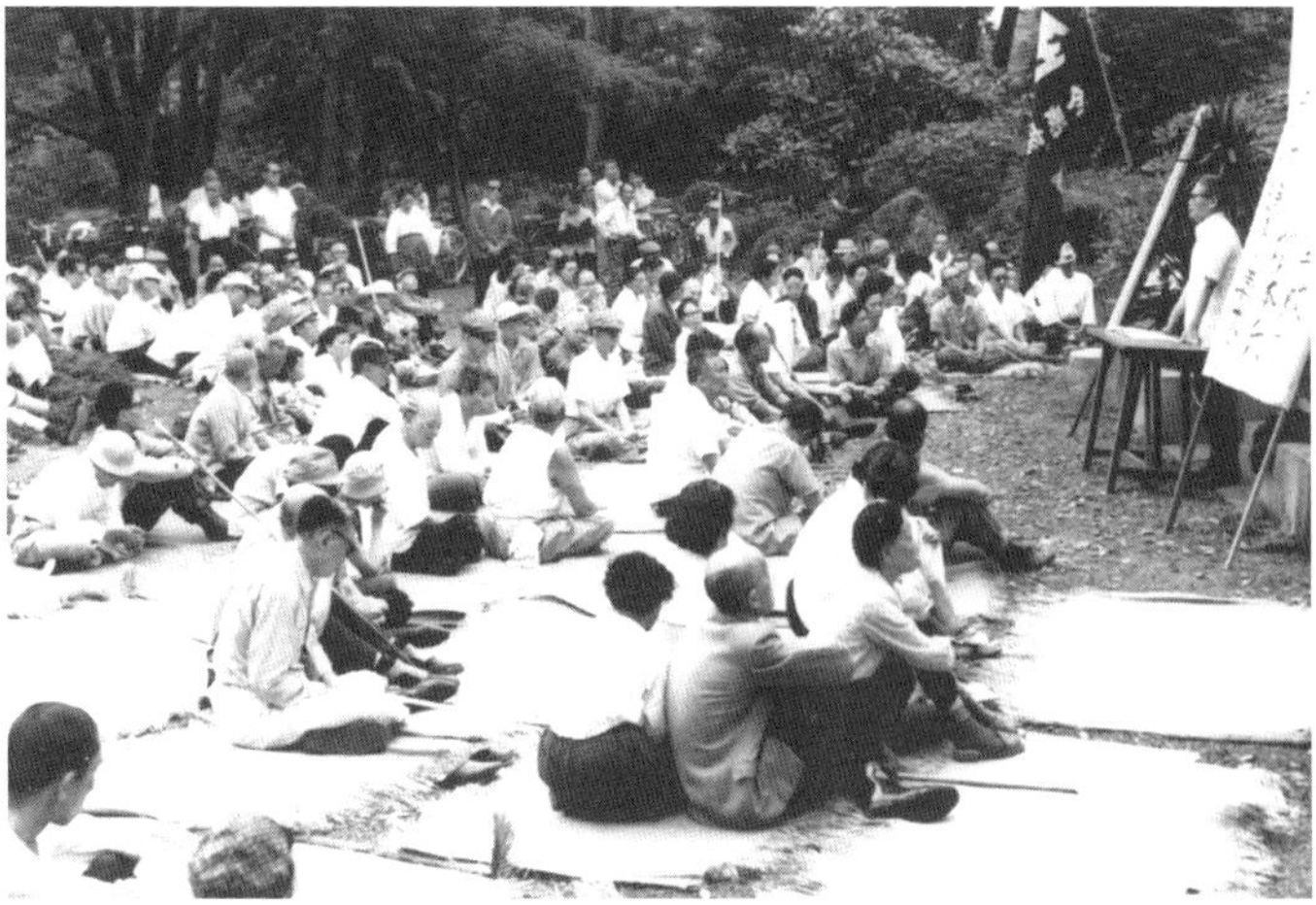

入園患者総決起大会（多磨全生園本館表庭）

私自身もやってしまったのです。同じことでした。

その日も、ひと仕事終えて金子さんの部屋でご馳走になっていました。乾杯を重ねているうちに酔いがまわって馴れ馴れしくなってしまったのだと思います。親しみを腹の中まで割って見せようとして吐いた言葉が《話題は私自身のことであったり社会の友人だったのですが》「クノンム　ムンデイセキガヨ！＝このライ病奴がですね！」だったのです《日本の言葉では「あのカッタイ〈癩〉奴がですね！」の方がより近そうです》。金子さんにやってしまったのです。全生園に通いはじめて一年ほどの頃でした。

親しみをあらわすはずのこの表現も、炭鉱を脱け出たのちの生きる場となった東京では、志を同じくする同胞の友人でも「ムンドン」呼ばわりはできませんでしたし、してもくれませんでした。死に言葉となっていたはずの「ムンドン」が親しみの感情とともに息を吹き返し、口を衝いて飛び出ていったのでした。

金子さんの目が光りましたが、顔を斜めに向けひと息して静かに立ち上がって台所に入って行きました。私は息をのみました。次に真黒な絶望感が全身を襲ってきました。……タイヘンダー……。二人の間は裂けてしまって、再び戻ることはない、という思いからの怖れであり、タイヘンダ!!です。この難局を取り繕う術を私は知りませんでした。この世にあるとも思えませんでした。言葉を並べるほどに白々しくなって、二人の裂け目は広がってしまうように思われました。ただ、息をひそめ頭を垂れて沈黙のほかありませんでした。台所に行った金子さんは、酒と肴の代わりを運んできました。坐ると黙って満々と酒を注ぎました。一升ビンを片手に握って盛り上がるほどに注ぐ手は、何も言うな、言いわけをするな、聞く耳は持たんぞ、と言っているようでした。再び乾杯をし、途切れた話の続きをはじめました。

のち、十数年の今日まで私たちは一度としてこの件に触れることはしませんでした。私自身の問題として背負いつづけながら裁くべきだと考えましたし、金子さんも同意見のようでした。

金子さんの怒りに端を発した、職員二名の退陣要求は紛糾に紛糾を重ね、要求貫徹には二か月余りの日時を闘い抜かなければなりませんでした。要求は果たされました。しかし後には気まずい空気が残ってしまいました。私が赫々(かっかく)たる戦果ですねと大時代的な讃辞を呈しましたら、金子さんは苦笑して、

――そうとばかりもいえないんだよ、毎日のように顔をあわせる仲だし、全医労や職員組合とは互いに援け合わなければならない間柄のはずだもんな。実際、二八(一九五三)年の「予防法」闘争のときには、たいへんな援助をしてくれたんだ。全患協は組合との共闘が組めて自信や勇気を幾倍にもしたし、共闘の尊さも学んだんだ。だからオレたちだって全医労や職員組合の闘いには、ずいぶんと力を尽くしてきたんだよ。しかし衝突してみて仲間のはずの双方の間には、まだまだ深い溝があるのを思い知らされたね。職員と自治会ですらこの険悪だからオレたち朝鮮人ときたら、もう溝なんてもんじゃないよ。海峡だよ。

この事件だってボクが朝鮮人でなきゃ、自治会の厚生担当がボクでなかったら、こんな大騒動にはならなかったと思うんだ。厚生省や医務局と渡り合うのはともかく、組合とはもう二度と御免だね――。

私はこの事件の最中に草津の楽泉園を訪ねました。少年時代から坑内で働いていたせいか、夏の暑さが苦手です。東京の暑気は別物でした。アスファルトの道路、コンクリートの建物、金物の電車や自動車が太陽に焼かれながらエンジンやモーターから熱を出し、ビルや周辺の建物から吹きつける冷房器からの放熱に一千万の人いきれが加わった人工的熱暑は炎熱地獄さながらでした。金子さんは察したようで避暑かたがた草津の楽泉園に行って来いと言うのでした。

――往復の旅費さえあればいいんだ。向こうでの生活はボクが段取ってやるから身一つで行けばいい。今頃の草津はいいぞ。空気は乾いて旨いし、暑さ知らずで夜などは寒いほどなんだ。それに温泉が出る。草津の町から引いた湯が二四時間あふれているんだ。朝でも昼でも夜中でも入れるんだ。それに八月一日から三日間は温泉祭りで町も賑わう。行ってみる値打は十分にあるよ。楽泉園では全生園とは違った写真や話題を発見できるはずだ。

リュックに少々のフィルムと下着に洗面具、そして金子さんが書いてくれた「我が同胞の新進気鋭の映画カメラマンであり写真作家でもあります……」という楽泉園同胞組織の協親会会長あての紹介状を携えて、いきました。

2

しかし、実のところ私にとって楽泉園は初めてではなかったのです。

全生園を訪ねた最初は、一九六一年の初夏でしたが、同年の夏から秋にかけて草津高原を舞台にした映画が企画され、私は照明部の末端として参加した時で思いがけない理由からでした。制作期間は八月下旬から一〇月上旬の五〇日ほどの予定でしたが、映画制作の宿命とも思える遅延つづきで、クランク・アップは大幅に遅れてしまいました。山中の民宿で二か月以上も缶詰めにされているのですから、全員ホームシックでマージャン党も酒飲みも、遊び好きも腑抜けになっていました。私も同様でした。

寝るほか術はないと時計を見ますと五時にもなっていませんでした。夜の長さを思えば空恐ろしくなって、床にもぐり込む気にもなれず、何か暇つぶしはなかろうか、と思案していますとふと楽泉園が浮かんできたのです。

そうだ……草津には楽泉園があるんだった……救われたようでした。宿の女将さんが所在地くらい知っていればと階下に走ったのでした。

——近いですよ、前の大通りを南に下ればそのまま楽泉園に入りますよ、中までだって一里とはないから。四、五〇分ですよ、行きはずっと下りだから……。あの辺はとてもいい蕨(わらび)が採れるので春には必ず行くのですが、楽泉園の人たちも蕨狩りに来ますから顔見知りになって挨拶くらいはします。

と話しながら地図まで書いてくれました。帳場の時計は五時を少し過ぎたばかりでした。

外は白一色に塗りかえられていましたが、降雪は風花が舞うていどに納まっていました。暗いとはいっても空は幽かな明るみを残していましたし、一面の雪で思いのほか明るく、新雪は踏むたびに軽やかな音で心を浮きたたせてくれました。道は白根山の山頂から下って来る続き道で、どこまでも無限に下って行くような一本道でした。地球の引力に身を任せ、足を交互に出せば進んで行くあんばいです。

温泉街に入り、立ちこめる硫黄の臭いをくぐり抜けると、突ぜん別の世界に踏みだしたような静けさに包まれました。草津の霊場八十八か所でした。その先は無人の原野のおもむきでした。窓明かりが人の住み家と教える、大地に軒をうずめ込んでしまったような家屋が、遥かに二つ四つ見えるだけでした。道路端にバス停の標識が見られましたが三軒家とあり、大いに納得しました。しかし三軒家の先は全く無人です。道は急坂で下りはじめました。うっそうたる山が左右から迫り、道は木立に覆われて空は見えず、真暗でした。行方も知れぬトンネルに入って行くようで不気味でしたが、ここは人の世だと踏みこみました。返そうかと振りむいても真暗です。怖れで足だけが早くなり、駈け出さんばかりでした。

左手の山が壁を切り払ったように消えて、なだらかな起伏の白い野原でした。芒原でした。夜目にも明瞭に芒の群生が確かめられました。子どもの頃に愛知県の粘土ヤマの芒原で逃げまどったキモトリ《肝取り》を思ったのですが、レアリティはありませんで立ちどころに消え、右手にたくさんの窓明かりが見えました。

入口は両側を松の生い茂る小山に挟まれ、頑丈な柵を備えた石柱でした。中右手には門衛所があり、裸電球を灯して行く手に光をもらしていました。

……夕食中すみません、東京から来たのですがここの朝鮮人入園者のことで少々うかがいたいのですが。

どう勘違いしたのか当直の職員は、私はあまり詳しくないから呼んであげます、直接聞いてください、と、放送をかけてしまいました。協親会の代表の皆さん、東京から面会の方がみえています。至急分館までおいでください、と大袈裟な呼び掛けでした。しばらくしますと白い息をはきながら一人の男性が小走りにとんで来ました。……遠い所をご苦労様です。火だけは用意しましたから、と面会所に案内してくれました。

途中に銭湯を思わせる浴場が左手にあり、土台の辺りから湯気が吹き出して建物を取りまくほどに立ちこめていました。面会所は温泉の少し先、右側にあり、六帖ほどの畳敷の部屋でした。中央に木造りの角火鉢が置かれ、真赤になった炭が盛り上げられてい、ヤカンはポッポと湯気を吹いていました。火鉢の向こう側に六、七人が横並びで坐っていましたが、入って行く私を品定めでもするように目を集中しました。

これは大変なことになった、全生園にふらりと行った時の二の舞いじゃないか、と後悔したのですが後の祭りです。観念し、火鉢の前に坐り簡単な自己紹介をしました。


会長さんは不在でした。迎えに来てくださった方が副会長さんで人集めの労をとってくださったのでした。集まった方はそれぞれ自己紹介をしましたが、通称の日本名でした。私も全生園でしたように日本名でした。しかし、一人だけ……全文精（チョン・ムンジョン／ぜん・ぶんせい）ですと本名を名乗りました。集まった中では際立って若く二〇歳を少し越しているかなと思わせる青年でした。全青年は目を光らせ、おもむろに口を開きました。

……主旨はありがたいけど、啓蒙で何も解決しないし、解りもしないと思うんだ。オレたちは実存的存在なんだよ。実存的認識に立たないでライを理解しようとすれば、単なる現象の羅列だったり、医学的統計や数学的グラフになってしまうんじゃないのかな。写真なんか表層の一面にしか迫れないのじゃないですか。

例えば、貴君は見ていると思うけど岩波の写真文庫で『離された園』という本、あの本の制作にはボクも参加したんだけど……一体あの本で、あの写真でオレたちの、ライの何が解るのだろう……しかし、社会の人は『離された園』を見て、これがライだと思ってしまうんだ。あなたもそんな危険を犯そうとしているんだ。あの本にはいくらかの文章で写真を説明し、歴史的・社会的背景についても触れているし、医学的経過も述べているけど、それは今日までに語られたり書かれたものを、当たりさわりのない要約をしているに過ぎないんだ。なんの発見もないよ。なんの主張もないよ。

いや、ないとは言えない。良心的な柔らかい語り口で過去の過ち——おもに民衆の無智らしいけど——を指摘し、将来は是正され解決してゆくであろうの楽天的希望論だけど、つまるところ、過去は仕方がなかったと肯定しているんだ。本音は強制収容・隔離撲滅策を認めているんだよ。

あの中では古来より人々からいみ嫌われ、社会からも肉親家族からも見捨てられた乞食や浮浪らいが、明治の初期には一五〜一六万を数えたと言っているんだ。そんな惨状を見かねた政府は明治四〇（一九〇七）年に、予防と救済のために隔離政策をとったというんだ。一体あの秀才集団の岩波のスタッフが厚生省の——もっともあの本は厚生省の要請で始められた仕事で、全患協も協力したし、オレの写真も二点入っているんだけど——発表している統計を見ていないはずはないんだ。

それには、明治三三（一九〇〇）年の総数は三〇、三五九名、収容はゼロ。明治三九（一九〇六）年、総数二三、八一九名、収容二二六名、大正八（一九一九）年、総数一六、二六一名、収容一、四九一名。この調査は内務省と警察で行なったものですよ、世界でも最高の支配力と正確を誇る内務省と警察力で調べあげた数字なんだ（一九一頁の表2参照）。

明治三三年の総数三〇、三五九名が一九年後の大正八年には、総数一六、二六一名で一四、〇九八名が消えてほとんど二分の一に減少しているんだ。らい病患者が無智蒙昧な市民社会を徘徊して、病原菌をまき散らしていると識者や愛国者が警鐘を鳴らしはじめた明治末年から大正八年までのことなんだ。その時の収容数は一、四九一名……。これは収容がはじまって以来の総数ではないけど、比率は収容数が高まるにつれて〈患者〉減少率が明瞭に減っているんだ。これは収容による救済や治療のせいではないんだ。もともとの数がそんなものだったんだな。

では『離された園』で示した明治のはじめ頃には一五、一六万の浮浪患者がいたとすると、この短期間に消えた一二、一三万人はどこに行ってしまったと言うのだろう……岩波であれだからね。他は推して知るべしだよ。頭のいい人たちのやる仕事はああなってしまうんだ。八方に都合のいい脚色や潤色にばかり精をだすんだ。その後、昭和一五〈一九四〇〉年には収容九、一九〇、総数は一五、七六三名。

収容数はその後も持続され、遂には一万台に突入するけど、総数の減少は敗戦の年からなんだ。なんと言っても平和と薬だよ。しかし隔離撲滅の成果を謳うには、出鱈目でも「明治のはじめには巷に病原菌をまき散らす浮浪ライが一五〜一六万もいた」とか、ある西洋人が言ったという「近い将来に日本のライ患者は一〇〇万を越すであろう」と明治日本の後進性を強調するための表現的な数字まで利用しているんだよ。

ボクは長島愛生園（あいせいえん）にある新良田（にいらだ）高校〈新良田教室。国内の療養所の中で唯一存在したハンセン病患者のための高等学校。入学に年齢制限はなく、約二八〇名が卒業した。一九五五年〜一九八七年〉の卒業だけど、恵の鐘〈園内の高台にあり、一九三五年の開園五周年を記念して設置された。翌年に入所者の生活改善闘争によって壊され、その後、再設置された鐘も老朽化によって交換され、現在は三代目の鐘となっている）がある光ヶ丘には、園の端々からでも見られる立派な国旗掲揚塔があるんだ。それには国威宣揚、紀元二千六百年、と祝い文字を刻んであるんだよ、昭和一五年だね。この年に日本人は人口一億台に乗せたと悦に入っていたんだけど二五〇〇万人は朝鮮人なんだな、その朝鮮人の中に一万三千人ほどのライ患者がいたんだ。しかし日本の患者総数には加えられなかったね。一等国日本としてライ患者が増えるのは国辱だったんだろうね。

ボクが言いたいことは「ライ」そのものを存在として認めろ、ということなんだ。撲滅なんて似非科学と物力に目が眩んだ人間の妄想だよ。罰があたるよ今に……ボクは高校をでた。ボイラー機関士の資格も取った。無菌になって五年になるけど、いまだに療養所暮らしだ。絶対に雇ってくれないんだ、ここにいたことを履歴に書けば……。

全青年は激昂し涙が溢れんばかりでした。私は実存という言葉は流行でしたから知ってはいましたが、意味は全く知っていませんでした。しかし、全青年がこのオレを人間的存在として認めろ、という論旨には大いに共鳴しましたし、統計やグラフの読みかたも教えられましたが、彼の熱気に圧倒されて浮き足だち、あらためて近日中にうかがいますと確かでもない約束を口実に、逃げ出したのでした。

この一件を私は金子さんに話してありませんでしたが、それとなく全青年のことを探ってみました。金子さんは彼のことをよく知っていました。全君は哲学青年でね、秀才なんだ。ボイラーの機関士資格も取ってね、二年ほど前に結婚して、今は埼玉に住んでいるんだ、と言うのでした。退園!? 私のこのたびの楽泉園行きは、全青年に会うのが目的の一つでしたから少々気落ちでしたが、前回のような痛打を受けずにすむのは、助けられた思いでした。しかし何よりも同胞の若者が一人退園したのは嬉しいことでした。

一九六六年夏の楽泉園では金子さんの根まわしもあって、盛大に迎えられました。宿泊所は私の好きな詩集『鬼の顔』〈昭森社、一九六二年〉の作者、冴雄二(こだま)氏の舎でした。彼は一二帖の部屋を一人で占めていまして、「千里馬〈「チョンリマ」という名の伝説の馬を引き合いに出して朝鮮を表わしている〉の同志趙根在君熱烈歓迎」と盛大な宴を張ってくれたのでした。冴さんの部屋は留守のあいだに食い物が山になるのでした。誰かが肉や魚、野菜や果物、酒にビール、はては大ナベにキムチが一杯だったり、ニワトリの丸ごとのスープが置かれてあるのでした。

この後、全国各園を訪れるのですが、いずこも変わらぬ文字通り「三食昼寝つき」の厚遇を、二〇年にわたって受けつづける幸運に恵まれました。しかし社会に出た全青年は変わらず怒りつづけて生きているのではないでしょうか。なぜならハンセン病者を人間扱いにしなかった、強制隔離・収容撲滅の思想を評価する声は生きつづけているからです。例を二つ上げてみます。その一つは最も身近なところ、本誌〈『解放教育』〉一七八号〈一九八四年四月号〉に掲載されました、犀川一夫医師《一九五三年愛生園医官として奉職中に、インドで開催された第四回国際ライ会議に日本代表として出席》の「沖縄医療政策の変遷（抄）」で、氏は沖縄が本土に比してハンセン病患者が多い理由を、次のように述べています。長くなりますが誤りのないようそのまま転記いたします。

――明治四二（一九〇九）年、本土では、青森県、東京府、大阪府、香川県、熊本県に五か所の療養所ができ、療養所はそれぞれ担当の府県があって、地域内の患者を入所させ、病気の防圧にあたりました。

沖縄県の患者の数は、当時本土に比して二・八倍も多かったのですから、当然沖縄県にも療養所をつくる計画は県や国で考えられていて、その頃、那覇市郊外の真和志村につくる案もあったようでしたが、地元住民や県議会で反対され、この案は実現しませんでした。

そんなことで沖縄県では、この病気に対する対策がなんら取られないままに過ぎていき、その後大正一四（一九二五）年の全国のらい一斉調査の結果を見てみますと、沖縄県の患者の数は、九二八名、これに比して本土は、一四、四二三名で、沖縄県では、明治三九（一九〇六）年の調査の時より数が増加し、本土では逆に減少しているのです。これを有病率で比較してみますと、こんどは何と六・八倍にも高くなってしまっていました。

この原因は何か。やはり当時としてはまだ治らなかった伝染病であるハンセン病を、療養所に入所させる対策をとった本土が減少し、一方沖縄県のように、本来患者の多かった地域で、対策

がとれずに放置されていたということにあったと思われます。（略）
昭和一五（一九四〇）年の全国のハンセン病一斉調査結果を見ますと、沖縄県の患者は一、四五三名、本土は九、八七六名で、有病率の比較では、何と驚くなかれ、沖縄は本土より一八倍も多いことになってしまいました。（略）
　これを要するに、本土では療養所が明治四二（一九〇九）年にできて対策がとられたが、それに反して沖縄県で対策のとられたのは、昭和一三（一九三八）年、その間約三〇年もあります。この三〇年間の遅れが、当初の格差二・八倍を一八倍にまで拡げてしまったと私は疫学的に見ています。治らなかった伝染病のハンセン病に対して、対策をとったのと、とらなかったのとの違いが、長い年月に如何に大きな格差を残してしまったか、いまさら驚くばかりです。（以下略）

学問的権威を裏づけた説明ですが、明治三三（一九〇〇）年の三〇、三五九名が六年後の明治三九（一九〇六）年に収容ベッド数二二六床で六、五四〇名が消滅し（総数二三、八一九名）、一三年後の大正八（一九一九）年には収容ベッド数一、四九一床で七、五五八名が減じているのです（総数一六、二六一名）。明治三三年から見れば、大正八年の一九年間に収容ベッド数一、七一七（二二六＋一、四九一）床で一四、〇九八名の減でほとんど半減している（次頁の表2参照）。この事情を、氏は疫学的に証明できるのだろうか？

　これは疫学ではなく体制的啓蒙主義であることを次に示してみます。

表１　ハンセン病患者の推移〔朝日新聞に掲載された表〕

	総　数	療養所	在　宅	新患者発　生
1900年(明治33)	30,359	—	—	—
1925年(大正14)	15,351	2,176	13,175	—
1955年(昭和30)	12,169	11,057	1,112	412
1975年(昭和50)	10,199	9,166	1,033	83
1983年(昭和58)	8,944	8,022	922	40

（厚生省公衆衛生局の資料による）

表２　全国の患者数・有病率及び病床数の年次推移

区分／年	患者数			有病率(人口1万対)	病床数
	総　数	収　容患者数	在　宅患者数		
明治33年	30,359	—	—	6.5	—
明治39年	23,819	226	23,593	5.0	1,050
大正８年	16,261	1,491	14,770	2.9	1,430
大正14年	15,351	2,176	13,175	2.5	2,308
昭和５年	14,261	3,261	11,000	2.2	3,718
昭和10年	15,193	5,265	9,928	2.1	6,033
昭和15年	15,763	9,190	6,573	2.1	9,280
昭和25年	11,094	8,325	2,769	1.3	10,290
昭和30年	12,169	11,057	1,112	1.3	14,096
昭和37年	11,215	10,339	876	1.1	14,261
昭和43年	9,993	9,354	639	1.0	13,230

（表１の資料と同じ）

朝日新聞は良心的で絶大な影響力を日々発揮していることは、日本国民なら、いや朝鮮人の私でも認めている事実であります。同紙の日曜朝刊第四面に「『現代社会』=高校生とともに」と題して、記事紙面の二分の一ほどもさいた欄があります。

戦後長年にわたる教科書の検閲問題は、国家民族の命運をかけた闘いの観があります。中でも歴史・社会は最も厳しく天王山ともいえる部分ですから、同紙が検閲抜きの自前で掲げたこの欄は、教科書とはこうあるべきだ、と示した本音と読み取って間違いないと思います。一九八四年六月二四日の同欄に「偏見改め人権への配慮必要=もはや不治ではないハンセン病」と題し、同月二五日の「救らいの日」にちなんだ記事があります。文意は『離された園』の岩波と大同小異ですが、『離された園』は一九五六年の厚生省がらみ、同紙は一九八四年六月と至極最近であり、いかなる拘束もないというハンディを比較対照する必要はあると思います。ここには必要と思われる部分のみを抽出してみます。

「——療養所への隔離が徹底的に行われたため、わが国の患者数は二〇世紀の前半で、半分以下に激減しました。表の数字をよく見てください——」

私も同様の願いから同紙に掲載された表〔前頁の表1〕と、同資料によるいま少し詳しい表を掲げておきます〔前頁の表2〕。

勉強家の哲学青年、全文精青年がこの恐るべき記述らに遭遇する不幸のないことを祈って、ひとまず終わらせていただきます。

［座談］炭坑・朝鮮人・ハンセン氏病

［月報］片割れ監修者の私記

［追悼］哀哭・上野英信先生

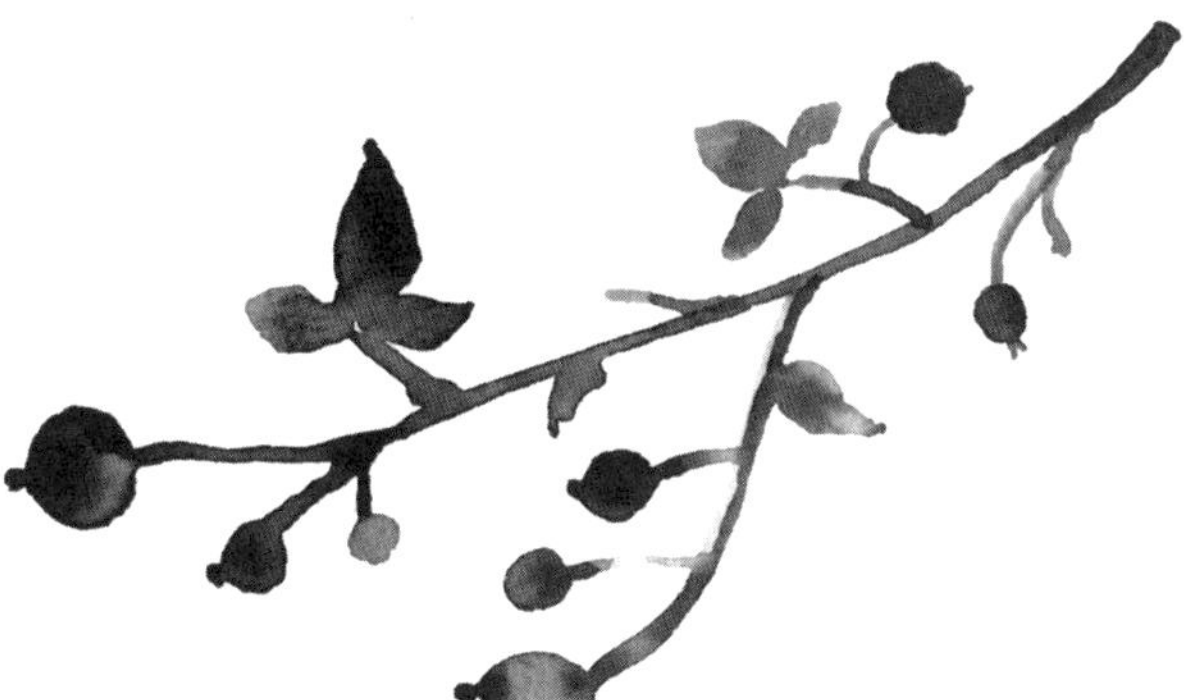

［初出］

「炭坑・朝鮮人・ハンセン氏病」

（『らい』一八号、長島愛生園らい詩人集団、一九七一年三月）

「片割れ監修者の私記」

（『写真万葉録・筑豊』月報五「片割れ監修者の私記（上）」、葦書房、一九八五年五月と『写真万葉録・筑豊』月報六「片割れ監修者の私記（下）」、同、一九八五年一〇月を合わせたもの）

「哀哭・上野英信先生」

（『追悼　上野英信』上野英信追悼録刊行会編、一九八九年十一月）

収録にあたっては、読点・傍点・ふりがなを追加している。

（　）は刊行にあたって追加で補足した註である。

また、「炭坑・朝鮮人・ハンセン氏病」には、『らい』創刊号に掲載の「宣言」を追加し、「参加者プロフィール」を新たに加えた。

【私のらい参加】
炭坑・朝鮮人・ハンセン氏病

村井金一〈趙根在〉

［参加者］
沖　三郎／樹島雅治／近藤宏一
さかいとしろう／しまだひとし
〈長島愛生園入所者・詩人集団長島グループ〉

樹島　村井さんがらいとかかわるようになった経緯からおききしましょうか。

村井　ぼくがどうしてらいと、らい詩人集団のメンバーを前にしているから〝らい〟やが〝ぼくはハンセン氏病〟でとおしているんですよ。これだけのことでもぼくじしん整理するのにずいぶん苦労したんです。ぼくが本当にらいということを忘れて、相手がいくららいといおうとハンセン氏病ということでいくということについてはね、苦労したんです。患者さんじしんは自分でらいや、らいやというわけや。ぼくはハンセン氏病、ハンセン氏病というわけや。そうすると当事者がらいといっているのに、第三者がハンセン氏病というのは変な話ですが、だけどぼくはハンセン氏病でとおそうと思っているんです。

出合い

村井　ぼくがはじめてハンセン氏病とかかわったのは少年の頃――小学校の一年か二年生の頃で、愛知県の瀬戸の近くにいたんですが、あすこは陶器の粘土が露天で掘れるところで、あまり木のない、すすきのでっかい原っぱがあるんですよ。その頃は食う物がないから、つばな――すすきの花や根っ子を子供たちが掘って食うんやて。それをとりに入って山に迷いこむからね、親たちが子供に「あすこにいったら肝取りがいるから行っちゃいかん」というんです。その頃ぼくには肝取りがなんだかわからなかったが、今考えたらね、ハンセン氏病ですよ。それが原っぱの中にひそんでいて、人間の肝を食うたら治るというんでね。でぼくはまあ最初には驚きとして、ひとつのおそろしさをうけたのはそれでした。

その次には、芝居をやっていましてね、九州の熊本に行ったことがあるんですよ。そしたら突然に〔菊池〕恵楓園というところへ行くというんです。恵楓園てなんやというたら、いやーそれはハンセン氏病療養所やというんです。かれらの言葉でいえばらいの療養所や。えらいこっちゃというわけです。みたことも考えたこともないことですが、幹部が決めたことやから行くというわけでね。本館であいさつをして、公会堂へいく道でね、両わきに庭があって、その向うに舎の建物があるでしょう。劇団には歌をうたう女の子もいるし、踊りをおどる女の子もいるわけですが、ちょっと垣根から患者さんをみるとこわいっていうんだね。

そのときぼくは「ここに朝鮮人がいるか」ということをききましたらね、「いる」というんです。ハハァーと思って、そして「どぶろく作って、キムチ作っているか」ときくと、作っているというわけです。ぼくはそれをきくとね、それで全部なんか人間として——同胞としてというんかね、わかっちゃうんだな。どこへいってもこいつは朝鮮人とこう思うんですよ。まあそれが二度目の出合いですね。

そのとき芝居をやりながら舞台から——ぼくは裏方でしたから舞台の袖でじっとみていると、夫婦できてますわね。あるいは若い娘が二階の上の方でみているんですよ。眼のうすい人は前の方にきているし、夫婦できて義足を脱いで横において、奥さんが旦那さんの膝に頭をのっけてね、横になってみているわけですよ。ぼくはね、これね、どこへいったらあんなきれいなデュエットいうんか、カップルは、本当の話がいまだにみたことないんです。日比谷公園なんか若いガキどもがいっぱいイチャイチャしてますがね。

そりゃまあ、『ここに泉あり』という映画（一九五五年公開。監督・今井正）で、一つのあのシーンにたいして批判がありましたね（映画は群馬のアマチュア楽団が、各地での演奏活動を通して市民楽団に成長していくストーリーを描いているが、栗生楽泉園がモデルと思われるハンセン病療養所を慰問するシーンの描写に対して、ハンセン病当事者・組織から批判が起こった。楽団の来園を歓迎する患者代表のセリフは、「私たち永劫に救われることのない世界にいる者……」で始まり、演奏を神妙に聴き涙する患者たちが、救いのない生を生きる存在として描かれていることへの批判であった）。それはそれとしておいて、ぼくは舞台の袖からみていて、行きつくところかいなという感じが若いなりにしたわけですよね。

その次には在日朝鮮人の帰国問題が起きたときにね。ぼくはもともと子供のときから炭坑で働いていて、そしていえば密閉されたまっくらの中でいて、たえず自分の頭の上には太陽があって土地を耕やす男もいるし……ぼくは落盤の危険の下で生命を守りながら、生活の糧を掘っているわけですね。するとこのまっくらの中で死にたくないと思ったですよ。だってそこでぼくが死んでも、太陽の下にいる人間はね、のどかに土を掘りよるわけです。じっさいはのどかでないかも知れんけどね。するとぼくはいつもひとこと自分が死ぬときに、自分の心情をつたえたいという気があったわけですよ。

ぼくがちょうど東京から帰って、銭が要るんで炭抗で働きよったときに帰国問題が起きて、ぼくはね、日本でうまれたいえば本当にいい加減な朝鮮人ですからね。自分で民族という実感がどういうものかね、なかったんですよ——そのときぼくはね、ああ、おれには帰る国があるんや、土地があるんやという感じがしたんですよ。

その土地、土地と思うのは、ぼくが仕事をしていて、たとえば自分で一日にトラック四杯くらいの石炭を掘るんですよ。ところがぼくはめしが食えるだけですからね。あとはどこへ行っちゃうんだろうなという感じがしていたんです。おれがめしを食うよりも、おれが稼いだ方がたしかに多いはずなんですよ。どこへ行っちゃうんやろなあと。そのとき、ああ、自分の土地と、自分たちの一つの本当に民主的な仲間がいれば、ぼくが生命をけずって出したものが何か残るかも知れない。ところが日本で掘っているぶんには残らんなという感じがしましたね。おれはめしを食って死ぬだけだという感じがしましたね。

働くという意味を、残すというふうに考えれば、自分の生命をけずるというふうに考えればね、残したいという感じがありますわね。それはしゃべりたいという感じと、おれが死んでも何かの形で残してね、自分のガキにでも、あるいは手足の不自由なおふくろでも、歩くに歩きよい道をつくってもらいたいと思うわけです。ぼくは炭坑から抜けたい、抜けたいと思いながら、ああ、おれはこの石炭が本当に生きてくれれば石炭を掘ってもいいなとそのとき思ったですよ。労働の意味というのをね、そう思ったときに、帰国というものが、いわば自分の祖国の存在というものが実感されましたね。

そうするとぼくは瞬間に、これは全部の日本にいる同胞、朝鮮人がつかまえる権利があると思ったですよ。それからはずされて、おまえは帰ってくるなという人間がいたら、これは大変なことだなと思ったですね。石炭を掘りながらそういうことを考えていたですよ。

すると、ヤーと思ったのは恵楓園ですね。あすこの人たちはひょっとしたらストップになっているかもしれんと思ったですよ。ひょっとしたらハンセン氏病の同胞の場合はね、ちょっと待てと、あるいはずっと待てと。ちょっと待てといったってね、人間というのはいくらも生命がないからね。国家の歴史というのは千年、二千年あったってさ。一人の人間というのは六十年ですからね。じいさんばあさん——あと十年しかない人間にとって、ちょっと待てというのは死ねということと同じですよ。ぼくはいっぺんどうなっているか、行かなけりゃいかんと思ったのがこのハンセン氏病療養所です。

それで東京へ出たとき多磨全生園へ——全生園があることは恵楓園できいていましたから、ただ同胞がいるというだけでね、療養所を訪ねて、訪ねてみたら相当たくさんいてやっぱり帰れないんだということをきいたとき、ぼくはこれは由々しき大事だと、人間の問題としてね、ぼくは単純にそう思ったわけや。

ぼくら社会の人間というのは、日々の自分の生活だけで、いえば満足し、あるいは自分のことだけ考えている。ところがじっさいには社会のためにということで、あの小さな社会の中に閉じこめられた人がいると、そのことは知ってもらわなければならないし、また知ってもらうためには伝えなければならない、じゃぼくは何をするかと、ぼくはその学もなければ何もないから、いちばんその自然主義的な発想で写真ですね、露出をきめて押せば大体事実が写るんだから、その頃ぼくは映画の方もやりよったですから、まあ単純に写真でということに……。

最初のシャッター

樹島　カメラはいつから。

村井　いやー、これは皮肉な話なんですよ、じっさい。ぼくはねいちばん好きだったのは画ですよ。子供のときから画が好きで、音楽がいちばんまずかった。いまでもぼくはいくら恥をかいても絶対うたいませんがね。そしてカメラですが、文学、絵画これは高く評価していたんだけど、写真というのは考えてなかったですよ。じっさいのところ。それで東京へ出てからやっぱり画の勉強をしようとしていましたね。ぼくは画かきになりたいと思ったから東京へ出たんですから。

ところが体を悪くして病気になってしまって、そのあと働こうと思ったときぼくの友達に映画をやっている男がいて、画の方のアルバイトというのは銭にならない、映画の方は商業ベースですからね賃金をくれるんですよ。それで銭が要るんやったらというのでまず映画に頭をつっこんだ。それでものを描くことに関連した写すことをはじめた。その頃ですね全生園を訪ねたのは。だからぼくには写すこともまだわからなかったが、絵もうまくかけんし、といってルポルタージュもやれんと、そしたら残っているのは阿呆のやることやないけど写真だけですわ。とにかく写したら残るんやから、それから考えようと。いうなればすごく素朴単純なんです。最初はじめたのは。

ところが写真やってみてこんどはね、その頃は若いといえば若かったわけですけど、その頃のハンセン氏病療養所の中ではみんな後向きには撮らせるけど、正面からは撮らせんという時代だったものだから、それでぼくは自分の恥、あるいは自分をさらさずに自分の解放があるだろうかと、そのときはそう思ったわけですよ。だからぼくは最初のシャッターというのは、正面向きあって撮れる人間ができたときにシャッターをきろうと、こう思ったんですよ。

じっさいぼくがカメラをもってまず撮ったのも真正面からなんです。で真正面から撮ってぼくは写真で何かを語る。そして写される人間は自分を見せることによって自分を主張するというときに、ぼくははじめて写す人間と写される人間との合作ができるんじゃないか。写真というのは写す人間のものじゃないと思っているんですよ。逆にいったらあれはね、写される人間のものなんですよ。だからぼくは写される人間がどうレンズの前に構えるかということがね、ぼくはドキュメンタリーっていうんか、こういうもののね、すごく大事な問題になってくるといまでも思っているんですよ。写される人間と写す人間というものが、ひとつの共通するテーマ、同じテーマを発見して、シャッターを押し、見せるというね。このときぼくは写真というものが何かを語ることができるやろうと、ぼくはそう思うんです。

そのときにもまあ直観的にそう思いましてね。ぼくに写真が撮れるか撮れないかわからないけれど、前向きになってもらった方でね、もうずいぶん仏さんを作ってしまった。もう十年になりますからね。ぼくが撮った中にもね、これをいうてほしいという人がずいぶんいるんですよ。それをぼくが伝えられないうちに仏さんになってしもうた人が何人かいるんですよね。

ぼくの写真との出合いなんていうのはしごく単純ですよ。学のない奴で、めしの種になって、いちばん率直にいいたい問題をいえるというのは写真なんですな。このあいだの国勢調査で学歴というからね、女房があいつ見栄があるから大学やというたら、いや中途退学はいかんというから、中途退学がいかんというたら、おれは学歴なしや、小学校も五年ですからね、学歴なしと書いとけといったんですがね。ぼくは字も知らなければ、ものを書くこともわからん。でも何かやっぱりいいたい。だからいちばん簡明率直な表現の手段として写真があったですね。

けれどいまぼくは写真を考えると頭をかかえちゃう。ぼくはもうそれこそ普通考えられる、あるいは患者さんも考えつかん写真をものすごくもっているんですよ。そりゃもう棺の中に入って数珠を握っているじいさんから、フォルマリン漬の赤ちゃん。ぼくはそのあらゆるものをほとんど撮っているんですよ。撮ってもそれを意味づけることがわからないんだ。だからこんな珍らしいもの撮りましたということで出すんだったら簡単ですわ。じゃ人間の問題としてね、このフォルマリンの中の赤ちゃん。お棺の中のじいさん。あるいはこの島の中の患者さんたち、あの監房や桟橋、それらを写真にとってどういうふうに意味づけるか、それがぼくにはこわくて……でもやっぱりぼくは撮って、写真をみることでしか考えられないからね。写真をとっては家に帰って眺めているんだ。その中でぼくは少しでも一つの意味を探り出したいし、そのことによって自分を知りたい。

心をつなぐもの

村井　このあいだ多磨へ行ったらね。多磨の友だちが「おまえ、ここへ来るようになってからもう十年になる」というんだ。十年というのは、いえばこれは商売人としてソロバンが合わんですよ。銭ではソロバンが合わないけれど、逆の意味ではものすごくぼくのソロバンに合っているんです。

ぼくは銭が欲しくて炭坑で働いていた頃は、青春時代ですが自分が若いというのがわからなかったですね。自分が生きていることもようわからなかったですよ。いま炭坑はつぶれてしまってないわけですけど。炭坑もそうだし、病気もそうだと思いますが、ひとつの生きていくことの極限ですわね。その極限の中で自分のいのちみたいなものの、いえばいとおしさといいますか、生きたいという感じをね、ここにきてから逆にそのことを感じますね。人を人としてこいしく思い、来た人間にたいして歓待するという人間の大事な心情ね。これをぼくはものすごく感じたんです。

ぼくはね、園の中でお互いにどう喧嘩しようと、ぼくをこいしく思ってくれ、あるいは訪ねてきたといってよろこんでくれる人とね、ぼくはやっぱり有難いと思うんですよ。ぼくは訪ねてくるのに別に土産ももってこないし、それでいてめしを食い、ときには不自由な人が働いて一本買ったビールを飲んで帰ってくるけどね、ぼくはそれでじっさいには大変な満腹を感じながらね。手を合わせるというのはキザな話やけど……。

ぼくは東京に出て二十年かかってもつかめなかった友だちをね、変な話ですね、全生園や栗生〔楽泉園〕やね、〔長島〕愛生〔園〕や熊本〔菊池恵楓園〕へ行ってからつくっているんですよ。

まあこれは話が飛びますが、ワークの連中がよくいっている〝内なるらい〟というのね〔ワークとは、フレンズ国際労働キャンプ（ＦＩＷＣ）のこと。当時、その関西委員会では、「ライ問題」を深めていくために己の内にある「差別の根」を考えることが欠かせないと「内なるライ」を問うた〕、やっぱりおれにも〝内なるらい〟というのがあったかいなあと。逆にいったら〝内なる炭坑〟というのもあったかも知れんしね。そのときはじめて樹島さんなり沖さんなり、あるいは近藤さんなりしまださんとね、しゃべられるかなあという気がね、これがまあ話

一、私たちは詩によって自己のらい体験を追及し、また詩をつうじて他者のらい体験を自己の課題とする人々を結集する。

一、私たちは、私たちの詩がらいとの対決において不充分であり、無力でもあったことをみとめる。なぜそうであったかの根を洗いざらし、自己につながる病根を摘発することから、私たちは出発するだろう。

一、私たちは対決するものの根づよさをようやく知りはじめたところである。それは日本社会と歴史が背負いつづけた課題とひとしいものである。だから私たちはらいに固執するだろう。なぜなら私たちじしんの苦痛をはなれて対決の足場は組めないから。

一、私たちの生の本質と全体性としてのらい、との対決への志向が、集団の最低限の拘束である。サークルと詩誌をその拠点としよう。

一九六四年八月

らい詩人集団

（『らい』創刊号の冒頭に掲げられた「宣言」）

のはじめやろうという感じがするんです。

しまだ　ぎりぎりのところで共通するものをもつわけですね。

村井　あったと思うね。ぼくは『らい』（長島愛生園らい詩人集団発行。一号（一九六四年九月）〜二五号（一九八〇年二月））を読んで、そこにはぼくにとって大切なテーマがいくつか語られていたわけですよ。それは決してハンセン氏病だけの問題でなくて、ぼくじしんの人間性の回復というね、いえば人間性の回復というより獲得やな。獲得という問題で共通するいくつかの問題提起がされていると思うんです。それは人間の値うちというものがどこで決まるんやろうかということですわ。

無知と差別意識

樹島　このあいだの七月行動（全患協（全国ハンセン病患者協議会）の対厚生省交渉（一九七〇年七月に

日用品費や特別措置による生活費について、厚生省の重点施策として取り組む、との厚生大臣の言明を取りつけた」）で村井さんを見かけたとき、ほくは社会復帰した人（患者の恢復者）かときいたくらいだったんだけど、はじめからそうだったわけでないでしょう。

村井　それはぼくじしん一つの方式があるわけです。というのは自分を大切にするためには、人を絶対に軽蔑せん、差別せんということですね。人間というものは平等やという発想せんことには自分をつかまえられなかった。

　ぼくがはじめて全生園へ行ったときは、面会所でテーブルを境にして患者さんと向かいあうでしょう。あの頃は植毛の技術もそんなに発達しておらん頃やしね、ぼくもあらためて正面きって坐るわけやし、やっぱりそれはちょっとギョッとした。しかしそれは知らんということやね。ぼくはだから人間の本能によって美醜がということは嘘やと思う。本能でなくてなれることはできると思う。

　それはぼくじしんはじめの頃はね、後遺症や植毛がギョッとするわけだ。それはぼくが知らん、なれていないからそうですね。なれるにしたがって「大分のびたから切らんとあかんね」とこうや。だけどやっぱりぼくじしんの一種の皮膚アレルギー——ぼくの差別意識やな。体がムズムズする、そのムズムズがなくなるのには時間がかかりましたよ。患者さんがもうあいつは大丈夫だからとめしを出してくれるんですが、このめしを食うにはやっぱり時間がかかったですよ。

　だけどぼくは、人間の可能性にたいして希望をもつのは食えるようになるんですな。こんどはこちらが作って食わせるわけ。だからぼくはあの差別意識、あるいは美醜というものからいえば、絶対に本能ということじゃなくて、つくられたものや。

　それでぼくが思うのは、ぼくじしんが子供のときからずうっと大きくなってきながら、知らんうちにそういうね、色が白い、鼻が高い、銭があっていいもの着とる、それはええとこのボンやということが、ええ奴やということになって、知らんうちに色が黒いの、鼻が低いの背が低いのということが、いえばアカン奴やとこうなるわけですよ。

ところがよう見ていると、ぼくなんか背は大きいが歌もうたえん男ですわ。ところが小さい人で歌のうまい人がいるんやね。そういったら人間の値うちというものはどこで決まるかわからんわけやね。みんなそれなりにそういう価値をもっているわけですわ。

そういう価値をもっているけど、それを抑制するものが、結局自分がもっていた差別意識ということでぼくの中にのこっていたんじゃないか。療養所から自分の部屋に帰りながらね、何かついている感じがして振り落そうと思いながら、あかんあかんとぼくは思っているんですよ。ぼくがそのまま着こんで自分の部屋に戻りこめたのは、六年くらいかかりましたな。

病むものと病まぬものとの関係

近藤　話の中に、樹島さんからよそ者だといわれて、そのことから樹島さんと理解を深めるということがありましたけど、そういう尺度でね、失礼であるけれど、村井さんはよそ者であるかどうかと、村井さんのお話をきいていたんだけど……。たまたま引揚げ〔朝鮮民主主義人民共和国への帰国〕のことで、菊池恵楓園の人たちはどうなんだろうかと思われたというんですが、それは一つの動機というか、きっかけで、あなたの心の中にはそれを今日まで育ててこられた深い要因がね、働いていた気がするんですよ。

しまだ　それは恵楓園へ行くまでの村井さんの生き方、それまでの生活の中からうまれてきたものが関係してるんでしょう。

村井　それはね近藤さん、よくわからんですけどね。こうなると運命論に傾くわけだけど、たとえば同じ状況にいても、小学校の頃野良犬がいて、同じガキどもがいてもね、ものすごく残酷な奴がいるんやて。首をくくって引張りまわし、穴を掘って殺すのもいるし、ぼくは犬をひろって飼う方や。同じ年令、同じ朝鮮人でも、同じ仕事を親がしていてもね。どういうわけでそうなってくるのかはわからないけど。

沖　おれはあんたが療養所にとっくんだのは、恵楓園とかいろいろとっかかりになったと思うけど、らいも差別される、同時に朝鮮人問題もそうやないかと思う。そういうのがあんたの意識の中に働いて、多く差別された、らいにたいして興味をもってつっこんできたんじゃないかと感じてきたんだけど。

村井　そうですね。だからそれは、ぼくには最初はハンセン氏病ということよりも、朝鮮人問題の中でのそのまた差別の中にいる朝鮮人ハンセン氏病患者というのが……。

　というのはぼくは差別は絶対あかんと思っているんですよ。差別をね、一パーセントでも残したら、自分が差別される人間になると思っていますからね。だから自分の中で差別の意識を徹底的に洗いたい。そのことによって自分が自由になれるかも知れんと。

沖　さっきあんたのいった、相手に正直につきあうということが、また自分に忠実だということだってね。そういうところから出ていると思って。

村井　たとえばいままでの生き方として、人に可愛がられる——そのことによって生きていくということは、その人よりも自分がへりくだるということですわね。そういうような生き方というものが、たとえば、ぼくの場合どういう方法で可愛がられるかということがあったわけですよ。それは学校へ行きよる頃やったらできるだけ喧嘩をせんでよう勉強して、できるだけ日本の風俗に合った人間になり、そして少し大きくなったら戦争にいって日本のために、お国のために働くと、そういう人間になることによって、ぼくというのは人から可愛がられるというか、生きてゆける人間になるやろと。まあ極端にいえば、お国のために死ぬということがね、生きる前提みたいだったですな。

　で、そういう中でぼくが炭坑の中に入ることによって、こんどはいつも生命の危機にさらされるというのが、もう一つつけ加えられたと。

　そうしながらぼくは、どうしてもおれはこのまま死ねんという感じがありますわね、だからまあ精一杯のことをいったら死んでもいい、そのひとこと精一杯いいたいということだけがね、そこはやはり自分じしんでしょうか。だからおれじしんひとこと精一杯いいたいということが、いまでもぼくのやっていることやし、それから、と同時に精一杯いいたいというてる、いえば沢山の人間がいるんですな。

樹島　よそ者という言葉の出た最初は、高校生たちと話し合ったとき軽症の人が沢山いるわけや。それらが治療してらいを卒業できるように村井さんの目には見えるような人でも、心の中は徹底的にらいやというんや。そうなんだよ事実ね。かれらにはらいから逃げるんだ、卒業できるんだというそういうものないわけなんだ。

　それを村井さんが疑問に思うというから、ぼくがあんたはよそ者だからわからん。厚い壁があるんだって。結局どれだけ病気が軽くたって逃げきれない、そこがわからないんだよ。

沖　ワークの連中もそうじゃないか。

しまだ　どんなに軽くても逃げられないというのは、らいというのを自分だけの問題にしているからではないか。ぼくはらいというのは医学的には単純で——未解明のところがあっても単純で、そうでない社会的、思想的な意味からは、もう患者だけの問題でなく、患者と患者でない者双方の合作だと思うから、そうなれば何も自分だけらいを意識するというか、人はわからんのだという必要はないと思うんだけど。さっき村井さんがカメラの表現のことで、写される者と写す者との合作というこことをいったでしょう。ぼくはそれはらいという事象をとらえるときも、患者と患者でない者とにそういう関係があると思う。

村井　ぼくは近藤さん、こないだワークの連中と青い鳥演奏会〔近藤宏一氏は一九五三（昭和二八）年、長島愛生園の視覚障がい者をメンバーとするハーモニカバンド「青い鳥楽団」を結成し、園外でも演奏活動を行なった。一九七七年に解散。楽団活動は各療養所でも行なわれた〕のあとの話し合いにね、免田〔正人、一九二〇年～一九八四年。「薄氷に立つ老人と盲人」『点字愛生』長島盲人会、一九七〇年三月など〕さんか誰か、私も無菌やということをいいましたね。ぼくは無菌という発想にものすごくこだわる。というのは昔いうところのらいにたいして、こんどは伝染病ということをおっ被せた。そうすると自分で無菌々々といわんとね、自分の存在を正当にみとめてもらえんという気持ちになるんだね。

ところが無菌だろうが有菌であろうと、人間は人間やて。そして同時に人間というのはみんな病気をもっているんですよ。そりゃハンセン氏病であれ、結核であれ、癌であれ、その他なんか病気をもっているんだね。そしてこのハンセン氏病にしても、いま合作ということだったけど、これはいえば決して近藤さんのものでも、樹島さんのものでもない、全部に被さっている雲みたいなものでね、曇天ですわ。それが誰かに入るだけや。だから人類なりその民族がもっている病気ですよ。それとの格闘が科学やと思うけどね、あるいはいろんな医療政策やと思うけど。

しまだ　ぼくは個々の特定の人が罹っているのが

ハンセン氏病で、らいというのは誰かれなしにみんなの上にあるもの、みんな罹っているものやと理解したいな。

村井　いやぼくもそう思うな。そう考えなければいけないと思うな。そう考えてはじめて医療政策でも、社会保障の問題でもね、うまれてくると思うんですよ。だから病気に罹った人間をね、殺してしまえというんではね、薬もなければ医療政策もないですわ。原爆、水爆ばかりいっぱい作ってさ、月に行ったり。これはものすごい金ですよ。この知識たるや科学たるや大変なものですわ。

　ところがハンセン氏病にたいしてはエジプトから四千年、最近になって結核薬の流用がプロミンでしょう。それまで死ね死ねみたいな話ですわ。ところが死ね、死ねで殺す方はエライ道具をもっているんですわ、人間というのは。だからぼくはいまそういう、しまださんのいったみたいに、病んでいるのはぼくかも知れんと、病いそのものは全部のものやと、そういう発想をしたときにね、はじめて、じゃあどういう形で自分の苦しみをひとの苦しみとさせないためにおれはどう生きるかということとね、それからこんどは逆におれの病いを病んだ人間をどう扱うかという、いえば病まざる人間の関係がね、ぼくは出てくるんじゃないかという気がするんですよ。

　そしてそれがいえばこれからの民主化ということの中でね、連帯感まず人間としての連帯感から、そういう病む者と病まざる者との一種の共存というのか、生きていく方法というのかね、出てくるような気がするんですよ。

啓蒙の怖さ

近藤　村井さんのいう写す方と写される方との関係では、村井さんの主張するところは写される方の主張でもあるわけでしょう。写される側の主張

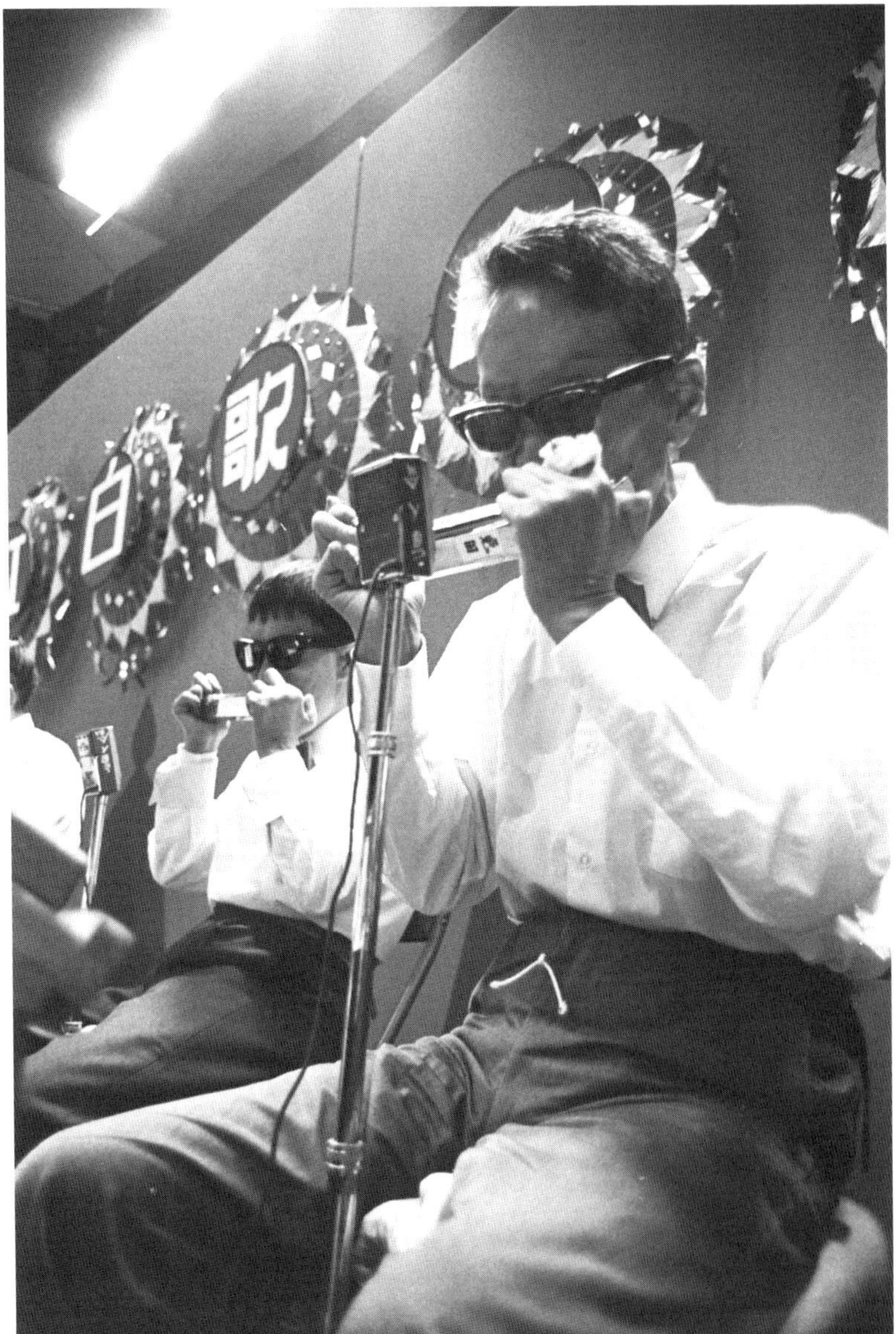
白
歌

もなければ、村井さんの方の主張も成り立たんわけでしょう。患者の方にも、その主張をするか、しないかの問題がそこにあると思うんです。ぼくじしん自分を振り返ってみてもそれを思うんです。

村井　いえば自分じしんが正面きる——自分の形をみせることによって自分が写真に語りかける、カメラマンのシャッターの力を通しながら自分を語りかける。

ところがね、よくみてみると啓蒙々々といいながら、病気に罹らん奴らの僭越さというのかね。ぼくはずーっとみてますと、自分に啓蒙できるだろうかという怖さがあるんですよ。人間てのは皮肉なもので自分じしんが生きて、自分じしんが啓蒙しているんですね。それは生きるためにこの長島のうちをみんな開拓して、それこそ畑の面積より広い石垣を築いて、戦時中を生き抜いたのも患者ですわね。自分たちの指をきざみ足をきざむということで生きてきたわけですね。

その中で自分たちの人間的な存在をね、もっとも明確にみせたのも患者さんの文学だとぼくは思うんですよ。社会の人間が啓蒙々々といって何を啓蒙してるか、そりゃね、食いものにしているといわれても仕方ない。救らいの日とか、らいを理解する日をつくるだけで、なんかあわれな話をつくって可愛想になってね。ところが患者には可愛想ということより、もっと、いえば血を吐くようなことがあるわね。それによって社会の人間は少しでもハンセン氏病にたいする理解というか、啓蒙をね、ぼくはなされているんじゃないかという気がするわけですよ。

樹島　村井さんの写真もわれわれからいえば大事な遺産ができつつあると思うんです。らいの写真集としてまとめようという人は、あんたがはじめてでないかと思うんだ。ぜひいいものをつくってほしいんだ。

いい写真

近藤　このあいだきた学生の一人が、風呂場の戸が開けっぱなしだったので、入浴の着替えをしているところを撮って怒られたんだがね。写された方は恥しいところを撮られたということだけど、写した方もね、どういう意味づけをするかということがある。興味半分にやったのかどうか。

村井　それが大切ですよ。あの学生の中に写真をとる奴が二人いた。帰る日にカメラを担いだのに会ったから、撮れるかねといったら、むつかしくて迫力のある写真が撮れませんというから、あなたね迫力というのは何やって。たとえばこの療養所の中であなたの思っている迫力というのは、何を迫力と思っているかと、と同時に、あなたの中で迫力という、いえば病まぬ人間としてね、内なるらいなんていっているけど、病まない人間として自分が病まずに迫力をねらったらね、全然ちがう写真を撮るんじゃないか、それはね、とんでもない写真を撮るかも知れん。だから迫力という問題は一般ジャーナリズムの中ではまずくとも良くとも、それはあるかも知れんけど、いわば人民的なというか人間的な意味では、きみね、迫力をこの中で探したら、それはまちがってしまうんじゃないか。それは一つの歴史の意味、人間が生きていく上での意味というものを、小さい部分でも探らんと、ただ迫力々々、クローズアップ、クローズアップなんていったら、とんでもないもの作るでといったら、ハァーといったけど、わかってくれたのかどうか。

近藤　心の中の構えが、一体何にレンズをむけているのかが。

しまだ　まあしかし、写されるとき、双方同意できるというのはなかなかむつかしくって、写されるときはカァーッとしても、あとから認め合えるものを作るしかないかも知れないけど。

村井　いやそうなんですよ。これは手前味噌ですが。栗生の沢田二郎さん〈一九二四年～二〇〇七年〉ね、彼女ができたんですよ、〝壮健〟さん〈ハンセン病の患者・回復者ではない人〉でね。二郎さんになんであれができたのかぼくにはわからないんだ。沢田さんがいつか十二月の厚生省交渉のあとだったか、ぼくの家へ行きたいというので来てもらったんだけど、そしたら電車の中でこういうんです。私があなたのところへ行きたいのは、あなたが私の写真を撮っている、その写真を見たい。私は一人の女と結婚しようとしているが、おれは自分でどういう男かわからんというんです。それであなたの撮った写真を見たい、それで自分の鏡を探してみたいと。

それをきいて、ぼくは怖かったですよ。そりゃ彼を正面すえて撮った写真は仰山ある。いわゆるクロくやいた写真もあるわけですよね。片方の眼は眼帯して、片方だけギョロッとさせて、あごを出したね。沢田二郎これ、この写真をどう読むかってね。ぼくはね、まあええと思って見せましたわ。

そしたら沢田さんジィーッと見て、わかったというんです。わかったというのは、なんか自分の写真を見て、自分の存在するひとつのすごさみたいなようなものをね、感じたみたいやね。おれてのはこんなにすごいかって。それはいわゆるみじめとか、あわれとかでなくておれてのはこんなにすごく生きているかというふうに感じたみたいやね。それでいえば自分で、自分がよく写っていると、彼の写真を彼はいい写真だというて帰ったですがね。わかったといって。

そのとき沢田さんはね、鏡にうつる自分じゃなくて、フイルムにうつる自分を見て、おれはこんなにすごいかなと、すごい人間が生きていかなくてはいかんとね。彼は「生き残り」〈『高原』〈栗生

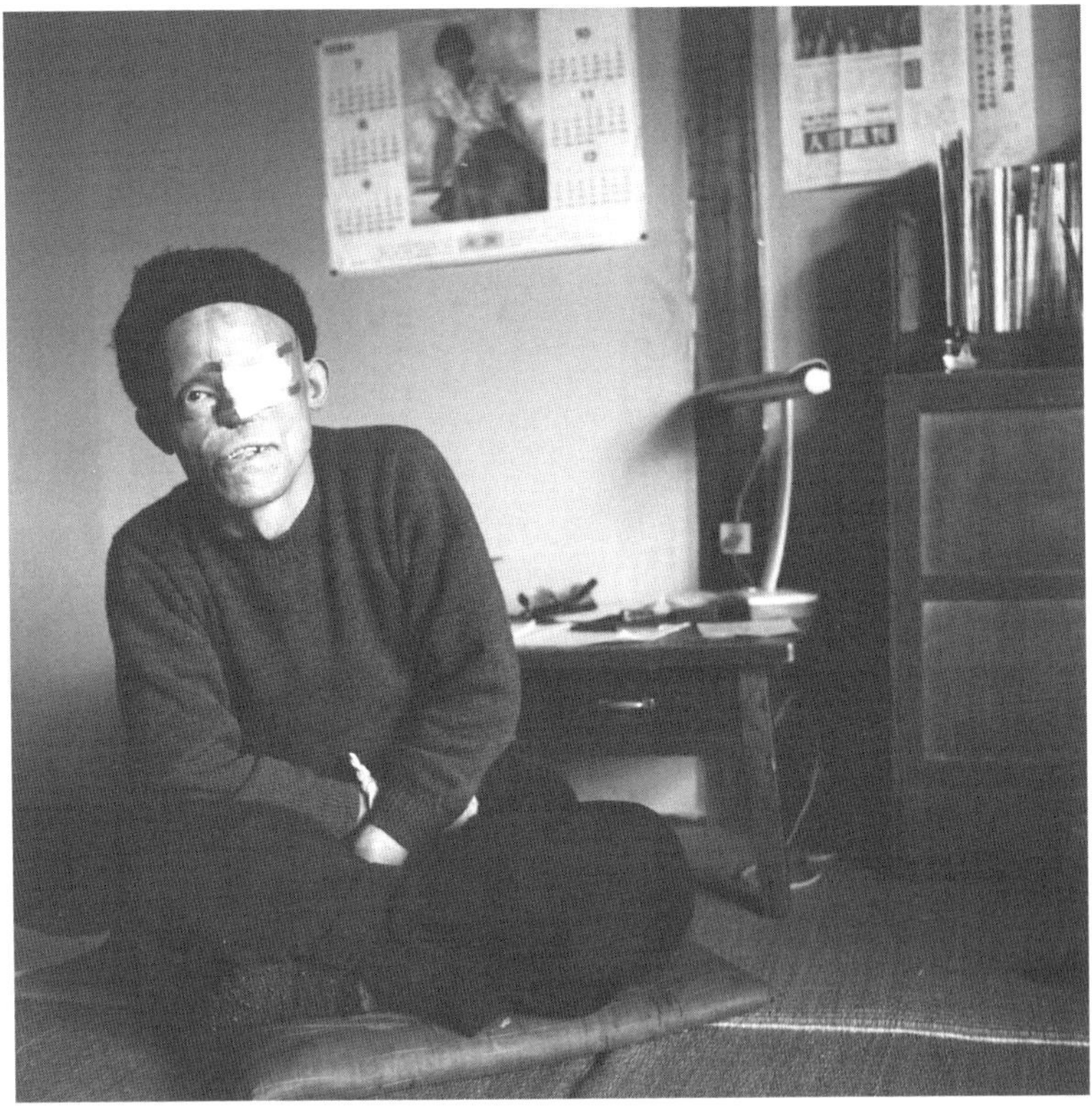

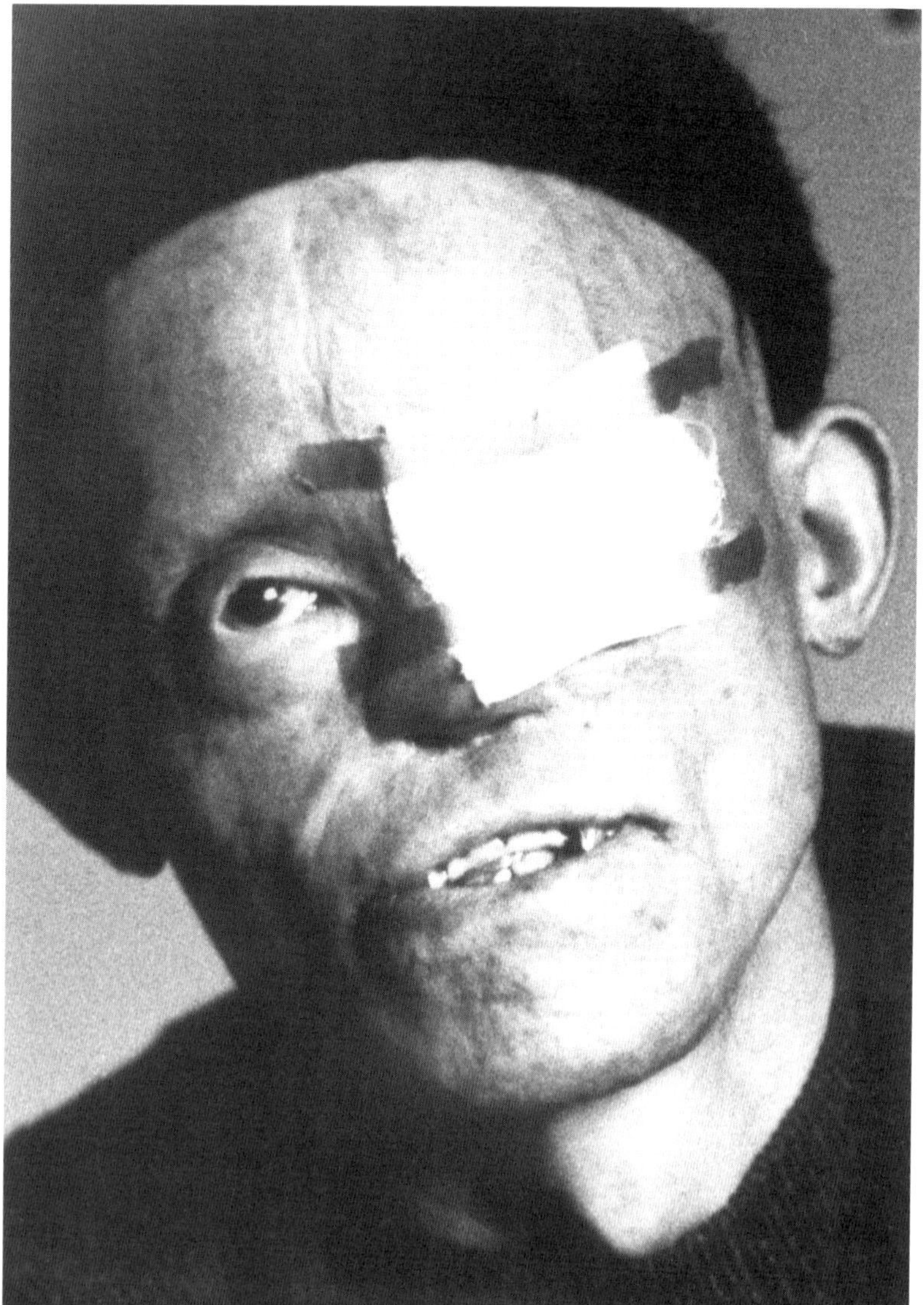

楽泉園文化部、一九五二年二月〉所収〉という小説を書いてますわね。生き残りの果てとしての自分の写真をみて、そして京都の女と結婚しようとハラを決めよった感じがあったね。いまタイプ習ったり、四苦八苦してますわ。

大村健石〈許健石。一九四四年〜二〇二〇年。一九五七年に鹿児島の星塚敬愛園に入所。一九七二年に退所し、『南九州新聞』に長年にわたりコラムを連載する〉が家へ来て、沢田さんてどんな人ですかというから写真を見せたらね、あいつ全然感じないわけや、病気重いなあというだけや。そのあと栗生へ行ったとき、食堂でね、沢田二郎が大村に、おれの写真あったやろ、ありました、すごかったやろ良かったやろと話しているんだね、大村はハァーという顔してるだけ。沢田さんはあの写真、自分の姿としていいと思っているわけね、すごいと思っているわけ。ぼくは彼奴（あいつ）病んどらんなと思ったね。

価値の転換を

村井　こんど栗生の金山〈光雄、金夏日。歌人。一九二六年〜二〇二三年。一九四一年に多磨全生園に入所し、その後、栗生楽泉園に。数冊の歌集・エッセイがある〉さんが『無窮花（ムグンファ）』という歌集を出すんですが〈光風社、一九七一年二月〉、ぼくは以前から金山さんの写真も撮っていまして、一枚いいと思うのがあったのですが、その写真をこんど出す本に使いたいといってきたんです。その写真をいわゆる晴眼者〈視覚障がいのない人〉にみせたときにね、これはいいといったんです。それは同じ病者でありながら、いえば困難の中でそれとたたかっているものにたいする感じだったろうという気がするんですよ。

だからその自分の姿にかたなければいけない。そして自分の姿にかかった姿というのは美しいんで

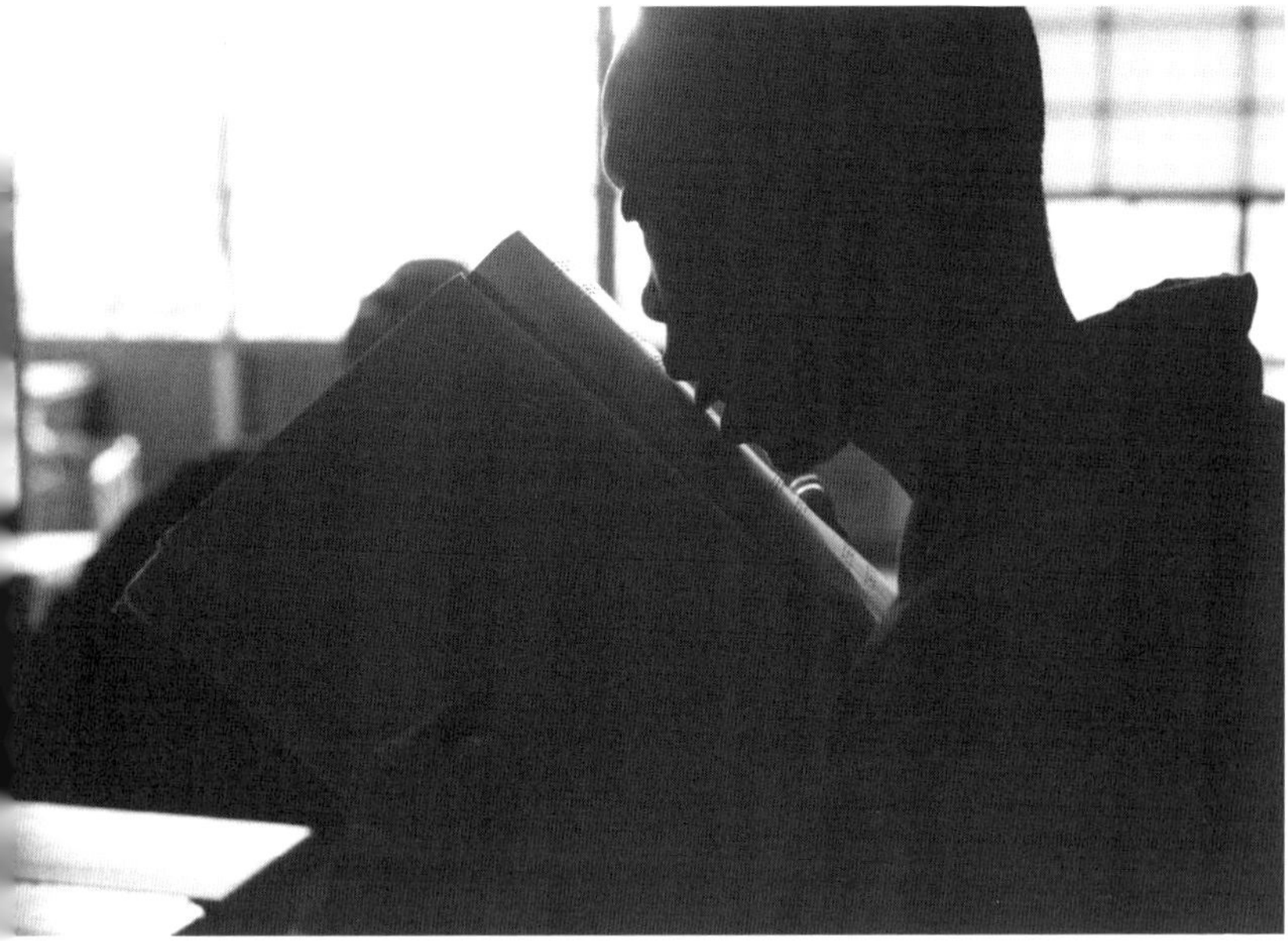

すね。近藤さんのいった自分の姿にかつということは、自分の自由をつかまえる、解放する出発点でしょうね。

樹島　写真集を出すとすればどういう構想で……。

村井　どうまとめるか、それがわからなくてね。一点だけは考えているんですが、それは人間の価値基準、これにたいするいえば一つの造反をしてみたい。社会の一般にある価値基準をひっくり返してみたいということが一つです。

ところで写真でひとつの姿をあらわすことによって、社会のいえば価値基準というもの、あるいは美醜という問題をね、ひっくり返せるかというと、たとえばぼくがし<ruby>ま</ruby>ださんならしまださんの姿を撮るとして、そのしまださんの姿を美しく撮れるかということやね。美しいというのはむろんヌード的なことじゃなくて、人間として美しくみえるという。それはねえ、自分の写真の究極というのか、自分が写真をやっている以上、どうしてもそれを一つの美に置換えることができなければならんと。それができればぼくが写真をやった値うちがある。それが結果としておっかないものになってしまったら写真をやった値うちがないし、意味がない。

樹島　あんたの芸術論をききたいんじゃなくて……。

村井　いや芸術論じゃなくてね、いまいった美醜という問題をね、差別の発想から考えているわけなんだ。ぼくが自分をね、皇太子とどこが違うかといったら、どこも違わないわけだ。だけどあれはエライ人間ですよ。

すると自分の価値をどこで探すかという問題やね、鶴田浩二はいい男やと、だからあれは一本の映画に出てからね三百万もらってかまわんわけや。ところがぼくがとった写真は三文にもならんと。あるいはぼくがしまださんと向いあって撮った写真はね、いくらになるかという問題や。買わんかも知れん。するとぼくはそれをね、買わすようにしたいと思うんですよ。美としてね。そのことによってぼくじしんが自分がへりくだることで生きてきたのがね、一度頭を持ちあげておれということができるかも知れんと。

　ぼくは写真をね、たとえばいろいろ偏見のある人間がいながら、なおかつその写真を見たときに人間の尊厳、あるいはひとつの値うちを読みとれる写真が撮れるか撮れないかということですな。それはたとえば明石海人（一九〇一年～一九三九年。歌集『白描』）の歌でも、北条民雄（一九一四年～一九三七年。小説『いのちの初夜』）の小説でも、いえばらいを語っているわけですよ。ところが読む人間は、人間の尊厳をあすこで感じますね。

　ぼくがこんどそれを言葉でなくて、ひとつの姿を撮りながら、病まざる人間がみずからの中に、いえばひとつの病いをひとつの人生と感じながら、ぼくと樹島さんなりしまださんと向いあった中で撮った写真をね、読ませることができるかどうかということやね。ぼくが撮る写真が生きるか生きないかということはね、だからさっき芸術論はいわないといったけど、芸術論やはり人生論ですよね。言葉は芸術論だけど、じっさいにはいえば人間の価値を決める究極やないかという気がするんですよ、それは。

　今日のテーマは、ぼくがハンセン氏病とどうしてかかわるようになったかというのかも知れないけど、ぼくじしんとしてはそれを通しながらぼくをやっぱり語りたいと思っているんですよね。樹島さんが、おまえらがどうしようもなく自分の中に植えつけてしまう意識、それはおまえらが作っているんじゃないかときたとき、じゃおれがここへ何しに来ているか、なんでぼくがここに来ているかということが樹島さんわかってくれないのか、患者の気持ちはわからないというが、それならあんたはおれがわかるかと、ぼくも喰ってかかったけどね。だけど怒らせてもらったということは有難いと思っているんだ。おまえはよそ者やというたのはそんなにいないんだ。あんたはよい理解者だといわれてもね。

たしかにぼくも差別を作っている人間ですわ。ある意味では。と同時にね、自分の差別をどこかでとり除こうと――というのはひとの差別をとり除くという方法でしか、自分の差別をとり除けんという感じがするんでね。でまあさっきからいったような、いろんな怖れを感じながらもぼくは、自分を解放したいということでやっているんです。

（一九七〇年十一月八日、於長島愛生園）

【参加者プロフィール】

沖　三郎（一九二〇年～一九八二年）
詩「痛みを通してでなければ」（『愛生』（長島愛生園慰安会）一九六九年四月）、「わかれ」（『愛生』一九八二年九月）など

樹島雅治（一九三〇年～二〇〇二年）
詩「早春」（『愛生』一九六六年五月）、「冬の心象」（『愛生』一九六九年二月）など

近藤宏一（一九二六年～二〇〇九年）
詩集『あきの蝶　近藤宏一詩集』（和泉出版、二〇〇七年）など

さかいとしろう（一九二七年～二〇一二年）
詩集『人間回復の橋　境登志朗詩集』（みずほ出版、二〇〇六年）など

しまだひとし（一九二六年～一九九五年）
長島愛生園らい詩人集団代表。詩集『次の冬』（論楽社、一九九四年）など

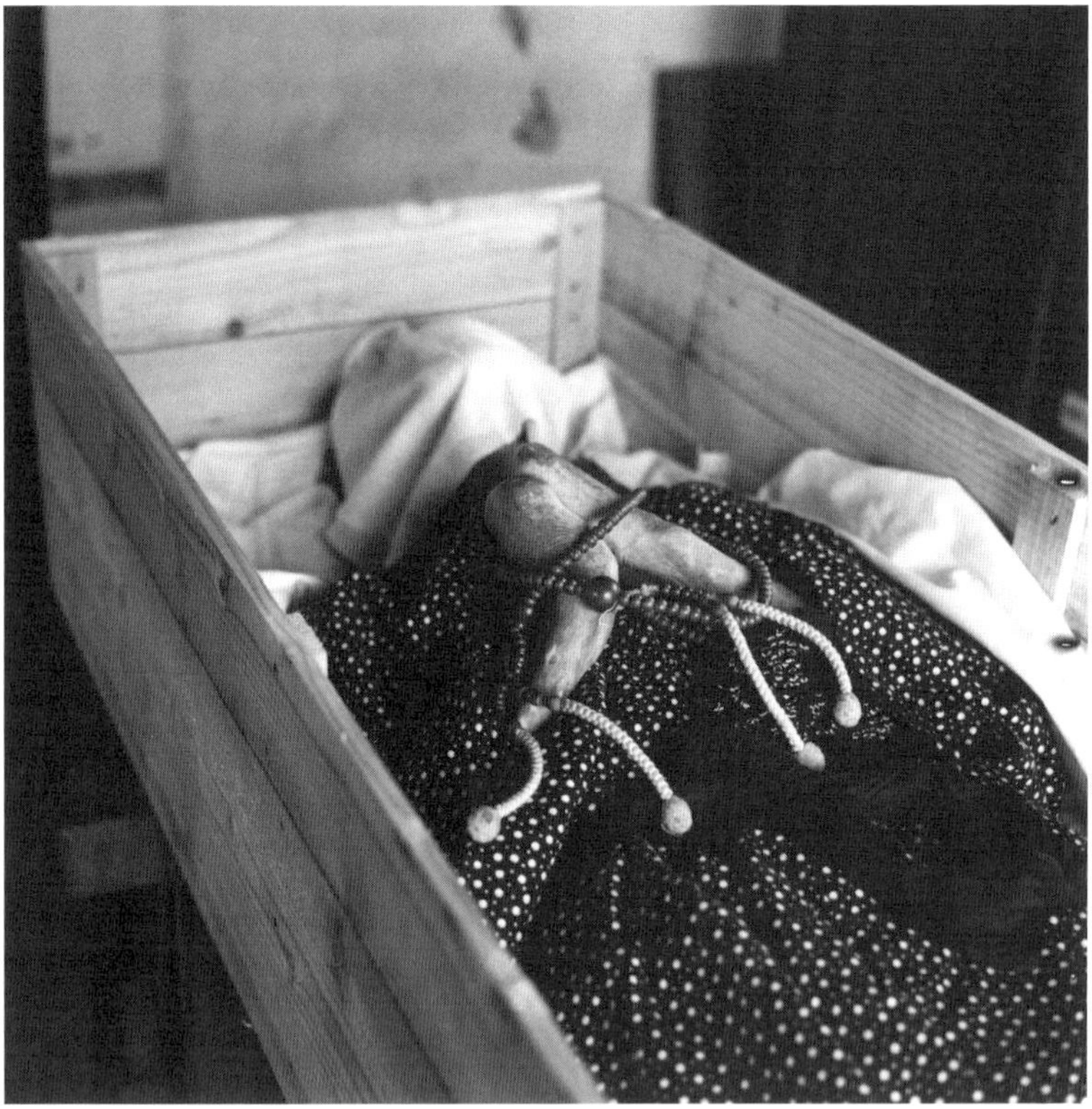

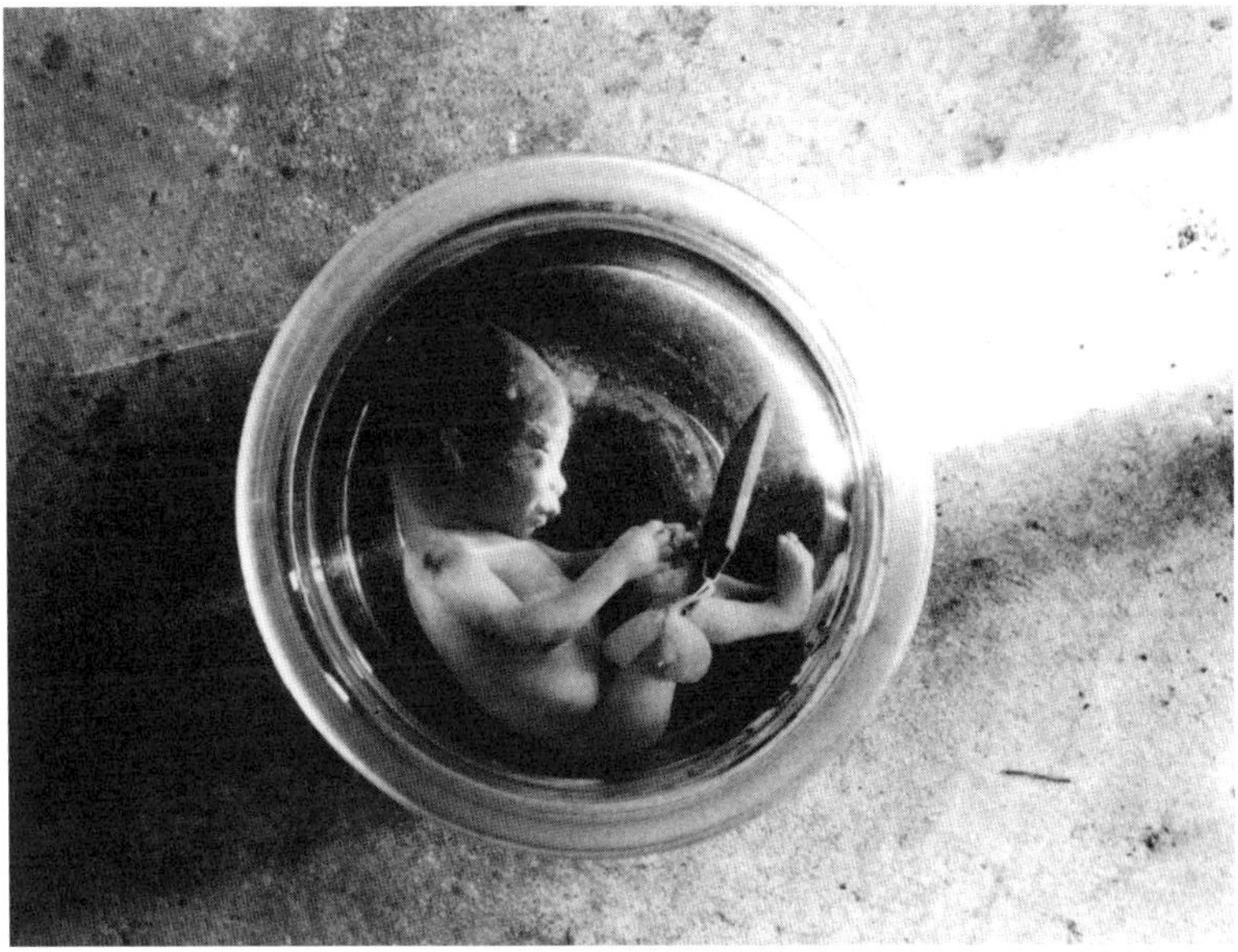

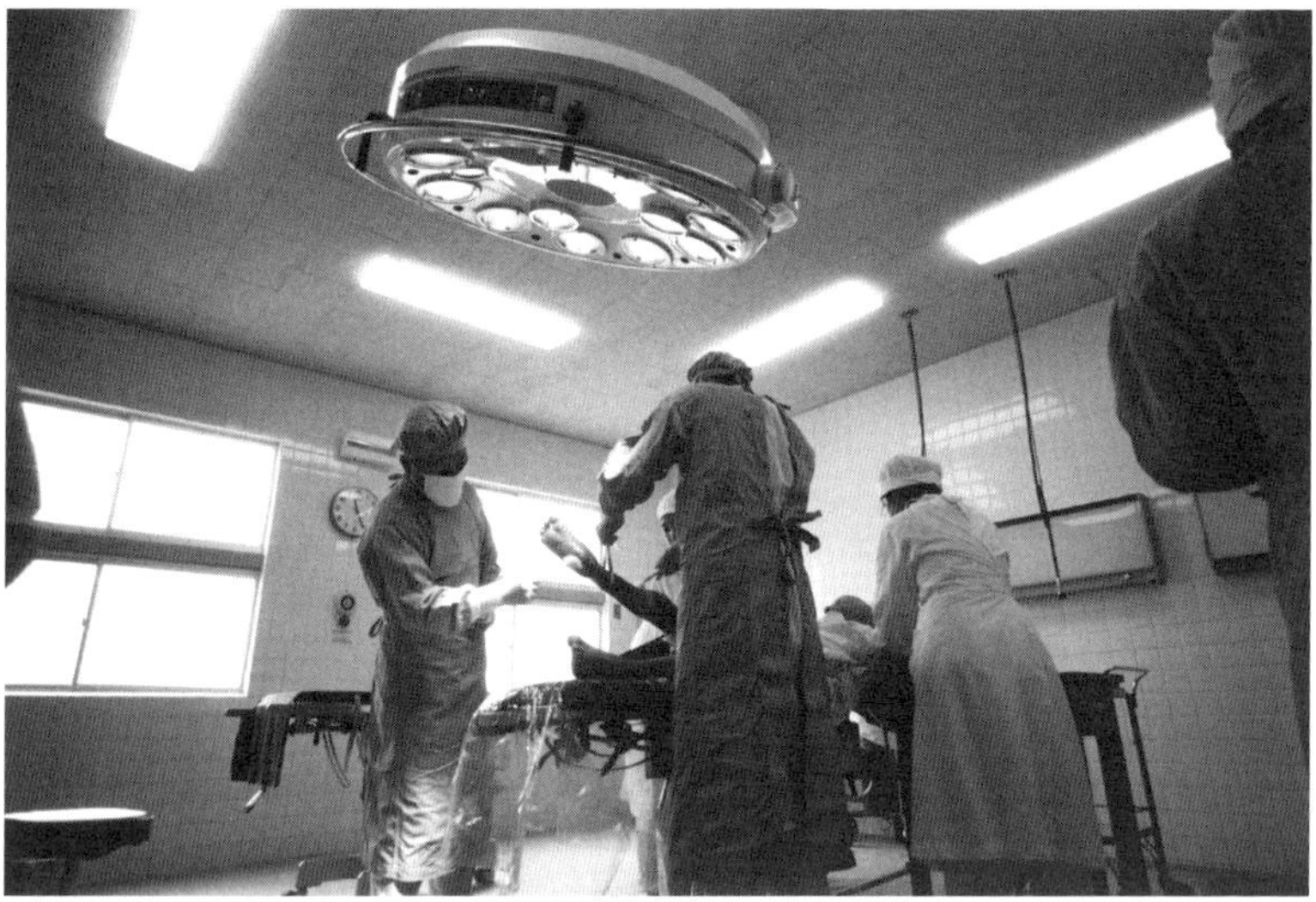

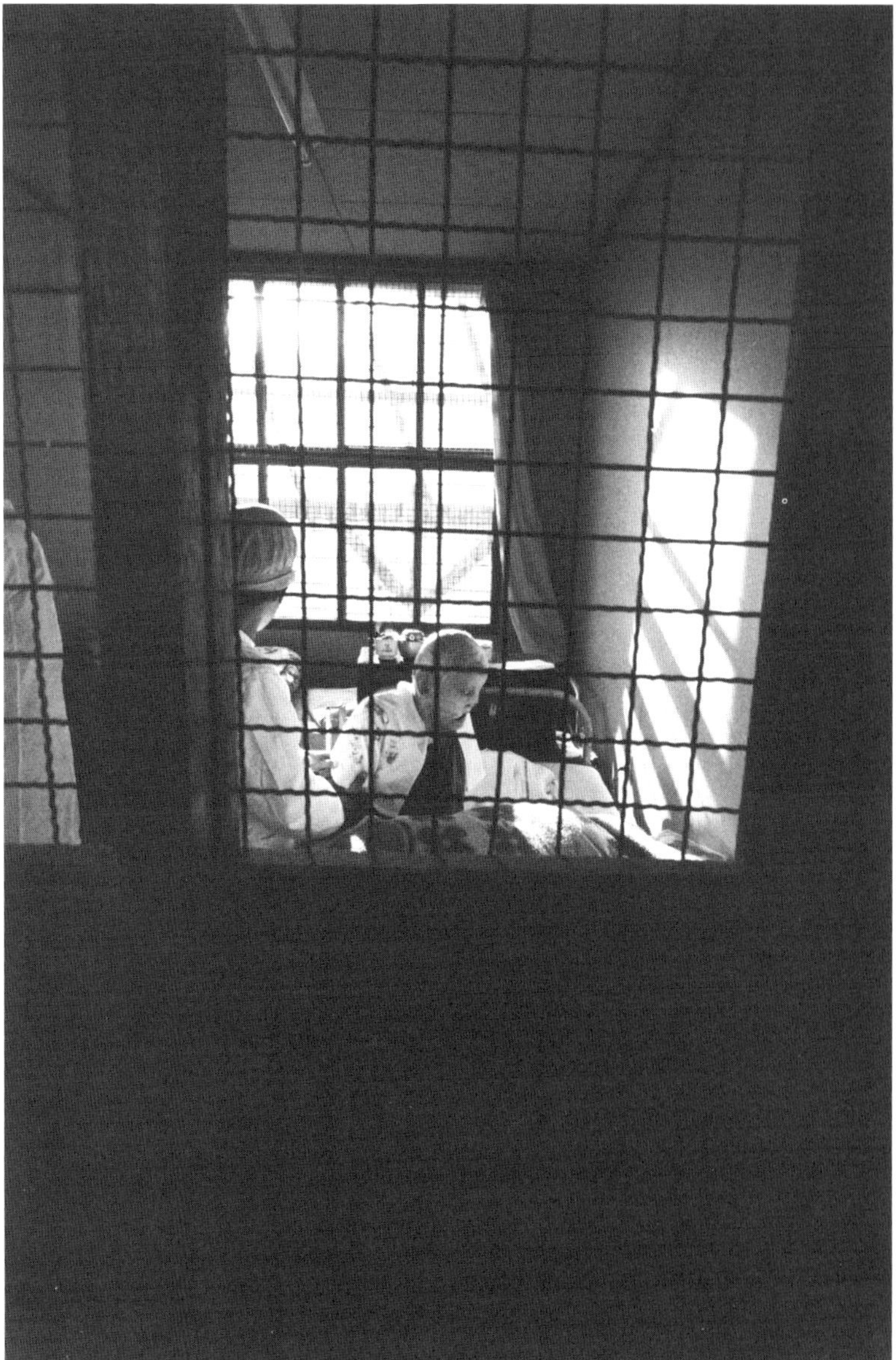

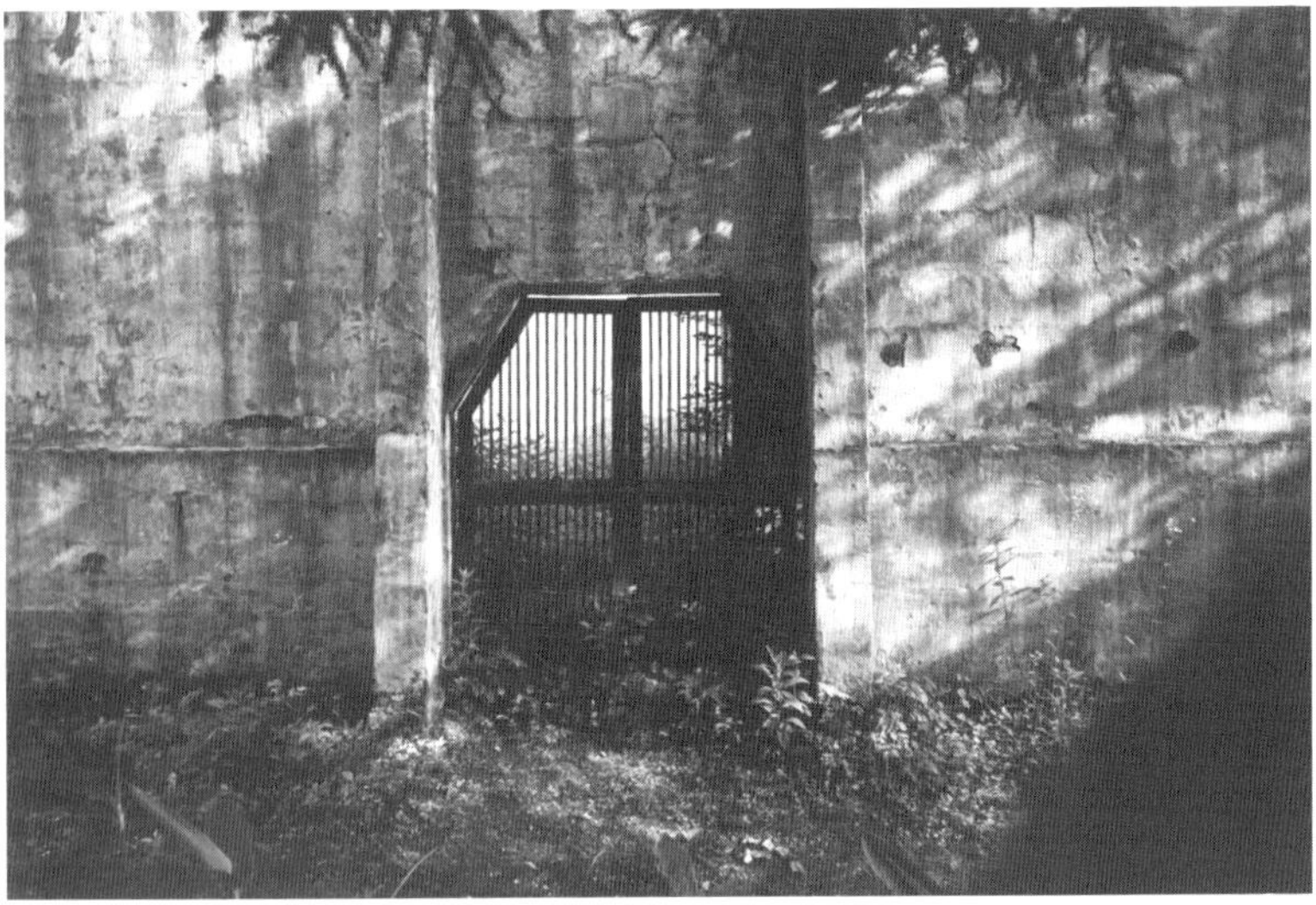

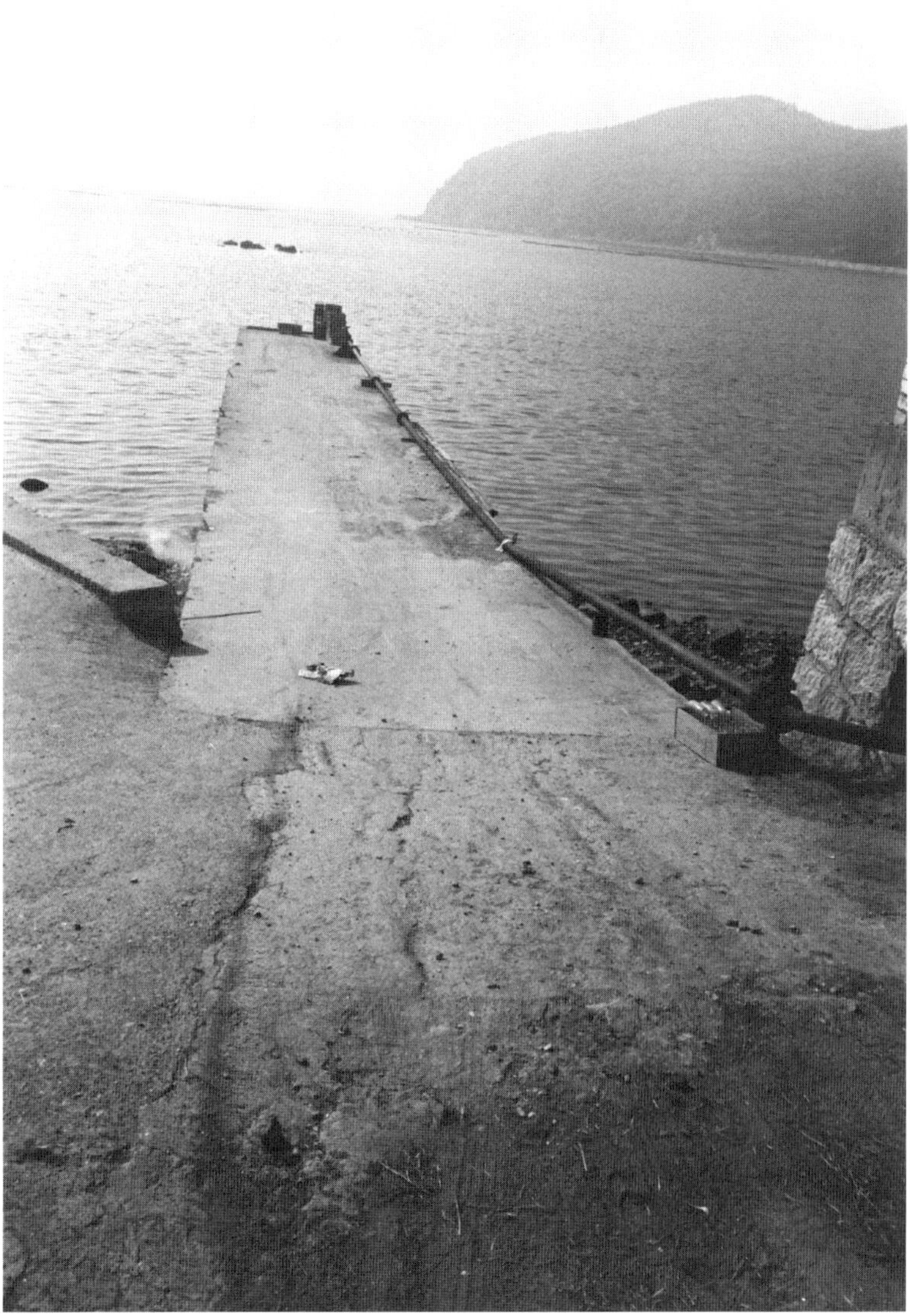

片割れ監修者の私記

私は、少年期に石炭掘りとなった。筑豊からは遥かな岐阜県の小さな亜炭ヤマだった。亜炭は、世評からすれば紅顔の少年が挑むには情ない相手だった。

しかし、劣等炭ではあっても地底の故郷にしがみつく力は物凄く、地上に引き出すには本炭といわれる九州や北海道の優秀炭に、勝るとも劣らない労力と技術を要した。

亜炭が劣等な石炭であっても、掘り出せばメシのタネになるのだから、私には有難い黒ダイヤだった。

中学の三年になる時には、坑内で働いていた。始業式には出席したがそれきりになった。

しかし、どうしてあんなに貧しくなってしまったのか、不思議なほどに貧しかった。自分の口ひとつを塞ぐだけなら中学生が坑内に下る必要はない。私の家には塞がなければならない口がたくさんあった。

まわりを見れば炭鉱のほかに働ける所はなかったし、坑外の雑役や日当稼ぎで足りるはずはなかった。何としてでも坑内に下らなければならなかった。たとえ雑役でも坑内の方が稼ぎは多かった。

私は当然の如く無法ヤマに働き場を求めた。無法ヤマとは、廃鉱の掘り残しを探しだして短期間に、場合によっては保安のために残してある炭柱までも取り払ってしまう盗人同然の、法の庇護を受けることのないヤマである。そんな類いのヤマは法に寛容であった。命、自分持ちなら女子供でも下げてくれたし、前借も容易で、私のような立場からは有難いヤマだった。

はつ働きに出る日の朝食は、いつものように雑炊だったが、弁当は黒い雑穀混りでも固いものを母は無理算段で持たせてくれた。母は嘆き嘆き私の手をとりながら途中までついて来たが、他に生きてゆく方法はなかった。

仕事道具は何一つ仕度できなかった。地下タビは絶対に必要な物だけれど、買う金もなかった。しかし、私なりの算段はあった。仕事を頼みに行った先日、掘っ立て小屋のようなヤマの溜り場の隅に使い捨てられた、たくさんの地下タビを見ていたからだった。それらの中から使えそうなのを拾い出すつもりでいた。

うず高く積み上げられたボロ地下タビの山は、幾年も経って草むした墓のようだった。乾いている所を掘り返して品定めをしたが、踵（かかと）がちぎれてコハゼ（留め具）ごと消失していたり、ゴムと表布が指の辺りまでサヨウナラをしていたりして使えそうなのは見つからなかった。ピッタリ上等品は諦めて小さくとも程度の良いので我慢することにしたが、この貧しいヤマの人々が捨てた地下タビに程度の良し悪しを言うのは、滑稽なことだった。底ゴムに穴がなくて表布が少しでもあれば良品として、ちぐはぐの左右をそれぞれ拾い出し、土踏まずから甲にかけてわら縄を二重に巻いて縛った。

大人たちは、仕事着というには正体のないボロ

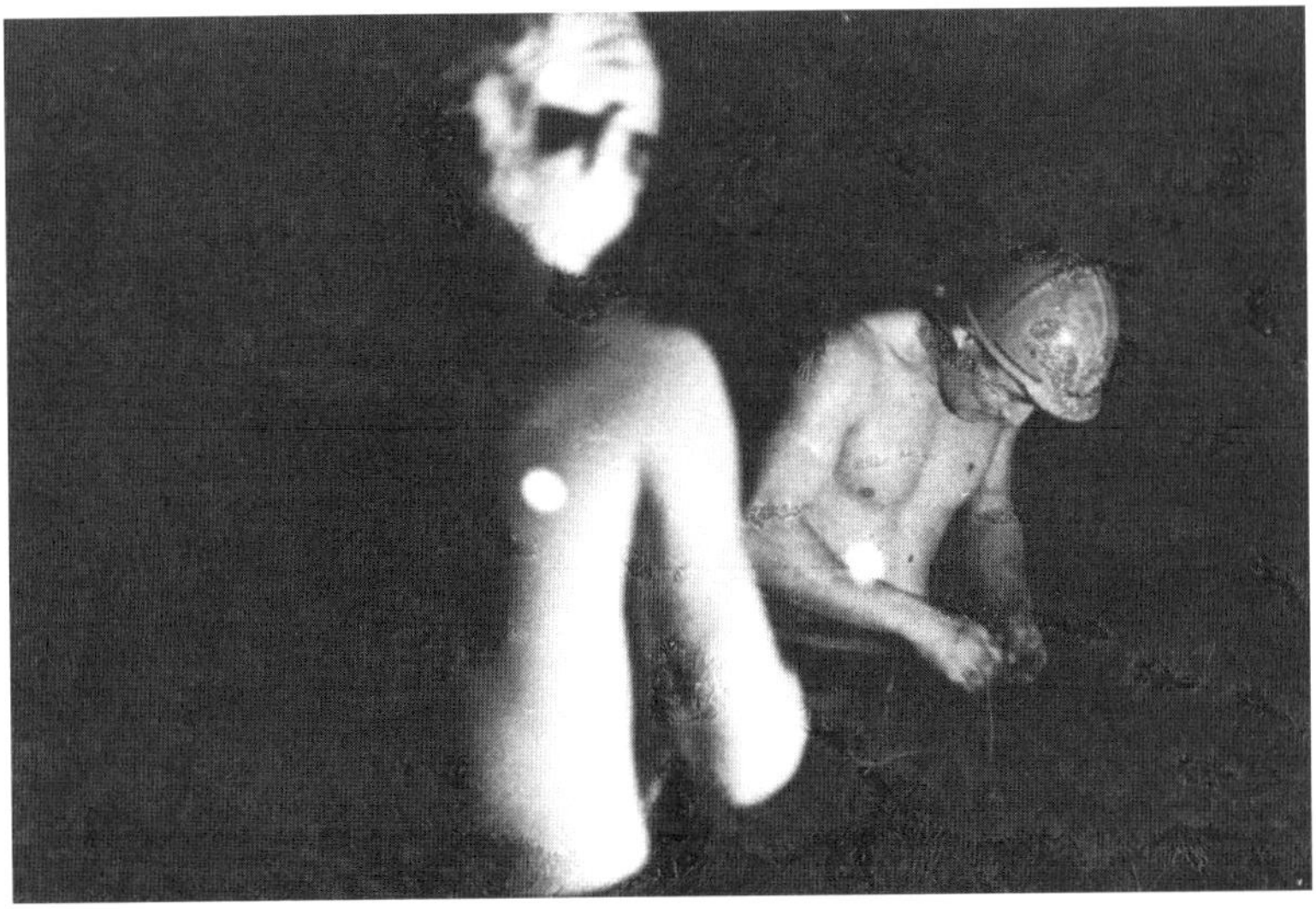

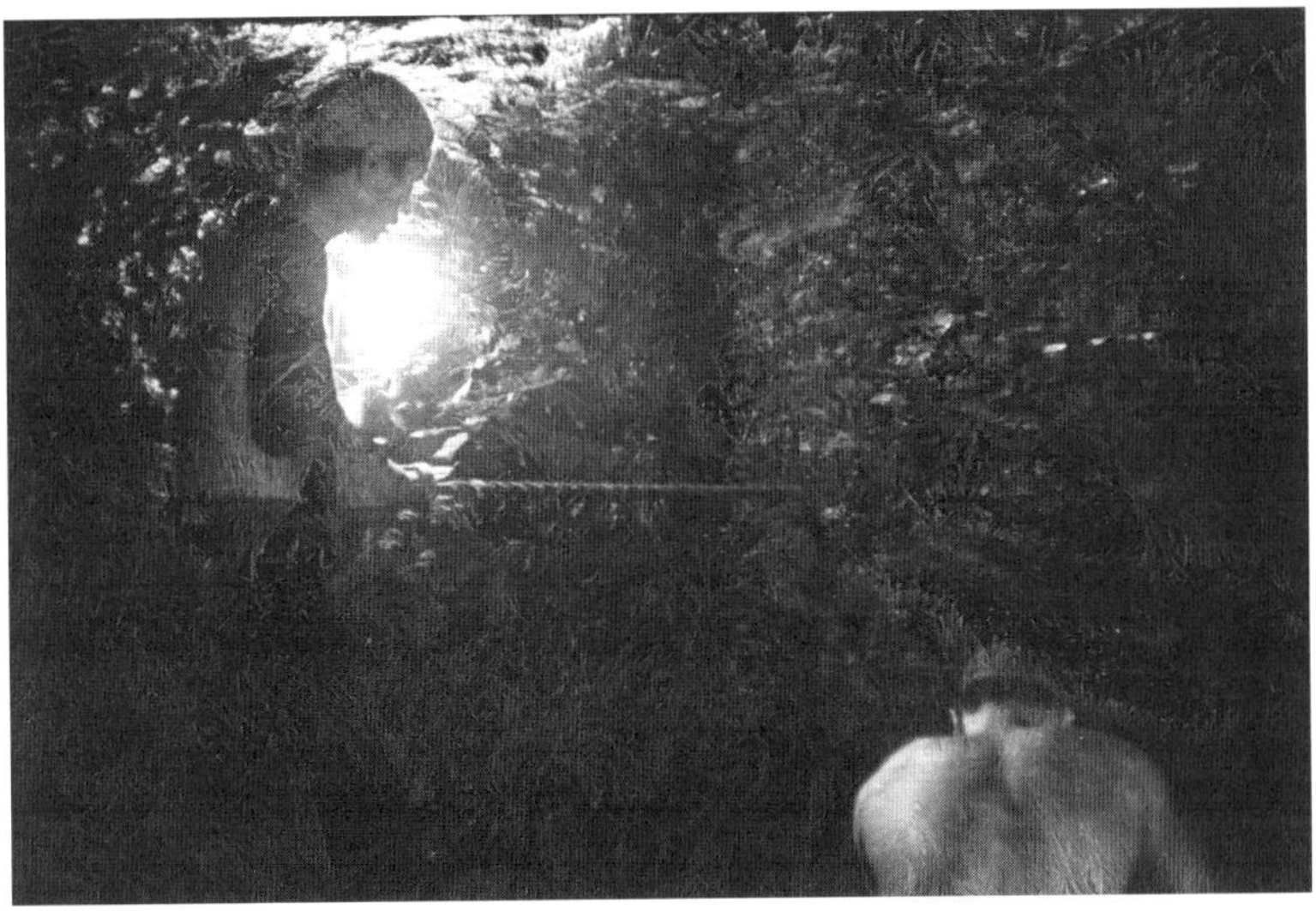

切れを身に纏い、まる見えの股間など気にもせず、私の勇壮で不思議な出で立ちを笑い顔で見物していた。

　仕度が調って坑夫長と坑内の現場に向かった。坑夫長とは名ばかりの老人で、坑内の雑役が主な仕事の人だった。しかし、常磐〈炭鉱〉で長く働き、ヤマには非常に詳しく、オヤジも坑夫も頼っていた。六十代の半ばを過ぎて腰の曲った爺さんだったが、肉づき肌艶は若々しかった。坑木やレールの扱いなど苦にしない力持ちだったが、総入れ歯で仕事のときは外していたから、笑うと赤ちゃんのようで、優しくて親切な人だった。

　十二・三間〈二十二、三メートル〉の竪坑だった。昇り降りは人間も石炭も同格だった。井戸つるべのようにぶら下っただけの炭箱で昇降するのだが、揺れ止めの装置はなかった。揺れ止めは乗り手の仕事だった。左右の手を交互に使いながら坑外のウインチ巻さんと呼吸を合わせて、壁面や枠木にぶつからないよう調子をとって降りるのだった。

　老坑夫長は見事に調子をとった。ドンと鈍い地響きを立てて炭箱は止った。思わず頭上を見上げた。坑口は、落下して散りしぶく漏水に滲んで、中空にかかった春の夜の朧月のようだった。不安と戦慄が一度に全身を走った。大声で泣きたいような、叫びたいような衝動に駆られた。老坑夫長はひょいと炭箱を飛び出して、坑道の奥へスタスタ中腰で歩いて行った。曲った腰が好都合のようだった。瞬く間に坑夫長は闇の中に溶けこんでしまって、ゆらゆらと揺れるカンテラの光だけが目に残った。私は、老坑夫長を呑みこんだ深い闇を見つめて、ここは別の世界なのだと理解するのに時間はさほど必要なかった。

　与えられた仕事は、雑役が主の後山〈掘った石炭を運ぶ仕事〉だった。

　私は次第に体力と技を身につけて、会社や役所勤めでは及ばない稼ぎをするようになっていった。

炭層を求めて下ろす斜坑や竪坑の「掘り方」〈坑道を掘り進める作業を行なう〉としても勤まるようになっていいた。それらの掘り方は、ヤマ主が一刻も早く石炭の顔を拝みたいため、腕利き坑夫が集められた。滝のような漏水を頭から受け、ずぶ濡れで、着炭〈炭層にぶち当たること〉までは休みなしの昼夜三交替で苦しい仕事だったが、切羽（きりは）〈採炭場〉の炭掘りとは格違いに稼ぎも多く、誇りだった。

仕事をおぼえヤマになれるにつれ、私の願いは変わっていった。稼ぐことと食うことから、その日を地底から無事に生きて出たいと願い、遂にはヤマからの完全な脱出だった。大層なことを言っても平均すれば、私の稼ぎは高が知れていた。家族の口塞ぎが精一杯で貯えは全くなかった。切羽で働きながら時々脱出の資金づくりを思案した。思案というよりは不意に夢のようにうかんで来るのだった。二つあるものの一つ、片目、片腕、片脚〈当時は片脚を落とした方が命を落とすより価が上だった〉や手足の指等の保険単価を計算したり、事故らしく落とす方法を本気で考えたりした。

しかし、体の一部を金と引き換えて地上への脱出を果たしても、体を資本に働かなければ食ってゆけない身であることに変わりがなければ、どれ一つ切り売れる所はなかった。小指のひと節でも無用と思われる部分はなかった。創造主の緻密さに脱帽し、脱出は夢の夢として炭を掘るほかなかった。私が地底で描く夢は決まって、緑の山中で大きな木を切る仕事と石割り〈巨石を割り石材にする〉だった。今でもそれ以上の仕事はないと思っているが、ひとえに、それは地上への憧れだった。陽の当たる所で死ねる仕事につきたい願望だった。

小ヤマの一人切羽は自由で気楽だが、絶えず死の影に脅え、意識する。地の底で頭上に数百尺の岩盤を戴き、周りを炭壁に囲まれた丈三尺〈約一メートル〕に満たない切羽は、死と暗闇が支配する絶対の王国だ。そこで坑夫は崩落、落盤、出水、ガス突出などの脅威に晒されながら、一塊でも多くの石炭を求め、時に先を急いで不運に見舞われる。

這いずらねば動けぬ薄層の暗闇で、十六・七歳が炭塵と煤煙に顔も体も肺の中までも黒々と染められ、ボタに埋もれて一人で死ぬのは悲しい。否、虫けら同然の命のようで口惜しくなるのだ。

怖れや淋しさから逃れようと大声で独りごちし、ツルハシやハンマーに合わせて歌をうたう。切羽に谺する歌に酔えれば少しは幸せな気分になって、この岩炭掘りの勇姿が地上に届いたならば地上の奴等は驚嘆するだろうに……。妄想に心を浸らせながら刻一刻を生き抜くのだ。

私は若かったせいか救いを書物に求めた。何故でも、書物には社会や人間の在りよう、真実が描かれていると信じていた。私が求めたのはありのままの坑夫、人間としての坑夫が刻印されている書物だった。書物、本というよりは、函だった。意味など問題ではなかった。本の中だけでも地上の人々と共にありたかった。

日本国で働く小さな亜炭ヤマの朝鮮人の若僧坑夫など人間として描くに価しないかもしれない。共生共存など本の中だけでも大きな迷惑かもしれないが、私には重大だった。知ってほしかった。十代で人知れず地底の暗闇で、石くれと水の中に埋没してしまうかもしれないと思う日が続けばなおのことだった。

長兄が立ち直って家族の口を塞げそうになったのは、六年の後だった。私は、夢の夢だった脱出を試みて、夜逃げのような家出をした。母にも明かさなかった。二十歳を少し過ぎた頃だった。いま逃げださないと馴れはじめたヤマに埋もれてしまう予感があった。失業保険といくらかの金をニギッて、東京に向かった。東京に知己も目的もなかったが、心は弾んだ。

　初めて乗った東海道本線の車窓を流れる風景の美しく、晴れやかだったこと。左手は、さざ波に小舟が揺れる浜名湖、右手には、大波がうねる太平洋の大海原。天の羽衣の千本松原、図画や唱歌で習った富士のヤマ、見渡す限りに菜の花が輝く田や畑。五月の空に勢いよく緋鯉・真鯉を泳がせた無数の民家が、樹木の中で見え隠れしていた。溜息が出る眺めだった。幸せそうな風景を、私は飽きることを知らず眺めていた。だが、ふと弾かれ拒まれているような思いにとらわれた。目前を流れる美しく豊かな世界は、私を異物として受け入れてはくれない、他人の世界と感じられた。

　私は、日本国に生まれ日本国で育ち、日本軍国少年としても多少は生きたが、初めて、他民族が住む外国、日本を意識した。

　東京はよかった。空気はうす汚れていたが切羽ほどではなかった。青空は稀だったが恐怖の天盤はなかった。太陽は、夕方消え入るにしても翌朝には必ず顔を出した。人間が一千万といて、至るところに溢れていた。知人も友人もいなかったが、淋しさはみじんもなかった。着の身着のままの山出し（田舎から都会に出てきたばかりの者）だったが恐いものはなかった。若かったし、力も強かった。それに、唯一無二と思われる地底の体験が誇らしく、胸を張って歩いた。「労働は神聖なり」が格言として通用し、労働者であることを誇れる時代だった。

　私は、国電中野駅近くのしもた屋に間借りした。窓なしの三畳で押入れもなかった。昼間も薄暗い長方形の部屋は切羽そっくりだったが、幸せだった。自分の口だけを塞げば良しの気楽さは格別で、体に羽根がはえたようだった。当分は失業保険で遊び暮らせると思うと夢のようだった。毎日、街を歩き映画を観たり本を読んだりして過ごした。

上野英信著『追われゆく坑夫たち』（岩波新書、一九六〇年〕を手にしたのは、その頃だった。

筑豊の悲惨は東京にいても飽きるほどに報道されて、知ることはできたが心は動かなかった。日常茶飯事だった。実際にボタ山を目の前にし暗い風景を眺めても同様だった。かたくなに、地上の貧苦など地底の困苦に較べれば天国と地獄の差だと決めこんでいたのだ。

炭鉱の壊滅や町の崩壊を重大な社会問題として捉える考えはなかった。否、炭鉱などなくなってしまえばいいのだという思いの方が強かった。石油の色香にどっぷり浸りながら、石炭の安楽死を論じているとも見えたのだ。まして、岐阜の亜炭ヤマなど湊もひっかけられなかった。無視された亜炭ヤマからのやっかみかも知れないが、大ヤマにも反撥があった。

岐阜の亜炭ヤマで働き始めた中学生の頃、九州や北海道の株式会社のヤマでは、盆と暮にボーナスという賞与金が一カ月分とか二カ月分とか纏(まと)めて出ると聞いて、驚き羨んだが、一足の下駄が支給されたヤマが評判になった岐阜の亜炭ヤマから推測して、本物の坑夫が働くヤマではないように思えた。賞与も月保証もない手掘りヤマの坑夫は、各自が技と力で、より多くの稼ぎ出しを競った。盆と暮の月の締切日は、絶命寸前になるまで我と我が身に鞭打って稼いだ。二カ月分もの賞与金を働きもしないで、年に二回も受け取る坑夫は、会社員か役所勤めのように思えた。背広を着て座っていれば月給が出る勤め人など、軟弱で男の風上に置けないと信じていた。

ボタ山に関心はなかった。坑夫にとってボタは恐ろしい命とりだし、採炭のエネルギーは大半をボタとの闘いで消耗する。ヤマのオヤジからは、折角掘り上げた炭にボタの混入が多いとケチをつけられ、年中ケンカだった。ボタと聞くだけでうんざりだった。全層がピカピカな黒ダイヤの切羽で、無茶苦茶に掘る夢を見るほどだった。地上にボタが山を成している様は、坑夫たちの徒労を見るようで空しい。

岐阜の亜炭ヤマで少しばかり腕を上げたつもりで、旅に出たことがあった。北陸、東北、北海道と、つてを頼って足をのばして行った。北陸以外は大煙突が立っているヤマにはボタ山があった。大煙突とボタ山のコンビは大会社ボーナスヤマの威力の象徴のようで圧倒されたが、近づくことも登ることも考えなかった。ボタ山は女子供が相応だと思っていた。ボタ、ズリ（坑内から出る石クズ）、サバ（地層に挟まれる砂状の石、岐阜県の一部の地域の炭鉱で使われた用語）の語感も嫌だった。柔らかそうで、触れれば崩れそうな豆腐のイメージだ。

ボタ山とは「石の山」だった。

それにしても、この巨大な岩石を数千尺の地底のそのまた奥深くから引き出して、田や畑、山も谷も埋めてなお傍目には意味もない、大円錐を天にも届けと築き上げたのは、どのような人々だったのだろうか。無意味とも徒労とも思えるこの大事業を成し得たのは、どのような神を信じ奉じたのだろうか……。見てはいないが筑豊の大会社の山神様は、石造りの大鳥居を構え神殿も立派で、土地の旧い神様は顔色なしと聞いたし、中も小も分相応の神々を奉じているとも聞いた。

岐阜の亜炭ヤマも同様で、大はミカン箱ほどの神棚に、小は櫓柱や巻上げ機の配電板にお札様を張って奉じていた。が、石は掘らなかった。炭層に潜む梅干ほどの小石にも坑夫は狼狽した。この小石一つでツルハシの切先（きっさき）は火花と共に飛び散り、金矢（かねや）はひん曲って一日を台無しにする。こぶし大なら柄まで折れて大損だった。炭箱ほどの岩にぶつかれば、切羽はお仕舞であり、坑道方（掘進）は御免を蒙って避けて進んだ。もう一つ大きければ、オヤジは泣き泣きお札様を引き剝がして、ヤマ仕舞だった。鑿岩機を引きずり込んだり、ダイナマイトで粉砕してまでは進まなかった。実に卑弱ともいえる謙虚を、人間らしい正気といえるのならば、長大な稜線を成して天空に到ろうとするこの石の山は、狂気の沙汰ではないか？　坑夫たちが生を血で贖（あがな）った悲しみの山だ。坑夫たちが神に捨てられた怒りの山だ。風と光を夢見た坑夫たちの血膏（けっこう）が、地底の石たちを継ぎ合わせて築いた、安住の山だ。否、地上びとを呪う山だ……。

　様々な容体のボタ山の群を見て、ふと筑豊大地の奥深い空洞を思った。大地の奥底で暗黒の水に閉ざされた坑夫たちの魂を思った。

哀哭・上野英信先生

上野英信先生

私は、上野英信先生存命中は一度たりとも、この呼称を口にしたことはない。上野さんであり、上野英信氏であった。以前に私は上野英信氏は畏敬の文学者であるとも、怨みの人であるとも書いたことがある。しかし、最も強く感じているのは大恩の人、である。この思いは四半世紀に近い歳月を経た今日も変りはない。

大恩を感じたのは名著ともいうべき『追われゆく坑夫たち』であった。この書の一読が機縁となって、見知らぬ遥かな筑豊の地に縁をつなぐ幸運を得た、有難い縁の糸であった。しかし、『追われゆく坑夫たち』は私にとって、怨みの書ともなった。

しかし、大恩の人をなぜ先生としなかったのか、訝しいことだ。

私は文学の徒ではない。まして知識的人間たろうとは――そんなものが此の世にあろうとは、夢想だにできない山間の僻地で育った、極貧な無知文盲の徒である。その自覚が負い目となって、師を意味する言葉を我がものとすることができなかった。又、住む世界も生きざまも違う異界の人だ、と思っていた。

私は石炭掘りだった。筑豊からは海を隔てて遥か東方、岐阜美濃の地の亜炭ヤマであったが、少年時代からの生粋である。

〽七ツ八ツからカンテラ提げて、坑内さがるも親のばち——ゴットン。

この一節は、山本作兵衛翁が描いた筑豊炭坑絵図にある名画〝母と幼い兄弟が連れ立って坑道を下る道行き〟の場に添えられたものである。私の場合いずれの親のどのような悪業の報いを受けたのか不明であるが、中学三年の夏には坑内の暗闇で、家族の口塞ぎの糧を稼ぐのに精を出していた。

どうしてあんなに貧しかったのだろう——、不思議なほどに貧しかった。私がヤマに働きに行くと決めたとき母は嘆いた。私は、母が四十歳を過ぎて此の世に送り出した末子であった。母は日本国渡来前に故国で七人の子を成したが、五人を失っていた。苦労ばかりの人生だった故か私の母像は、老いて疲れ果てて吐息まじりの目だけが優しい——憂いだろうか——そんな像しかうかんでこない。そんなせいだろうと思うが、私はヤマに働きに出ると決めた時から張り切っていた。学校などに未練はなかった。志願で戦場に赴く勇士の心地だった。地底数百尺下、またその奥底に秘蔵されている石炭と、地上の風雨に晒された土石を変りのない物と考えていたから、ただザクザクと箱に積み込めば銭になると思ってしまっていた。桃太郎になったような気分だった。稼いだ最初の給料で母には何を買ってやろうか……などと、夢心地であった。

しかし、実際は夢と大違いであった。頭上すれすれの岩盤は犇(ひし)めきながらついて来た。それに石炭はザクザクどころか岩盤そのものであって、僅かな量がボタとボタとに挟まれて帯状になっているのだった。石炭一にボタ三がいいところだったから、ボタ掘りのようなものだった。――このボタという語は嫌いだ、ボソボソに柔かげで口にするたびに口惜しい――。

まっ暗な闇は更に怖しいもので、泣きたいほどであったが、引き返すわけにはゆかなかった。無我夢中にふと気がつくと、生活のほとんどはカンテラの一灯を頼りに地底で過していた。陽の目を拝めるのは年に数回であった。

当初は泣きたくなるほど怖しかった地底の闇も犇く頭上の岩盤も、その中で汗と脂と血の入り混りのエネルギーを吹き出すようにして、僅かな口糧が稼げるだけのこの馬鹿げた生きざまが、私には普通、自然となっていた。しかし、馴れたとは云っても頭上への神経は張りつめているから、その上方に住む人々のことを忘れるわけにはゆかなかった。想うだけで胸中は穏やかではなくなってくるのだった。光と風に囲まれて生きている地上の人々とは一線を画して向きあうのが、習い性となっていった。苦労がちがうのだ――と。これを私は人間的な優越であり、正義だとも思い込んでいたのだった。

当然に上野先生も地上の人であった――と思ってしまっていた。負け犬の遠吠え的で滑稽だが、私は本気でそう思っていた。

大恩の書『追われゆく坑夫たち』が出版されたのは一九六〇年八月だったが、この頃、私はやっとのことでヤマを脱け出して東京にいた――これは第一回目の脱出であったが。

東京はよかった。青空は稀だったが恐怖の天盤は頭上にはなかった。太陽は夕方消え入るにしても翌日は必ず光をもたらしてくれた。人間は一千万といて至る所に溢れていた。知人、友人はいなかったが淋しさは微塵もなかった。夢や目的があったわけではなかった。唯々、地上に出たいの一念だけだった。他には行き場所はなかった。石炭を掘るだけが能の若者には都会以外に行き場はなかった。大阪、京都を巡って東京に落着いたのだからウキウキであった。財産（持ち合わせの金）は皆無であったが六ヶ月は受給可能な失業保険があった。頭上に石なしで半年は遊んでも暮らせるなんて夢のようだった。若かったし力も強かった。それに誰も知るまいと思われる地底の闇体験が誇らしかった。胸を張って歩き廻った。「労働は神聖なり」が格言として通用し、働く者、労働者であることを誇れる時代だった。

　私は国電中野駅近くに間借りした。戦災に焼け残ったような古い家だったが家中を小分けに区切って貸していた。そこの三畳の空間が私の初めての城だった。出入り口に引き戸が一枚だけの窓なしで昼間も薄暗く不気味な部屋だったが、不満はなかった。

　『追われゆく坑夫たち』を読んだのはこの部屋の中でだった。

　私は目に一丁字（いっていじ）なし（無学）の文盲的な人間だが、坑夫とか炭坑とかの文字くらいなら解したし、それが本であれば思わず手を出してしまうのだった。これは本が好きだとか、勉強が目的ではなく、この人間社会で坑夫をどのように測るのか、その尺度や測り方を知りたい、どのように見られているかを知りたい衝動のようなものであった。

　以前ヤマにいた頃『坑夫』と題する夏目漱石の作を読んだことがあった。漱石という人がどんな人なのか知らなかったが、題名にひかれてのことだった。しかし、落胆と憤慨で読み進めず途中で放り出してしまった。我慢ならなかった。ふらふら歩きのこんな与太者が坑夫なんて、侮辱以外のなにものでもないと――。私は小説の読み方も文学の何たるかも知らなかった。まして漱石がどんなに偉大な文学者であるかなど知る由もなかった。だが、だからこそ正しい読みができたのではないかと――今でも思っている。

『坑夫』は不出来な落しばなしと大差ない。熊さん、八ッつぁんに隠居さんをからめた長屋噺を銅山の地下道に舞台を移して繰りひろげて見せた、当世ばやりの実話物風に仕立てた、新聞の続き読みものというのが落着くところだろう。

　しかし、漱石は「事実」の強調には相当な努力を傾けている。――自分が坑夫に就いての経験は是れだけである。そうしてみんな事実である。其の証拠には小説になっていないのでも分る――と。ここで小説になっていないといったのは、みんな事実である――の事実の補強が目的の常套的な決り文句を用いたものだろう。

　漱石の目を『坑夫』を通してみれば、江戸の戯作者のそれによく似ている。見たことも聞いたこともないのに、噂や又聞きから戯想を起し事実噺としてしまう、職人的戯作者のそれである。人間を人間社会を事実に即して描いたはずの『坑夫』は、知的公平でも、冷静でも冷酷でもない。無神経――いや無関心なのだ。人間としての坑夫は、漱石にとっては読み物のための材料、狂言回しだったのだ。そのことは、後日のトラブル――坑夫の体験談を持ち込んで来た青年と金銭的なイザコザが起きるのだが、その時に漱石は「書きたいほどのものではなかった」といっている。連載のネタに悩んでいたときに、ふと思い出し時勢から面白かろうというのが執筆の動機だったのだと思う。

　漱石の『坑夫』は時勢がらに秘密がある。見方を変えて政治的小説とすると、計算され尽したような巧妙さで見事というほかはない。時代感覚(便乗)は更に鋭い。

　『坑夫』が発表されたのは、明治四十一年(一九〇八)一月から四月にかけてで、東京朝日新聞の九十回連載であった。準備は前年の明治四十年であるが、日本の社会はどのようだったか――。

『坑夫』の舞台であった足尾銅山では、本物坑夫たちによる大暴動が起り、ついには高崎の歩兵連隊三個中隊の出動を以って鎮圧しているのが、この二月である。四月には北海道幌内炭坑争議に軍隊出動、六月には、四国別子銅山の争議暴動化して軍隊出動、七月は夕張炭山ストライキ、福岡県豊国炭坑のガス爆発で三百六十八名の坑夫死亡者を出した。八月は、兵庫の生野鉱山ストライキ――、この明治四十〔一九〇七〕年には一四九件のスト争議を数えた。日露戦争後の反動恐慌の年で、明治年間最高である。

明治国家の大本である農民も例外ではありえなかった。一例を関東の片隅に見てみよう。そこに渡良瀬川がある。源を日光連峰の皇海山に発し西南、南東と流れて利根川に注ぐ全長一〇八キロメートルがそれであるが、上流に足尾銅山がある。この川の流域一帯に鉱毒の被害が見えはじめたのは、明治十一〔一八七八〕年の夏で、足尾銅山が古河市兵衛の手になって一年目のことである。以後増加の一途で止ることはなかった。明治四十年となれば、その間は三十年を数えて、流域一帯の農漁民は壊滅的な惨害を被っていたが谷中村は、それらの中の一村である。面積千二百余町歩、戸数四五〇、人口二七〇〇余の滋味豊かな村であったが、強制破壊命令によって沈澱池と化したのは、この年の六月で村ごとの消滅であった。世にいう〝谷中村事件〟である。八月には荒畑寒村の『谷中村滅亡史』が発行禁止の処分を受けた。

これだけを見ても漱石が描いた、ふらふら歩きの『坑夫』が担った役割を、垣間見ることができるように私には思われる。

『追われゆく坑夫たち』は全く異なった印象を先ず受けた。人間が生きていた。文学者の最大眼目は人物や事象の活写にあるのだろうが、更に大切なのは生命力の吹き込み、吹き込む筆力であろう。『追われゆく坑夫たち』は将にそれだった。

地底のそのまた奥闇で呻吟する坑夫たちの喘ぎ、破れる心臓の鼓動、骨の軋み、立ちこもる汗の匂いまでが手に取るようだった。胸を衝くこの地底の人々の辛酸は他人ごととしなければ、正視するには堪えがたいものがあった。この書は、それを許さなかった。

　逃れられない老坑夫や出口のない若い坑夫たち、彼等の絶望や狂気は真に迫っていて、我がことのような錯覚に陥り、冷汗で我に返るのだった。出口を求めてのたうったのは私自身であったし、親しい友人たちは未だ地底であった。地底に残っている友人たちと共に働いていた頃、頻繁な話題に身体の切り売りがあった。カンテラのガスも乏しくなって闇に溶け入りそうな頃、心身ともくたくたに疲れ果ててへたり込んでしまうような、そんな時、不思議に一つの切羽（きりは）に集まるのだった。勝手ばらばらな話で取り留めなかったが、最後の話題が、身体の切り売りであった。誰となく云いだすのだった。我が身に余分はないかと思い巡らし、友人達とは互いに眺めあいながら余分を探しあった。石炭掘りに余分はなかった。小指の一節だって大切な働きてであった。叶うものならば手足の二、三本と、もう一人の自分が欲しいほどであった。又、方法的にも困難だった。労災保険が目的なのだが、自然で合理的な災害でなければ認定の獲得は不可能なのだが、泥棒もできないボクたちの知能では考えようがなかった。

　切り売りのボロ儲けは夢の夢として、それぞれの切羽に散るのだった。しかし、身体一部の切り売りなどは、疲れやイラ立ちから来る妄想だから切羽に戻って、もう一と踏んばりと働きはじめればあらかた消える。風呂できれいサッパリして行きつけの飲み屋のカウンターに摑まり、牛か豚の臓物で一杯か二杯の酒をひっかけながら、両の手の指を一ツ二ツと数えて十本あれば結構に幸せな気分になれる。

　真に恐ろしいのは水没死だ。想っただけで身の毛がよだつのは水没死だった。ヤマは必ず水を張

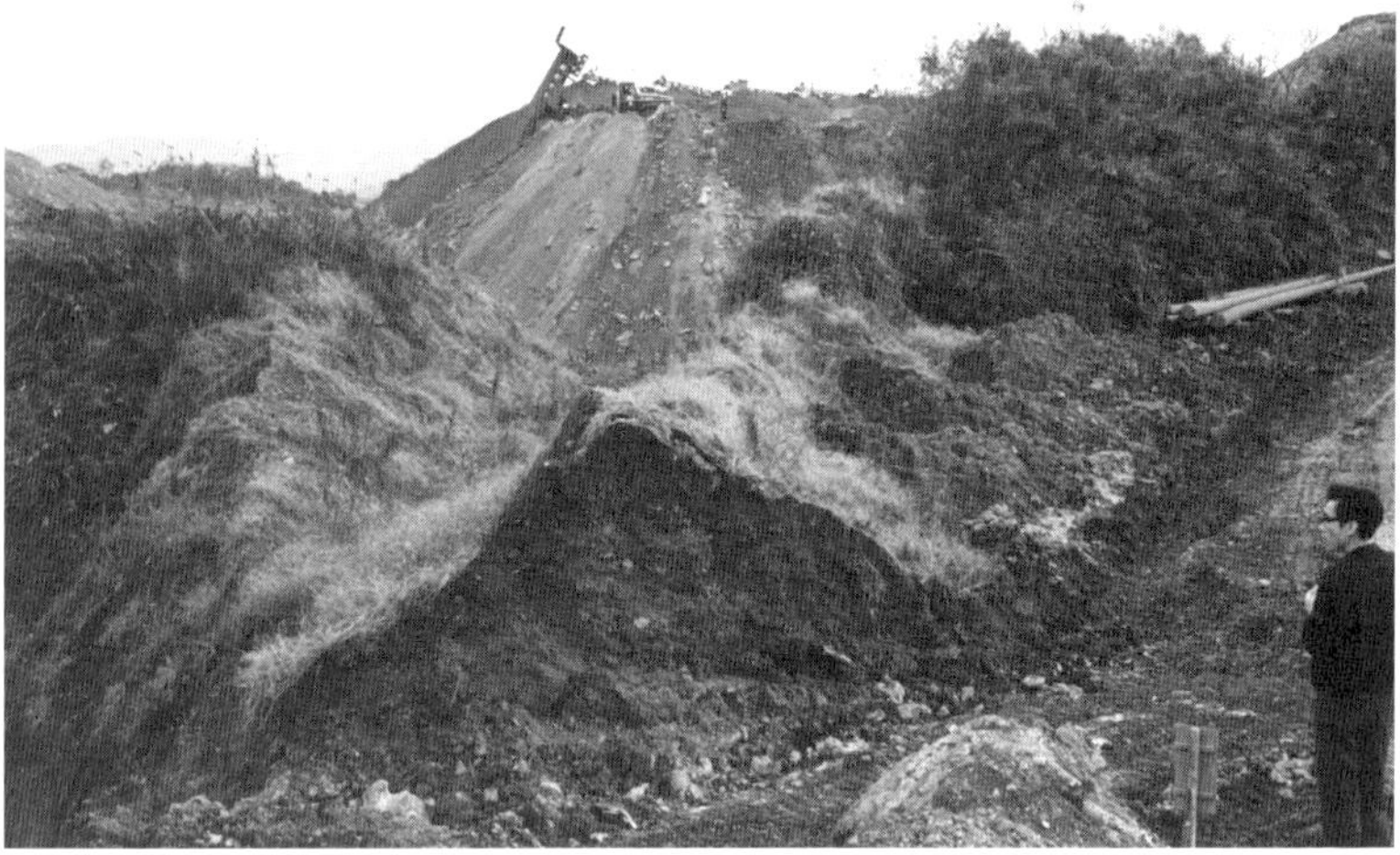

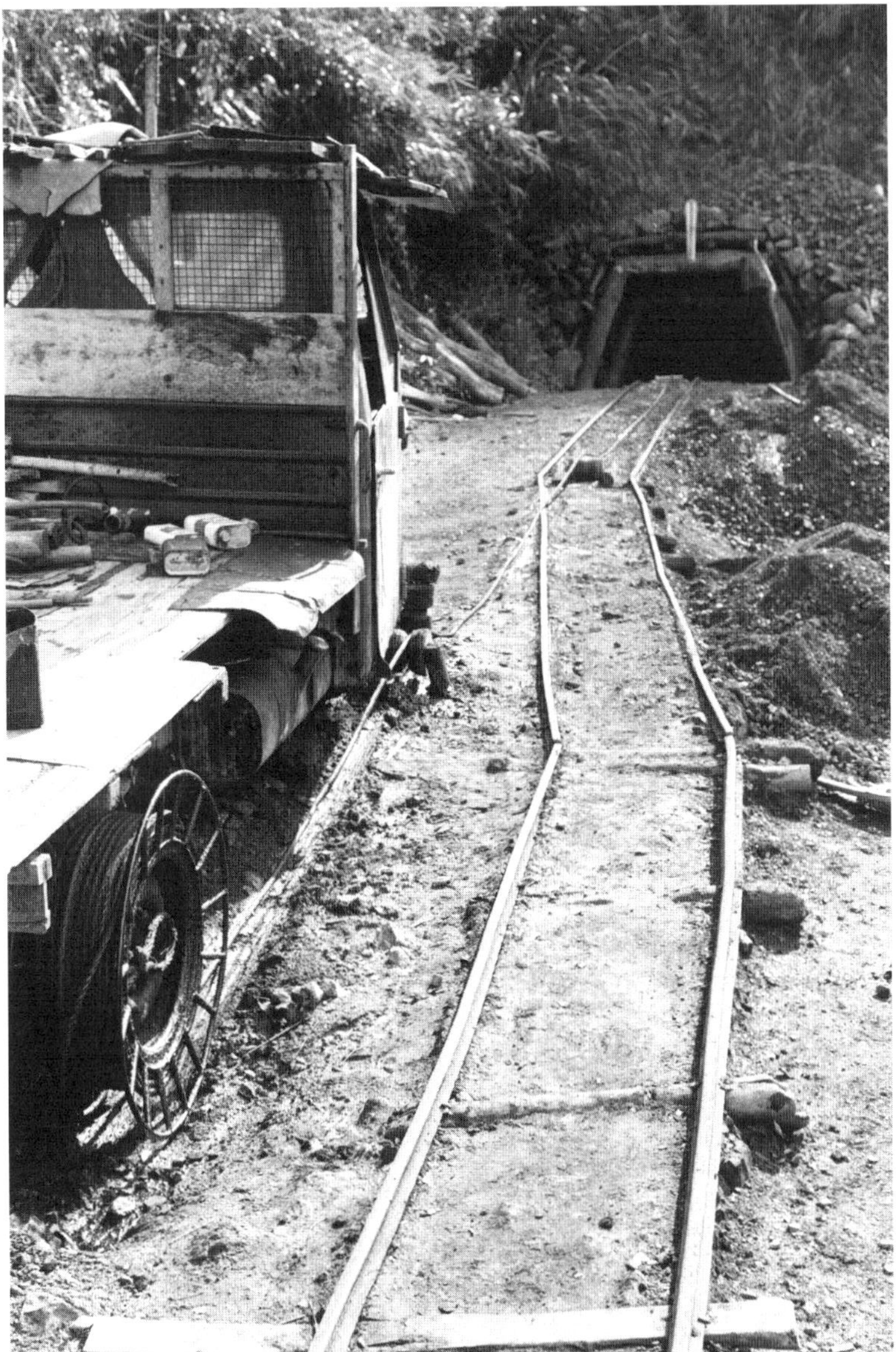

った古洞と隣り合せになるから、坑区境に近づくに従ってイメージは鮮明になって、ついには脳裏に焼きついてしまう。そんな状態になった男は道具を丸めてヤマを変えるほかない。臆病な坑夫に限ったことかも知れないが、私もそんな傾向があって脅えに脅えたがヤマを変える勇気——決断というべきか——もなかった。

小ヤマの坑夫が古洞を抜いて水を入れたら百年目であった。救出はおろか拾い上げてももらえないのは坑内を知っている者には、火を見るより明らかであった。このヤマのオヤジにそんな力はないと……どんな財力・義侠心を以ってしても不可能な時があった。隣の古洞は又隣の古洞に繋っている場合、水を汲み切ることは難事業だった。その上に古洞に張った水を汲み上げるのは、大落盤を引き起す原因となるのは常識であった。坑夫もオヤジも捨てるものは別々だが泣き別れるほかはないのだ。

私がヤマを脱け出したのは水没の恐怖が第一の原因だった。

『追われゆく坑夫たち』の第二章は「追われ流れて」であるが、戦慄、戦慄、戦慄、そして訳もわからず涙であった。この書が出版される二年前の一九五八年夏、長崎県中興江口炭鉱の水没によって命を失った坑夫たちの、腐乱した死姿だった。死に至り、腐乱に至るを我が事としてみれば、涙であり戦慄であった。

しかし、心が晴れ晴れとしているのだった。晴れ晴れは、オレはもう大丈夫、もう安心、水没もなければ頭上に石もない、脱出の喜びだった。その時だった、一体この人は何者なのだろう、文をなし書を世に出すからには、学問を修めた人に違いはあるまいが、学問であの地底の闇中で生きるがためだけで這いずり、右往左往する人間を識ることができるのだろうか——。不可能は漱石で証明ずみだと思っていたが、今手にしているこの書は可能を証明している。この人こそ真の坑夫、逃げ出した私と異なって真に地底の人ではないのか。坑夫たちより遥かな奥底に身を置いている人なのだ。脱出してしまって単なる読み手となってしまった私などとは次元を異にする人、それでなければ酸鼻きわまりない腐乱の水没死者の実像を抱え込んでも存在感を失わないで、更に文章を力強くする離れ技など可能なはずはない。

そんなふうに考えてみると、私のような文学や精神世界に無縁な人間にも、つかえものの少しは胃の腑に落ちたように思えるのだった。この人は地底の奥底で進退窮まって絶命した坑夫たちの、人の世から忘れられ永久埋没の土壇場から、悲しみの骨を拾い、魂を地上に導き弔う生命の具現者なのだと――。

私はヤマを脱け出てしまった元坑夫だけれども、胸中に沁みた坑夫の暗がり――死の影を常時ひいて働く不安、人の世と隔絶してしまう地底の孤独感――は、まだ疼いていたから『追われゆく坑夫たち』の出現は、大いなる救いとなった。知っている人がいるのだ!! 唯々それだけだったが、実にその一事が坑夫の暗い疼きを癒やす、唯一の光なのだ。

一九六〇年代の半ば頃、偶然に九州の炭坑地帯に行く仕事が入った。私は転々としてあてもない生活をしており、気がついてみれば映画の撮影を職としていたが、個人的には写真を撮っていた。主題はハンセン氏病の療養所に入所している同胞たちだった。『追われゆく坑夫たち』で私の地底は描き尽されてしまったし、誇りだった体験とても内臓ごと白日に晒されて衆知の事となり、私の周辺にも九州の炭坑地帯に出かける人は大勢いた。土門拳の『筑豊のこどもたち』はバイブル化していた。私はあの写真集が嫌いだった。悲惨のための悲惨的作品と思えたのだ。漱石の『坑夫』より不快だった。「子沢山の炭住街」とか「炭住街にはあきれるほど子供が多いが、それはかれらが貧しいからだ」などの説明文を見ると、私は頭に血がのぼり逆上してしまう。良心的文化人の無知、支配階級に洗脳された犬めと思ってしまうのだ。私の母は植民地と化した故国で七人の子を成し五人を死なしているのだ――。

ヤマは捨てたつもりでいたのだが胸中の暗がりの残滓は払拭しきれずにいて、ハンセン氏病の療養所に足が向いたのだと思う。そこに住む同胞たちの優しかったこと、老人は我が子のように、青年は兄弟のように扱ってくれるのだった。此の幸せな思いが殊更に炭坑への足を遠ざけていた。

仕事は写真だった。使える写真をものする自信は全くなかったが、九州の炭坑と聞いては運命と思って行くことにした。話は仲介者を通してであったが依頼者は同胞の女流記録作家、朴寿南（パクスナム）（一九三五年〜、編書に『李珍宇全書簡集』、監督作に『もうひとつのヒロシマ』など）氏だった。合流場所は飯塚だった。石炭の匂いが漂っていて懐しかった。会って判ったのは朴氏が必要とした項目を何一つ備えていなかった。仕事は御破算にして、少しばかり世間ばなしをしていると、朴氏は明日筑豊文庫の上野さんを訪ねると云ったのだった。

翌日は朴氏に連れられて筑豊文庫に上野英信なる作家を訪ね拝顔の栄に浴した。後で知ったことだが、転居して間もない頃のようだった。家屋が古びていたので長年の住家と思ってしまったが、生活ぶりや立居振舞も長年なじんでこそと思われる眺めだった。朴氏とは旧知のようで私は話の外にいたが誰に云うともなく「私はこの六反田の一劃だけでも一生涯かけても掘りつくせない仕事があると思っています」と、朴氏にも私にも向けた言葉だろうが自分自身に云いふくめていたのではないのだろうか。東京で新しい物探しに狂奔している映画人や作家ばかり見ている私には、耳を疑うような意見だったがそれにも増して共鳴した。真の文学者を見た思いで血が熱くなるようだった。

筑豊文庫には宿帳が当時はあった。夫人から「どうぞお願いいたします」と、にこやかな笑顔で差し出された時の困惑は忘れ難い。朴氏は達筆でサラサラで私に廻って来た。もう額に脂であった。記名者は総て文化人か学生のようで、印象や感謝の一文を手際よく添えてあった。私には大の苦手が二つあって、一つは歌でもう一つは文字を書くことであった。歌は音痴の一言で片づくが、文字はそういう訳にはゆかなかった。文は人なりで人格を測るものさしであった。私が小学校に入った頃は第二次大戦も末期で大日本帝国も敗色濃く物不足は深刻だった。教科書もノートもなかった。学校は子供労働者の寄せ場の観があった。来る日も来る日も勤労奉仕で山にマキ背負いに行くか農家に食糧増産の手伝い、でなければ開墾だった。そして幾ばくもなく坑内に下って炭車を押して石炭を掘ったのだから、力ばかり出すのが本能ともなっていた。サインペン一本持つのに四百キロの塊炭を持ち上げると同じほどに力が入ってしまうのだった。手首指先でペンを捌(さば)くなんて曲芸に等しかった。余りみっともない書き方をしたので泣きごとめいた言い訳をした。上野さんはやや同情を込めた表情でうなずいた。「私も筑豊に来て知ったのですが、趙さんくらいの世代に文字の読み書きに全く不自由な人が驚くほど多いのです。戦争・敗戦・炭坑のコースを歩んだ世代です」。この一言は私を救ってくれた。文字はヤマを脱けてから最大の苦しみだったから——、原因と仲間の存在を教えられたとき、筑豊に来て良かった、上野さんを訪ねて良かったと心の底から思った。最大の収穫であった。

一九八二年の秋、浦和市の私の自宅に上野さんがお見えになった。用件は「筑豊の写真集を作るのだが、趙さん貴方編集をしなさい」とおっしゃるのだった。藪から棒、寝耳に水の仰天であった。「御冗談を……!?」。上野さんは真剣な面持ちだった。私も真剣になって「そんな無茶な……私にそんな能はありません」と固くお断りしたが懇請ともいうべき丁重さで離さなかった。「趙さん仕事ができないとは云わせません」と示したのは、前年の夏『ライは長い旅だから』と題する詩画集――詩と写真なのだが詩画集となるのは写真に問題があるのだろうか――を群馬県草津の療養所に在住する親しい詩人谺雄二氏と出したのだが、その仕事がもとで上野さんの「眉屋私記」を連載していた『人間雑誌』の七、八、九号にグラビア、八、九号には聞書などで誌上ながら縁あって同席したのだった。それがもとで先生が上京された際『ライは長い旅だから』を献呈した。筑豊や炭坑を離れている言い訳もあった。先生が仕事仲間に誘ったのは、それ等を見てのことだった。それで「趙さんできないとは云わせませんよ」となったのだが、「素人の我流では商売になりませんよ」「商売じゃありません」とやっているうち、何時のまにか筑豊文庫で朝風呂に朝ビール、それに旨い魚で嬉しくなっていた。未だ私は仕事はお断りして帰る気でいた。奥様に助け舟を求めた。「この人選は間違っていますよ……ねえ奥様」「いいえ上野の募集に失敗はございません」ニッコリ笑顔でおっしゃるのだった。「じゃあ今度こそはしくじりましたよ」「いいえ、上野の募集は万が一にも失敗はございません。それは確かなものでございます」ニッコリ笑顔で再びおっしゃるのだった。上野先生は横で唯々ニコニコしているだけだった。そしておもむろに立ち上り「趙さん少し見てみましょう」。山と積み上げられた写真の前に連れて行くのだった。

この日から十ヶ月を『写真万葉録・筑豊』誕生のために働いた。足を引っ張ったというのが実情だが、私には貴重な時間を過ごさせて頂いた。思いもしなかったヤマの男たちと対面できたのは望外の喜びだった。一九八三年の六月から七月の一ヶ月余を筑豊文庫で写真を並べた。一人で泣いたり、笑ったり、怒ったりしながら。上野さんは全く口を挟まなかった。意見も言わなかった。唯々一言「交響曲のような」であった。この発想は当初からの意見で最後まで変らなかった。息の長い人だ。そして、私は最初から最後まで上野先生の手の内で動いていたと思う。第一巻が出たのは翌年の一九八四年四月「人間の山」からであったが、恐しくも私の名「趙根在」が上野英信と並んで監修者となっているのだった。この事は上野先生から相談を受けたことがあったが、「滅相もない」と固辞したのだが上野先生は並べて世に出してしまった。そのタイトルを眺めていると次第に心の内側から晴れやかな誇らしい気持ちが湧いて来るのだった。しかし時間がたつにつれ、上野英信と並んでいる趙根在なる者は私とは別人のように思えて来たのだった。一気に上野さんのこれまでの気持ちが解けたような気がした。仕事仲間に私を引き入れたのもタイトルに名を連ねたのも、筑豊に汗を流し骨を埋めた朝鮮人坑夫にたいする鎮魂だったのだと――。私は思わず手を合せた。

私は初めて夢をもった。オレの炭坑、オレのヤマ、オレの仲間を書こう。そうして上野さんに添削をお願いしよう。朱筆で○×や注意書きがいっぱいの原稿を夢に見た。本気でその時は先生と云えると思った。私にとって初めての先生だった。これは叶わぬ夢となって天を恨む。

先生には心血を注いだ著作がある。私は『追われゆく坑夫たち』以降、著作は入手しても読まなかった。私は自分の臓腑が無くなってしまうようで恐しかったのだ。

これからは先生が心血を注いだ一行、一句、一文字から血を吸って大きくなろう、もう淋しくはない。

［聞書］八十三年の夢

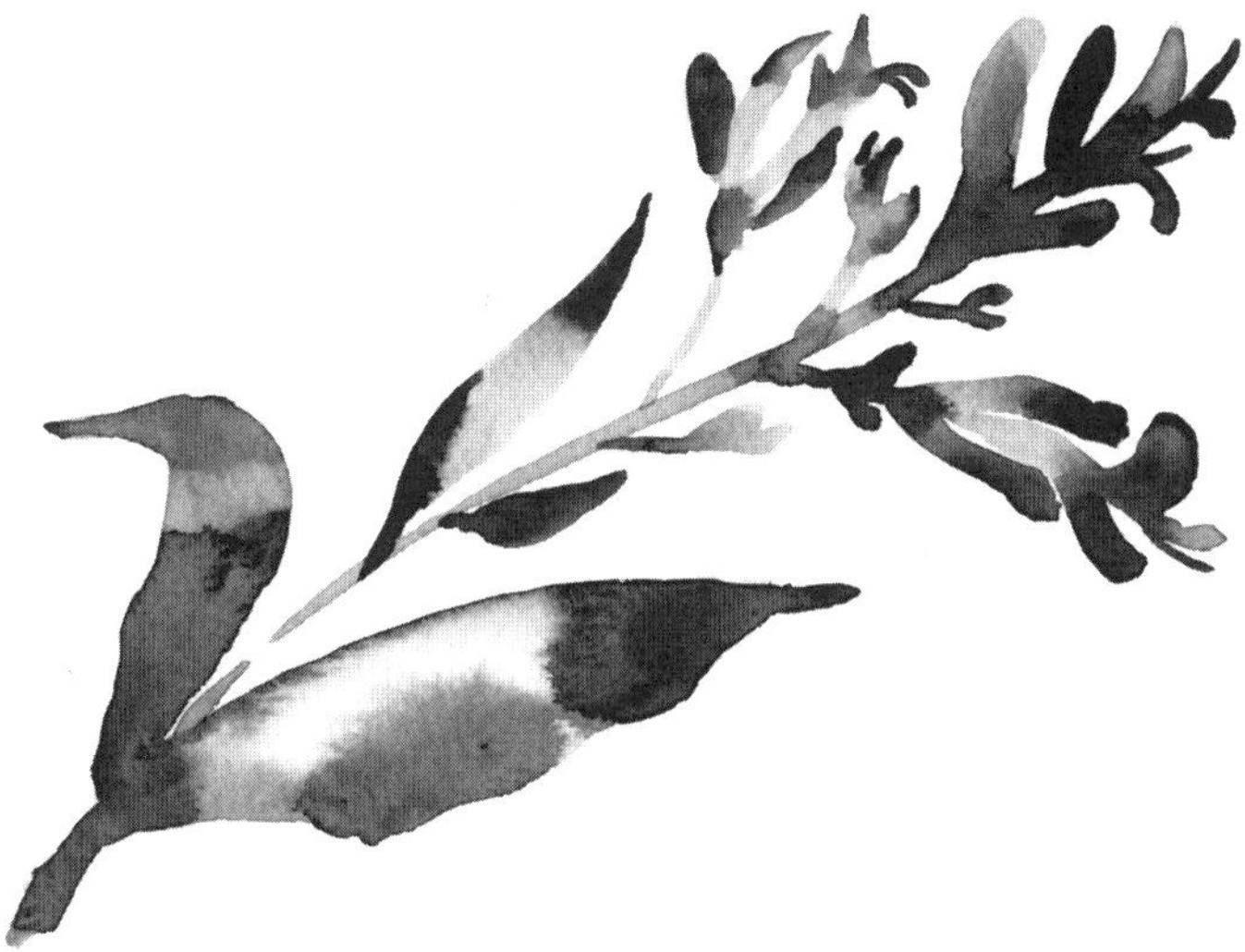

〔初出〕
『季刊　人間雑誌』第八号、草風館、一九八一年九月

収録にあたっては、ふりがなと傍点を追加している。
（　　）は刊行にあたって追加で補足した註である。
二八七頁と二九七頁の写真は初出時にも掲載されている。

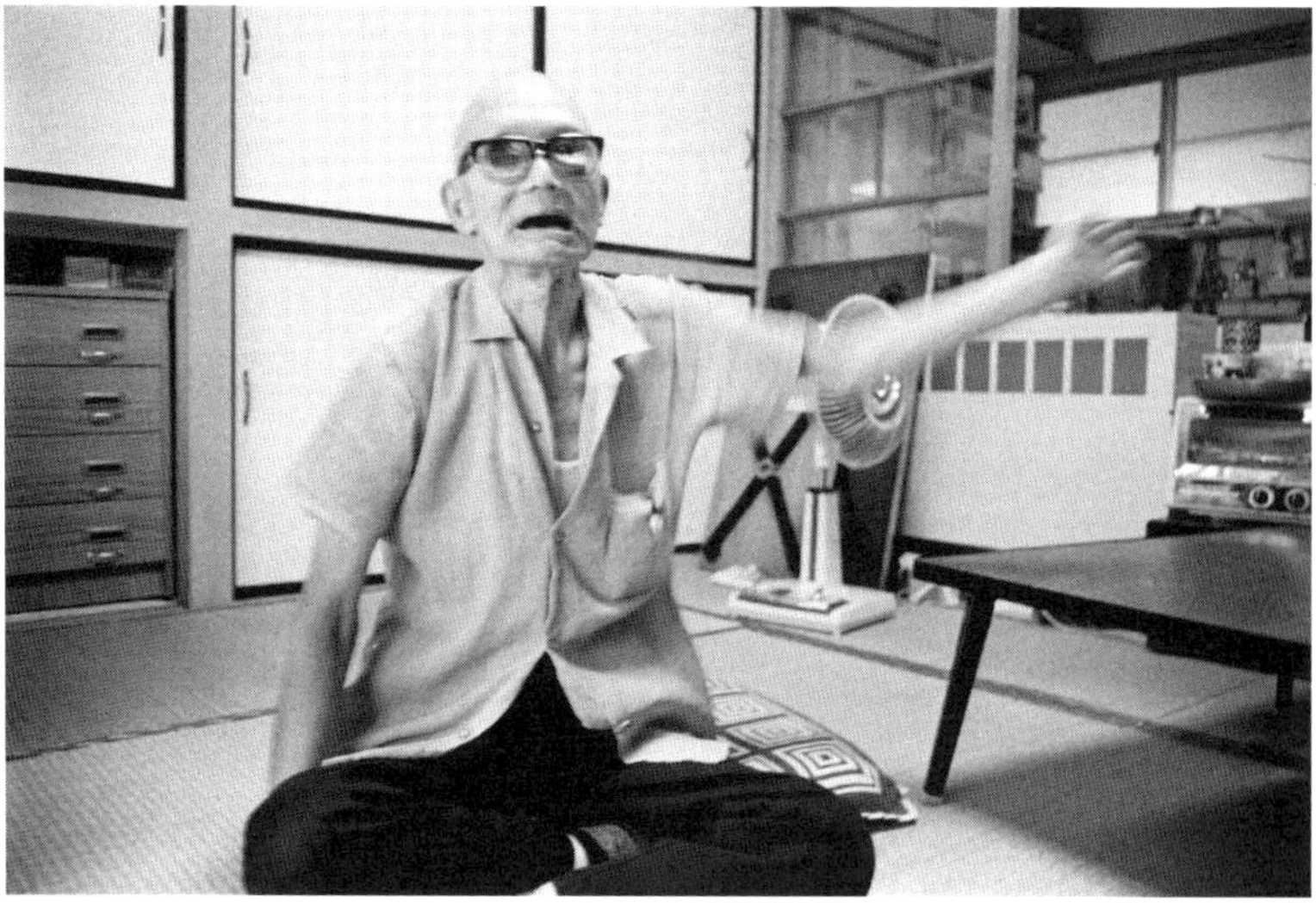

八十三年の夢——聞書・文守奉小伝

恥さらし

人間、口が裂けても言えねえことがあるわけよ。ウリ（私）のことだって全部喋ることはたいへんなことなのよ。だけどいま自分のことを考えるときに、こういうこともあったんだよと。人間というものは、生きてくるからにはいろんなことがあるんだと。生きるということは並大抵のもんじゃない。それでも現在こうして生きていることが不思議だと。

一人の朝鮮人がどうしてからい（ハンセン氏病）を病んでいろんな悪条件にたたかれ、なぐられ、圧迫され、いろんなことされて、いま八十三歳なんだと。

みなさんの前に、恥をしのんで話すのが、はたしてどんな役に立ってくれるかわからないけど、まあ自分の恥さらしは覚悟で話しましょう。世の中に、こういう人間もいます、ということです。

家族

明治三十一（一八九八）年に慶尚北道（キョンサンプクト）の清道（チョンド）に生まれたのよ。むかし殿様がいたという所。十二月十六日に生まれた。

とにかく貧乏でね、恥ずかしいけど。うちのお父さんが、四人の子かついで全羅南道（チョルラナムド）まで行ったわけ。だけど世の中、そう甘いもんじゃない。そこで生活ができなくなって、ウリのすぐ上の姉さんを一人、かわいかったかどうか知らないけど、金持ちの人がくれくれというんで、おいてきちゃって、三人の子供を連れてまた清道に帰ってきた。

いちばん上の姉さんを嫁にやって、二人の兄さんは流行病（はやりやまい）で亡くしちゃった。で子供が一人もなくなっちゃったわけ。そしてウリのお母さんが三十六歳の時に、村から三里ほど行った所にあるでっかいお寺で断食やったり四十何日間信仰して、その恩恵だかなんだかウリがお腹に入った。そしてウリが生まれた。生まれたあと、うちのお父さんは道楽だから、ひとの小屋借りてあずけておいて、家には帰ってこない。男ぶりがよかったのか、いろんな女をつくってね。そんなあんばいだから、うちのお母さんが苦労したのは、子供心にもわかるのよ。

そんなふうだったけど、ウリには男の子供がいるんだと、これじゃいかんというわけで、お父さん、戻ってきたんです。それで他人（ひと）の小作やった。畑や田んぼ借りて。仕事はいそがしくやるけどね、とり入れたらもう半分以上もっていかれちゃうですよ。子供の時は、所帯の管理はぜんぶ親がやるからやってきたんだけど、二十二歳になって、ウリが自分で百姓できるようになると、お父ちゃんが魚の商売始めたわけ。それが赤痢がはやったりして見事に失敗しちゃった。それでかお母さんがっかりして病気になって、その年の秋亡くなっちゃった。五十九歳よ。お母さんが亡くなって、もうどうにもならねえのよ。家の中真っ暗よ。

結婚

お父ちゃんはその時六十何歳。むこうは六十すぎたらもう仕事はやらねえ。だからどうにもこうにもならない。一軒隣りの娘のある家（うち）がうちのお父さんと友達で、その兄さんとウリとがまた友達で、ともかくウリにその娘をやりたくてしようがねえのよ。他からの話があっても、お父っつぁんがイヤミを言ったりしてるから、それで結婚した。むこうの娘はまだ若くて十六歳なのよ。

　無理やりおしつけられたような形で結婚して、一年か二年くらいやったんだけど、とっても生活やれねえ。だから妻に「とにかくあと三年辛抱してくれ」言ったのよ。三年がんばれば、田んぼ畑合わして五、六反が自分のものになる。そうなればなんとかやっていかれるという頭があったわけ。だから妻とお父ちゃんに言ったわけよ。「苦しいけれど三年辛抱してくれればなんとか目鼻がつくだろうから」と。

　はたしていまウリはどうするか、と考えていたところが、ひとつ日本に行ってやるのが簡単じゃないかと。友だちの一人に九州の八幡へちょっと行って帰ってきた人がいたので、二人で話して、じゃあ日本へ行こうかということで、来た。それが大正十〔一九二一〕年なんです。妻は実家へ戻しちゃった。

渡日

はじめは下関でおりて八幡へ行ったのよ。行ってみたけど、エントツ見ただけで青くなっちゃったよ。田舎の者ですから、こんなところへきてとても生活できない。じゃあ徳島へ行こうじゃないかということで徳島きたらまた同じなのよ。とてもダメだと思った。

うちの郷里（くに）の人で長野県の須原（すはら）という所で土方をやってる韓さんという人がいるわけ。その人の住所を持っていたわけ。それで信州へ行こうじゃないかということで行った。途中乗換えで名古屋駅に降りたら、とりかこまれた。ウリはまだチョンマゲで朝鮮服着とったの。それでチョンマゲ切ったのよ。来たら飛島組で。沢地と名乗って名儀人〔独占契約を得た下請人〕になって水力の発電所をやってるわけです。そこの隧道（すいどう）〔トンネル〕工事で働いて、うけとり〔請け取り。その現場だけを請け負って働くこと〕でやるとなると日に三円五十銭ぐらいになる。一生懸命やると四円くらいになる日もあるけど。常傭でやる時は二円か一円九十銭。それぐらいもらって仕事するわけです。

この沢地という親方は口が悪いのよ。ミソクソだわ。そんな人、今まで知らねえしね、腹が立って、しまいには金もなにもいらなくなるですよ、ああいうのは。一生懸命やって金もらうのにアホだとかバカヤローだとか言われる理由は何もないわけだ。こんな所で働くのはイヤだ、けったくそ悪いからというんでそこから暇もらって一人で飛び出しちゃった。けっきょくそこには半年ぐらいもいたのかなあ。だけどそれがそもそも間違いだったのよ（笑）。世の中そんな甘いもんじゃないんでね。

信州

暇もらって須原から、倉本の駅を一つ越して上松（あげまつ）という駅があるの。そこへ風呂敷包み一つで降りた。降りたら人はたくさんおるけど言葉を知らないでしょう。故郷を離れて風習も知らない、言葉も知らない。駅の椅子にすわっとったら涙がホロッと出てきたよ。さあウリはこれからどうするつもりで出てきたか……。とにかく泣いてばかりもいられない。汽車がくると、剣ふりさげて巡査、赤い鉢巻した帽子かぶった巡査が来るわけ。あれが巡査だということはわかったから、ようし、あの野郎をつけていってみようと、交番所へつけていったんだ。言葉がわからないから手で真似して……。そしたら地図かいて名前かいて「ここへ行け」と言うの。働きにきて言葉もわからないから、渡辺という朝鮮の人を教えてくれた。

そこで少し世話になって、それから島々（しましま）（松本市安曇（あづみ）の集落）に入って水力発電所の仕事やったのよ。この渡辺さん、えらい金儲けちゃって、金持ったら自分のおかみさん捨てて村の娘もらっちゃってね。そこで新しい家（うち）も建ててちゃーんとして。ウリはそこでまた友達ができて、それから歩きはじめたの。

それがそもそもの間違いなんだね。苦労したよ。あれからほんとに苦労したのよ。ウリはただの人夫だから、ただ働いて。それからタコ部屋に入ったり、あっちこっち歩いていろんなことありました。

横　浜

大正十三（一九二四）年に、こんどは朝鮮から妻が来ちゃったわけ。それからあっちこっちあっちこっち苦労して、群馬県へ来てやっと落ち着いていたんだけど、やっぱり世の中ちゅうもんはそんなに甘いもんやないわ。

大正十四（一九二五）年に、軽井沢から草津の嬬恋（つまごい）まで軽便（線路幅の狭い、車両も小型の鉄道）があった。嬬恋から草津まで鉄道を敷く工事で行ったんだけどその時の親分が十倉金成（とくらきんなる）。飛島組の名儀人で本名金清成というものすごい人。弟も名儀人で、北海道にタコ部屋（炭鉱などで働く労働者が寄り集まる作業・宿泊場）もってた。そこへ籍入れて、それでウリも日本名「戸倉」になったの。でもその権力がウリにはいやなのよ。偉い人は嫌いなのよ。それで草津の線にジャリ入れる時になってからそこを出た。山形に鉄道工事の話があって段どりに行ったけど、まだ始まってなかったのよ。それでこんどはそのあくる年大正十五（一九二六）年の春、横浜へあがってきた。ウリもその頃は人夫使う親方になっていました。

横浜の護岸工事はとてもたいへん。隧道の工事を手掘りでやっとった人間には、あんな泥だらけの仕事できるもんじゃない。護岸工事は、土深く掘って杭打ってコンクリ打って石垣つんで、たいへんよ。ウリの人夫を働かせることはできない。それでも山下公園の仕事して、それから原町田へ行ったのよ。そこへ行って、小田原から新宿までの二車線の鉄道、あれをウリたちが敷いたのよ。他にも朝鮮の人いっぱいいたよ。大和町で生活してて、そのあとまた横浜へ来て、中村橋の十仁病院をつくったりね。そらぁ苦労したのよ。

発病

らいを病んでることのわかったのはそれからしばらくしてからなのよ。今思えば、群馬県にいる時に、もう膝に斑紋ができたりしてたのよ。横浜におる時に――一旗上げようとアメリカに行く船に乗るつもりだったよ。ところがその当時朝鮮人がアメリカ行くのは容易なことじゃない。ロシアから帰ってきた友だちが一人いたわけ。それが「ロシアへ行けばアメリカへ行く船に乗るのはわけない」と言う。じゃあそうしようというんで約束して、前祝いだというわけでその晩肉買ってきて食って寝て起きたら、ひざにゲンコツぐらいのでかい水疱ができてふくらんでるのよ。隣りの医者に診せたら「梅毒だ」といってでっかい注射するのよ。らい病に梅毒の注射やったからますます悪いんだ。サルバルサンという強いやつ。ロシア、アメリカどころのさわぎじゃない。そいであきらめて東京の王子に行ったのよ。ロシアへ行きそこなっちゃったから。アメリカに行くこともペシャンコ、ロシアへ行くこともペシャンコ、けっきょくは全生園に来ちゃったの（笑）。

病気なのはわかってたけど、働かなくちゃならねえから、横浜から東京・王子の酸素会社に籍入れて来たわけ。それが大正十五(一九二六)年の八月です。ここは会社だから、自分の落ち着くところだと思って、人夫を十五、六人だか連れていった。その時にはもう、寒い時でも顔がまっ赤になって、いっぱい飲んだみたいな顔してるからみんなから「兄弟はいつも景気のいい顔色してるね」と言われたりしてね。

そうこうしているうちに、だんだん具合が悪くなっちゃった。

収容

昭和三(一九二八)年に帝大へ行って血管注射うつと一本が一円五十銭。それを週に二本やるわけだ。それがほかの人が大風子油(イイギリ科の木の種からとる油。プロミンができるまでは治療薬としてはこれしかなかった)をやると一本五十銭。注射しながら医者が看護婦に言うのよ。「この人は気の毒だ」と。朝鮮人だから言葉がわからないと思ったんでしょう。ウリは腹が立って腹が立って。病気治そうと思って高い金払って来てるのに「かわいそう」。けたくそ悪いから、それから帝大行くのやめちゃった。だけど顔はこんなにはれちゃって。

それからは家(うち)で寝ていたのよ。

そしたらウリの顔見知りの王子署の木村という刑事がきて、「どうした」って聞くから「らい病になった。どこかいい病院ないか」と言ったら、びっくりして出て行ったのよ。それからすぐ交番の巡査が来て、どこにも出てはダメだ、言うのよ。

一週間ぐらいしたころ、見たことない自動車が来て、四、五人の白い服着た人が入ってきた。何かと思ったら「病院から来た。これから病院へ行こう」言う。夕方で妻は夕食の仕入れに出ていて、子供も一緒について行って、ほかに誰もいないのよ。ウリが「妻が帰るまで待ってくれ」と頼んでも、「今すぐ」と言ってきかない。「家のことは後でもできる」言うのよ。

しようがないし、それもそうだと思ってついて行った。乗ってみて驚いたよ。自動車の後は木の箱なのよ。まだ作ったばっかりでカンナくずが隅っこにたまってる。小さな窓しかないから中は暗いのよ。走るとまたクッションがすごいの。ノーパンク（タイヤの中までゴムでできていて、クッション性に劣る）で。いくらたっても病院に着かない。遠かったよ。小さい窓から外見たら、林が見えたり畑が見えたり、田舎なのよ。町の病院に行くと思ってたから驚いたよ。そのうちに高いトタンの塀のむこうに小さな山が見えて、そこに白い人が立ってた。今思うとそれが望郷台（入園者が園外を望んで郷里をしのぶためにつくった築山）で、看護婦さんが見てたんだね。で、こりゃあたいへんなとこへ来ちゃったという気がしたよ。それがこの多磨全生園。当時は国立の癩療養所になる前で、全生病院（一九〇九年〜一九四〇年）といってたけど。忘れもしない昭和四（一九二九）年四月のことです。

自動車から降ろしてどうするかというと、まず風呂に入れられて、持ち物ぜんぶとられて、三尺のフンドシと棒縞のゆかたもらって「収容室」に入った。そしたら収容室の付添いさんで山田一郎という人がいたのよ。その人がウリ見て「あんた朝鮮人か」て聞く。「そうだ」と答えたら、その人も故国の人だったのよ。「どうしてこんな所に来た。ここはいったん入ったからには出られない所だよ。来るとき見たでしょう。ここの周りの塀や壕、そばで見るとすごいよ。逃げても、つかまったら監房へ入れられる。ここに入れられたらもう死ぬまで出られないよ」言うのよ。ウリはその時、これは第二のタコ部屋に入ったかと思ったよ。

ウリは病気治しに来たのであって、死にに来たのではないので、責任者呼んでくれって言ったけど、全然来ないのよ。ウリは病気がまだ軽かったし自宅からの収容者だったから、すぐ一般舎に下げられた。その舎には同じ故国の人もおったし、目が見えん人で明治四十二（一九〇九）年（全生病院開院の年）に来たという人もおったよ。その人の話でも「どうにもならん」言うのよ。

三カ月ほどして妻から手紙がきて、飯場にいる人の話で、故郷に近い大邱から十里ほど山の中にお寺の跡があって、そこに金さんという人がいてらい病にとてもよく効く薬つくってる。それがとっても有名だから、行って、薬のんで病気治してきてくれという手紙が来たわけ。

しかし行きたくても行かれないのよ。帰省くれないから。でも薬はほしいし、同じ舎の人たちもその薬買ってきてくれとウリに頼むのよ。で、考えたらウリの舎の舎長さんが堀川という人で、これが農会（農作物の生育・収穫を行なう）の親方なのよ。この人に帰省のことを頼んでもらったのよ。

しばらくしたら見張所（患者管理をする〔事務〕分館をそう呼んだ〔八八、二八〇頁参照〕）から連絡がきて、礼拝堂（各宗派共同の建物）まで来い、言うのよ。行ってみたら、一段高い所に監督（分館職員）の毛涯鴻（大正から昭和にかけて（大正三（一九一四）年〜昭和八（一九三三）年）、所長に付与された懲戒検束権（一六八頁参照）を楯に権力をふるって悪名高かった職員〈書籍『倶会一処』（くえいっしょ、後出）には、「毛涯鴻」の項目があり、「懲戒検束権を楯にして秩序の維持にらつ腕をふるい「全生病院には院長が二人いる」といわれたほどの人物であった」と書き記されている〉）とその他に四人ぐらいエライ人がずらーっと白い服着て立ってる。「おまえ、ここに入って二月や三月で帰省よこせとは何事だ。だいたいここには患者の帰省というのはない。いったい自分がなんだかわかってるのか」言うのよ。

ウリも若い時は短気だったから、毛涯に向かって言ったよ。

「あんたは、いい病院があって、そこへ行けば病気がなおるといって、家の始末もさせないで妻や子供に別れもさせないで、後でもできるからといって、無理に連れてきたじゃないか。来てみたら家族とはまったく遮断されちまって、これでは約束がちがうじゃないか。ウリも一家の主人だ。主人が家を離れるからには、妻や子供が生活できるようにしておいてやるのがあたりまえじゃないか。その意味で帰省くれというんだ」そしたら「いや、あんたのうちは俺たちが面倒みるから心配ない」言うのよ。ウリはいよいよ腹が立って「何を言うか。生意気なこと言うな。どうしてあんたがウリの家の心配しなくちゃならないか、人間にはそれぞれの事情があるんだ」ウリはどなったよ。したら毛涯が「それは法律だ」というのよ。こうなると理屈には理屈。ウリは負けるのがきらいだから「何が法律だ。ウリが働いて、ウリが結婚して、ウリが子供つくって、一生懸命働いて生活してきたウリの家庭だ。なにが法律だ。土方して旅して歩いた人間に法律もへったくれもない。家の後始末はウリが自分でやる」
そういう喧嘩したのよ。
しばらくして三日間の帰省が出たわけ。

帰郷

それからがたいへんなのよ。いいことなかなかないのよ。釜山（プサン）着いてすぐ故郷（くに）に行ったのよ。十年ぶりよ。

はじめ先祖のお墓参りして、薬貰いに行ったのよ。大邱の山の中の金さんのとこ行ったら、薬くれないで治療するて言うのよ。真鍮（しんちゅう）の皿に油を入れて、火の上のせて、油の煙吸わせるのよ。これがものすごく強い。とても吸えねえ。それでも三日ほどやったのかな。そしたら口が赤く腫れてきて鼻は息ができない。顔も腫れてくるし、とても辛抱できないのよ。そしたらやっと薬つくる言うのよ。

薬は竜のウロコが材料なのよ。一文銭あるでしょう、四角い穴のあいた。あれぐらいの大きさで、なんでも砂漠に落ちてるのを探してくるらしい。だから高いのよ。これにいろんなもの混ぜて釜の中に入れて三日三晩蒸すのよ。そして釜のフタをあけるとフタの内側に白い粉がついてる。

これをかき落としてナツメの実といっしょにこねて、大豆ぐらいに丸めるのよ。

これ飲んだら、よくなるどころか、手の肉が落ちてものはつかめなくなるし、片足がぶらんとなってしまって歩くことも自由にならないのよ。今考えたら、あれはらいが治る薬じゃない、水銀だったのよ。毒だよ。

そのうち金さんが、もう手に負えねえから帰ってくれ、言うのよ。しかし日本から持ってきた金はほとんど使ってしまって、ウリはとても帰れない。

薬のんでも治らない。いよいよ悪くなる。もうこれじゃどうにもならないと思ったよ。その時人間の考えることは一つ。もう死ぬしかないと思って故郷(くに)の先祖の墓に行ったのよ。くだものとかローソクとかたくさん買って供えた。

自殺

朝鮮でプジャ〔附子（ぶし）。トリカブトの根を乾燥させたもの。漢方薬として用いられるが、強い毒性を持つ〕言う薬あるのよ。あれはあついうちにのむといけないのよ。死んじゃう。それを半斤〔三〇〇グラム〕買って、朝鮮で薬煎じるタンジ〔壺〕あるだろ、あれ一つ買って、炭も買って。炭に火つけて石を積んでプジャを煮たの。妻に手紙〔遺書〕を書いてふところの中へ入れて、ああ、ウリの人生もこれで終わりかと思ったら、涙がポロポロ出て仕方なかったよ。まだ三十二歳だったからね。

ぜんぶ飲んじゃった。ところが、死ぬどころか気がついたらなんと夜中だよ。フラフラして道に出たら、ちょうど馬車車(ぐるま)が米を運んでいるのにぶつかって、「乗んなさい」と言われて清道の駅までつれてきてくれて。プジャあんなに飲んでも死ねないのよ。あれ飲んだから今も元気なのかな(笑)。

だけど、世の中そんなになまやさしいもんじゃないのよ。死のうと思ったってそんなに簡単に死ねねえんだから。ほんとに話になんねえ。

釜山

死ねなくて、とうとう釜山まで来たのよ。釜山には日本で旅している時友だちになった人が住んでるの思い出して、事情話したのよ。金さんとこから買ってきた竜のウロコの丸薬見せて、日本に帰る旅費分だけでいいから買ってくれないかと頼んだら、その人買ってくれた。九円だったか十円だったかそれくらいで。ほんとに助かったと思ったよ、その時。

金ができたから、さあ船に乗るつもりで港に来たら、渡航許可証〔渡航証明書ともいう。一九二〇年代の朝鮮半島から日本内地への渡航者急増に伴い、内地流入者数の統制を目的に、一九二八年から所轄警察所の渡航許可が必要となった〕がなくてダメ。がっかりして待合室で船眺めて坐ってると、小さい子供が二人近づいてきて「おじさん、どうしたの」て聞くのよ。黙ってたら「困っているのだったらうちに行きましょう。うちにきて休みなさい」言うの。ウリも疲れていたし、子供だから信用して、ついて行った。釜山の山側には小さい家がいっぱいあるのよ。細い夜道をあっち行ったりこっち行ったり。前を行く二人は、こんどは自分の家に連れて行くとかなんとか言ってて、一人が見えなくなってしまった。そうしてるうちに一軒の家の前に連れて行かれて。これが一杯飲み屋なのよ。「これがおまえの家か」て聞いたら「とにかく入れ」って手を引っぱるのよ。仕方ないから入ったら、五十歳ぐらいの女が出て来て、子供にごはんと汁をドンブリに一杯ずつ出してやるのよ。おかしいな思っていると、ウリに「二階に上れ」言うから上ってみたら、ひどい部屋なのよ。疲れていたし、がっかりもあったんで、ウリはついそこで寝てしまったの。今思えば、子供の客引きにまんまとひっかかったんだね。翌朝店の女が上ってきて「一円九十銭出せ」言うのよ。「ええっ、メシもふとんもなしで高すぎるよ」言ったら「黙って泊って、いまさら何の文句だ」と逆に喰ってかかるのよ。女と喧嘩しても仕方ないから、言うとおりに払って出たんだけど、日本に行く船には乗れないし、かといってほかに行く所もない。体の疲れはとれないし、しかたないから旅館さがして入ったのよ。

旅館の二階に上ったら、主人がきて「お客さん、ここは悪い奴が多いから、お金を預りましょう」て言うの。飲み屋で一円九十銭とられたから、その時、フトコロには七円か七円五十銭ぐらいあったのかな。それを預けたのよ。そしたらそこのおかずがまたすごいのよ。二十五品もある、一食で。それで五十銭。ウリ一人ではとても食べられない。体の具合も悪いし、半分は残ってしまうのよ。二日ばかりしたら若い男が来て「お客さん、具合が悪そうだから私がお世話します」言うて、膳の上げ下げから洗濯までみんなしてくれるのよ。そして食事の残りはその人が食べる。それが目的で世話してくれたのよ。よく見ると同じ病いの人だったよね。

一週間ばかりしたら旅館の人が来て「お客さん、預かったお金がなくなった。あと金入れないのなら出ていって下さい」言うのよ。金なんてもう一銭一厘もない。おいてきた妻に金送れとも言えない。仕方がないから出た。そして出ながら、もうこれはどうしても死ぬよりほかにないと決心したよ。先祖の墓の前では失敗したけれども、今度はどうにも自殺するより方法ないと思ったのよ。

　それで海に飛びこむつもりで桟橋に行ったのよ。行ったけどダメなのよ。大きな船がたくさん並んでいて荷物の上げ下げする人夫がたくさん働いてる。これでは飛びこんでもすぐ助けられてしまう。それで小さい桟橋に行ったのよ。そしたらこんどは船がギッシリ並んで海が見えない。飛びこむためには、船をこえて向こうまで行かなければならないのよ。しかしウリは疲れてるから、そんな力ないのよ。これではとても死ぬことできない。

　一体どうしたものか、困ってしまって、桟橋に船つなぐ石あるでしょう、あれに腰かけていたら、後から肩をたたく人がいるのよ。日本から着てきたレインコート着て、みじめな鳥打ち帽かぶって、やせ細ってボンヤリしてるから普通には見えなかったんでしょう。「どこに行くんですか」て聞くのよ。「いや、どこにも行くところがなくて……」と答えると、「ここには療養所があるんだが、入りますか」て言う。「え、療養所が!?」と思って見たら顔にシワがよってるわけ。結節が出てなおった傷あとがあるわけ。背広着てネクタイしめていい靴はいてピカピカにしてるけど、顔はらい病む人の顔なんです。それが「病院あるけど行かないか」と言う。よく聞いたら、キリスト教のメイ牧師という人が山の上にいるんだという。そこへ行けば切符をくれるから〈キリスト教の教会立の療養所に入るときに必要なものと推測されるが、詳細は不明〉、それをもらえばらい療養所に入れるから行きなさい、と言う。もしそこで切符もらえなかったら、チケゴリという所に自分の家があるから、そこへ来なさい、と言ってくれたのよ。

教えられたように切符もらいに行ったんだけど、これがくれるもんじゃない。書記がいて「とんでもない。そんなピンピンしていて。働きなさい」って、切符どころか追い出されてしまったのよ。もう冬の頃だから、暗くて寒いのよ。さっきの声を掛けてくれた崔さんの所に行こうと思っても道はわからないし、困っていると、その書記が「この山の裏に行ったら泊れるから、そこへ行きなさい」と言うて道教えてくれたのよ。その通り行ってみると、これが釜山の乞食部落なのよ。ムンデー（らい）乞食もいっぱいいて、ものすごいのよ。

村にて

道の両側にむしろ並べて、たき火して。メシ食べなさいて言うけど、食べられないのよ。乞食してもらってきたごはんでしょう。モヤシ入ったりキムチ入ったりして、ゴチャゴチャのごはんなのよ。これはとてもやっていけんと思ったよ。

夜が明けてからチケゴリ探して行ったのよ。そこは、行ってみてわかったけど、今言う自活村（定着村）、あれなのよ。ウリみたいに病気軽くて療養所追い出された人や、病気出て療養所たずねてきて断わられた人、釜山あたりでウロウロしてた人拾ってきて、市場で乞食さしたり、魚かっぱらったりして、いろいろ持ってこさせるのよ。崔という人も、そんな人を何人か拾ってきて、置いて、働かしてピンハネして、自分はハイカラな服着ていい生活してるのよ。ウリがたずねて行っても、ウリは崔より年が上だから自分の家（うち）におけなくて、金明守という老人に預けたのよ。この人は帽子かぶって何か服につけて、両班（ヤンバン）（上流身分の総称）だ言ってたよ。その金さんのとこで、ウリは疲れてしまって、体がよくないから、寝てばかりいたよ。

その村では、一週間に二回、病院から大風子油もってきて、無料で打ってくれたのよ。

そのうち正月がきたのよ。正月には、病気の軽い者がきれいに着飾って鉦（かね）やチャング（杖鼓）たたいて、朝鮮の農楽あるでしょう、あれやるの。歌うたって踊りおどって村から村をずーっと回って、お祝いして、お金もらう。その人たちが、ウリのいる部屋にいっぱい泊って、寝る所もなくなってしまって。ウリが隅の方で休んでいたら、その晩、何が悪かったのか、ものすごい腹痛なのよ。辛抱できなくて、隣の人に頼んで、外の庭に水を入れたカメがあるのよ。正月だから寒いのよ。カメに氷がカンカンに張ってるのを、その人に割ってもらって、ウリは服脱いで背中出して、その水をバケツにくんで背中にかけてもらったのよ。昔、腹痛のときそうして治した経験あるからね。だけど治らない。いよいよ動けなくなってしまったのよ。ちょうどその時、妻から金が送られてきて、ほんとうに助かった。でも疲れがひどくて郵便局まで金取りに行けないのよ。それでウリの面倒みてくれていたチョンガー（独身の男性）がいたので、それに頼んでチゲ（背負子）に乗せてもらって、行ったのよ。

郵便局行って、金受けとって帰りにメイ牧師の家の前通ったら、書記がびっくりして切符もって飛んできたよ。ウリがチゲに乗って行ったから「これ持って早く療養所行きなさい。死んでしまうから早く行きなさい」とチゲから降りる暇もない。それで村に着いて金老人に挨拶に行ったら、奥さんがメシ食え言うけど機嫌悪いのよ。疲れてメシ食えねえの。メシ食えねえ言ったら「メシ食わんのに何しにきた」って怒るのよ。メシ食わんのなら出ていけ、言うのよ。他の人は乞食して物もってくるのにウリはやらないでしょう。ウリは死んでもやらない、そんなこと。だから金さんはウリが憎いのよ。

そんなことがあって、イギリスのキリスト教の療養所（一九一七年に朝鮮総督府によって小鹿島（しょうろくとう）慈恵医院（一九六〇年から「（韓国）国立小鹿島（ソロクト）病院」）が開院される以前は、ハンセン病患者の「救済」はキリスト教の外国人宣教師によって開始された。ここでは釜山のことと証言しているので、英国ハンセン病救療会という財団から資金援助を受け、一九一〇年にアメリカ人アービンによって開設された釜山相愛園と思われる）に入りました。ウリが入れられたのは二十八号室。盲人専用で男ばっかりの部屋でした。それで皆さんに挨拶して、これこれこういうわけでここに来たと、今までのこと話したら、みんなが、この病気は栄養をうんとつけんとダメだ言うのよ。豚食べなさいて言う。その時は妻から送ってきた金もあったでしょう。で、小さい豚一匹買って食べたのよ。そしたらいいのよ。元気出るのよ。それでもう一匹買ったのよ。二つ目の豚は大きくて一人では食べられないのよ。それで前に世話になった金明守老人のとこにも半分届けた。

この療養所では、ごはんだけ朝晩二回、ホーローのドンブリにすり切り一杯ずつ出る。それでもドンブリが大きいから、いっぺんではとても食べきれないくらい。朝は少し残して昼に食べたり、晩の残りは夜食にしたり。おかずは一人月三十銭、現金でくれたよ。みんなこの金で市場に買い出しに行ったり。商売する人もくるし、不自由しなかったのよ、ここでは。

男女はきびしくて別病棟なのよ。キリスト教だから。それでも子供は行ったり来たりできるから、魚買ってきて料理頼むと、女の舎に持って行って、ちゃんと料理してよこすのよ。それでお礼に半分持たしたりして。洗濯もたのんだりして、けっこう楽しかったです。

全部で五百人ぐらいいるって言ってたかな。丈夫な人は山に薪おろしに行ってたよ。そのうち金老人が来て、「あんなに世話したのにアイサツもなしに黙って出て行ったのが気に入らん」言うのよ。聞いてウリは腹が立ったのよ。それでウリは言ったよ。「切符もらった時、挨拶に行ったじゃないですか。それを話も聞かないで追い出して、いまさらおかしいじゃないですか。それにここに入ったとき支給された着物の生地一反（一巻き）、それに大きい豚の半分届けたじゃないですか。第一ここに入れたのはあんたのおかげじゃない。いまさらあんたに義理だ恩義だ言われることはないじゃないですか」しゃくにさわってそう言ってやったのよ。そしたら一緒にきた若い人、こそこそいなくなってしまって、金老人も、これはしかたないと思ったのか、あとで見ろとかなんとか言って出て行ったよ。

そうこうしているうちに、昭和五（一九三〇）年の春になって、だんだん暖かくなってきたら、体も調子よくなってきたのよ。妻からも手紙きて、帰ってこい、言うし、朝鮮おっても治る見込みもないし、どうせなら妻の近くがいいと思って、帰ってきました。ところが帰るとき、世話してくれた若い人が、切符売ってくれ、言うのよ。十円で売ってくれ。それこそ頼むのよ。あとで聞くと、この療養所入る切符四十円するのよ。金老人もそれが欲しくてウリを追い出そうとしたの。それでもウリはその若い人に世話になったんで、十円で売って出たよ。

再渡日

　あっちから日本に来るときは証明書がうるさいのよ。日本から行くときは何もいらないのに。ウリは釜山では証明書もらえないから、故郷の面（日本の村に相当）事務所に行って、妻の手紙見せて、大正十一（一九二二）年に渡ったんだ、言ったら、すぐ証明書くれたよ。そうして六月に日本に帰ってきたのよ。昭和五（一九三〇）年ですね。

　それまでほんとにいろんなことがあったわけよ。だけどひとには言われないこともあるわけよ。苦しいことは。

　日本に帰って家でしばらく寝てたけど、手の力はないし片足は悪いし、これじゃあどうにもならないと思ってまた全生園に来たのよ。三日間の帰省がまるまる一年になっている。来たら見張所（みはり）の毛涯が高下駄で床蹴って怒鳴るのよ。「キサマ、三日間の帰省で一年も行ってよくずうずうしく帰ってきたな！　入れるわけにはいかん。電車賃やるから慰廃園（明治二十七（一八九四）年に東京・目黒につくられた私立のらい療養所（一九四二年に解散））に行け」言うのよ。それでウリも言ってやった。「家庭の始末つけに郷里（くに）まで行ってくるのに、三日で何できると思うか。だからむこうから手紙出したじゃないか。乞食じゃあるまいし、電車賃もらいに来たんじゃないんだぞ」

慰廃園

しかたないから目黒の競馬場の横にあった慰廃園に入ったのよ。そこでウリは考えたのよ。ウリはもう人間社会から完全に離れて、もう人間の仲間じゃない。別世界に入ったからは、どれくらい生きるかわからないけど、別の人生だと。「らい」ちゅうたら嫌うのよ、全部が。だから自分の身はどうでもいい。とにかくみんなのためになりたいという気持ちがあったことはたしかです。ロクなことはできなかったけれど、気持ちだけはそう思ってました。そんなこと口に出して言うことじゃないけど、そう思ったことはたしかなのよ。だからそれから大好きだったバクチもケンカもやめたのよ。

全生園

慰廃園から再びここに連れてこられたのが昭和六〔一九三一〕年。二年ぶりで入ってきた全生園の生活はひどいものよ。

塀はやっぱり九尺〔約三メートル〕のトタン板で、外から何段かのつっかい棒をしてあるから、中から登ることはできねえの。それだけでも、中の生活というものがいかに悲惨であったかということを示してるわけ。ごはんも、麦が七割ぐらいで米が三割ぐらいだけど、南京〔輸入米〕の悪い米、これを混ぜて。米粒が見えないの。まっ黒い麦めし。おかず言うたらじゃがいも四つ割りで、醬油と塩ぶっこむだけでダシ粉なんにも入れねえの。それにおかずは一つだけ。たくわんだったらたくわん一つだけ。なんでも一つだけ。だから朝のみそ汁もダシ粉はぜんぜん使ってない。ミソ少し入れて、そこへ塩ぶっこんで、野菜きざんであるだけ。だから自分たちがもらってきておいて、購買部から自分らで煮干し買ってきて、別の鍋で味つけて、火鉢でわかしてつくりなおす。こういう生活なのよ。だから家からここへ入ってくるというと、はじめはとても生活ができない。

部屋は十二畳半に八人が定員なの。それが、あんた、ノミやらなんやらで、寝られるもんじゃない。とてもたえられない。だからみんな逃走する。だから誰かが逃走したいというとみんなで助けてくれるわけ。見えねえように囲んで。患者たちが一団となってかくしてくれる。みんなについていって、はしごみたいなので登らしてもらって。うしろはつっかい棒がしてあるでしょ。だから上に登っちゃえば、後へ降りれるわけ。中からじゃ上がれないわけ。九尺のツルツルのトタンだけでなにもないんだから。ひっかかるものなにもないのよ。

見張所

むかしはこの話してる場所が二階建ての「見張所」だったの。二階は三方に窓があって、夜は当直が泊って見張ってるのよ。前の道を患者が黙って通ると「コラ、コラ。黙って行くバカがおるか」と言っておどかす。家族が面会に来ても監督立合いなのよ。朝になると見張所の監督が各舎を回るわけ。「ゆうべ異状なかったか」と来る。各舎に舎長がいて、「ありました」「なんだ!」「何号の誰某が逃走しました」病気の心配じゃないのよ。逃走が心配なのよ、監督は。逃走はひんぴんと起きるわけ。中にいられないの、苦しくて。生活のきびしいなかで人間あつかいされないのよ。職員に口ごたえすることなど絶対できません。ヘタに抵抗なんかできなかったですよ。そういう状態だったんですよ。

死ぬ金

そればっかりじゃなく、浮浪患者や外で一人で旅して歩いてここへ入ってくる人はたいてい文無しなのよ。文無しで入ってきて、旅で疲労しているし、病気が重かったり熱が出たりすると長生きができないのよ。死んでしまうの。でも葬式する金あるわけない。だから部屋の人が出してやるの。一人の葬式したら最小限度一円五十銭の金がいるわけだ、昭和の六、七（一九三一、三二）年で。それを部屋の人がみな助け合って葬式するわけ。だから他にお茶に菓子ぐらいの金は残さなければならないのよ。

ウリの同胞で金さんという人は、昭和七年だったかな、亡くなったのは。それが結核にかかったわけ。らいで結核。その頃結核多かったのよ。それはひどかった。その人がハアハア苦しみながらも「死んでまで人に迷惑かけたくない」と言う。だからなんとかしなくちゃならない。らいで結核になったらなんの作業もできねえ。作業やったって三銭か四銭ぐらいしか貰えねえんだけど、一日。その頃は結核で熱が高く上がると滋養食として玉子が一個、牛乳一合もらえた。これは園内生産物。

炊事係がもってきて玉子を小さい湯呑みにポンと割って入れてくれるわけ。牛乳は目盛りのある薬瓶の中に入れてくれる。あと片栗粉を小さい袋に一つ、これを毎日くれるわけ。

　金さんもそれをもらう。だけどそれ食べないで他の人に牛乳売って、玉子も売るわけ。健康者の作業やれる人が、容れ物もって夕方とりにくるわけ。とりにくると、一月分の玉子もらって、よく買ってくれる人は四十五銭だけど、ふつうは四十銭くらい。中には三十五銭しかくれない人もいる。牛乳もそれと同じよ。園内生産で、患者が牛飼って、搾った牛乳を売って病人さんの滋養費にあてるわけ。

　この金さんは昭和七年に七円の金貯めて死んだの。あれだけ結核病んだ者が、玉子が必要であるし牛乳も必要な者が、玉子も牛乳もみんな売っちゃった。売って死ぬ金つくったのよ。

カネ

　とにかくなんてったって金が必要なのよ。なくちゃならん。療養所といっても人間社会だからつき合いもあるし。ウリが入った時は付添い（当時は軽症者が重症者に昼夜付き添って看護をした）が十銭なのよ。本看（ほんかん）〔病棟や不自由舎に住み込むかたちで患者に付き添う〕になると半年に一銭上がるわけ。一年目にもう一銭上がって十二銭になる。三十日間一日も休まずに付添いやると三円六十銭の金がもらえるわけ。それを小遣いにしたりいろいろ雑費にしたわけです。とにかくいつ死ぬんだかわからないんだから他人に迷惑かけないだけの金は用意しておかなきゃならんでしょう。だからみんな

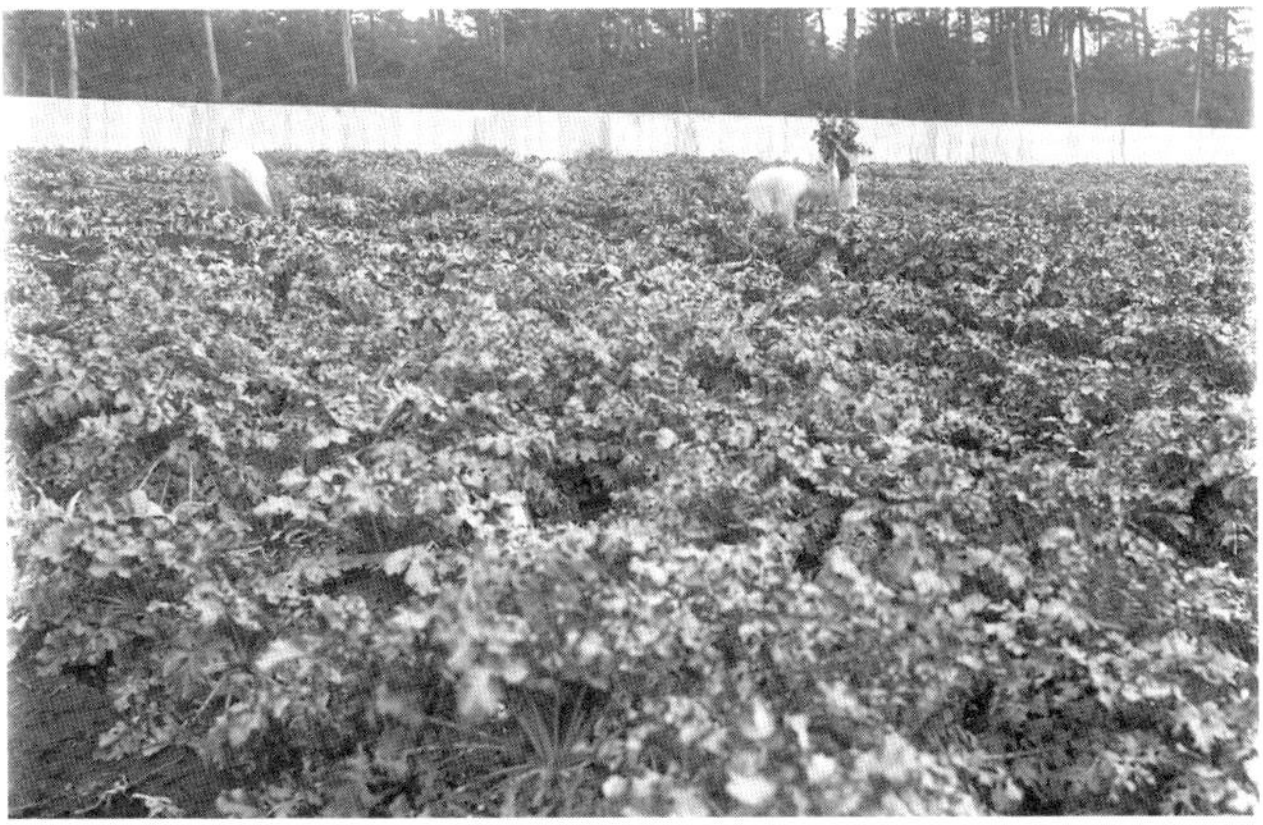

大根の栽培（多磨全生園　1942年）

事情はどうあれ死に金はつくっとかなきゃならん。丈夫な者は畑つくって野菜つくって、〔後出の慰安会経由で〕炊事に売って。大根一キロ一銭五厘だよ。売って、その金ためて死に金というものつくるの。

そういう状態で、とにかく少しでも金は欲しいというんで。その時ウリは互恵会〔昭和六（一九三一）年に創立された患者相互扶助のための財団法人〕の副理事だったのよ。いまは寝たきりになってるが当時生活部長〔生活部は日用品や食料等の生活面の補助を行なう〕だった渡辺弥一とがんばったの。その時ウリが活動してたのは農会で、収入上るのも農会だけ。売店もダメ、牛舎もダメ、豚舎もダメ、鶏舎もダメ、購買部もダメ、山桜〔印刷〕もダメ、竹工部もダメ、これらみんな互恵会の輪の中に入ってるんだけどみんな赤字なんです。なかで金が出るのは農会だけなのよ。農会で野菜つくって、それを慰安会〔さまざまな患者作業を統括し、売上金の管理と作業の分配を行なう〕に売るわけ。慰安会がこんど炊事に売るわけ。一割から二割くらいの利益得て。その金が慰安会に入るわけ、患者慰安金になるのよ。

ピンポンやればピンポンの玉を買ってやらねばならんし、野球やればボールやミット買ってやる。たまには映画や芝居も買ってやらんならん〔互恵会が金を出して、映画の上映や芝居の上演を園内で催すこと〕。その金の出るとこないから、それを慰安会から出すわけ。そういう利益の金で慰安会が活動してるわけ。

そういうふうに、昔はたいへんだったのよ。自分で言うのもおかしいけど、ウリもほんとにがんばりました。戦争中は食いものがないから園内に空地がなくなるまで開墾したのよ。その苦労はひとには言われねえ。少しでも食わせようと園長と交渉したり、警察上がりの石橋事務官にとっつかまったり、いろいろあったのよ。

服従

園長が警察署長の権限〔懲戒検束権〔一六八頁参照〕〕もっていたわけ。垣根からちょっと足が出たというだけで監房にブチこまれるということもあったのよ。だから園長の命令といったら絶対服従。だから分館でもなんかのことあると、これは園長の命令といったらなんにも言えねえ。

分館の職員たちの中にはウリたちのことを「豚」「山豚」て言って豚あつかいにするのもいるわけよ。ここに昔いた平永というのが営繕係〔建築物の新築や修理をする〕にいたんだけど、礼拝堂でウリたちと舎建てる相談するうちに「てめえたちはブタだから食らって寝てればいいんだ」と言ったことある。だからみな反発するわけだ。これ、終戦後の話ですよ。

そういうような時代もあったんです。いかに患者ってものが哀れだったかということ、それ一つで判断できるわけよ。

だけどあんまり話したくない。苦労したことはいっぱいあったけど、もうそれ以上言えねえよ。かんべんしてください。

※文さんはここではあまり語らなかったが、多磨全生園患者自治会編『倶会一処』（一九七九年、一光社刊）には、彼の入園後の仕事ぶりとその周辺の事情について記された一節がある（「文守奉とその同胞たち」）。語られなかった様子を知るてがかりとして左に引用させていただく――聞き手〈趙根在〉

《戦前、ことに終戦前後の園内各作業場における朝鮮人患者の働きは大きなものがあったが、なかでも戸倉文吉（文守奉）の活躍は、古い人なら誰でも知っているほど目立つ存在であった。

「十時半ヨリ図書室ニオイテ鮮人二十数名集合シ本会ノ運営ニ付協議セルモノナリ」。これは昭和8（一九三三）年7月2日の見張り所（分館）日誌の記事である。全生園年報では大正15（一九二六）年に初めて本籍地「朝鮮」の患者が五人（男四人、女一人）いることが記されているが、昭和7（一九三二）年には一五、六人にふえていた。そのなかで戸倉は同胞の会をつくろうと一人ひとりを説いて回り林〔芳信〕院長にお願いをしたところ「君たちは遠く故郷をはなれて淋しかろう。会をつくってみんなが話合い助け合うことはよいことだ」と許可をくれ、互助会が発足した。

初めのうちは、世話人の形で戸倉がひとりで会費集めや病棟見舞などの会務をしてきたが後に話し合って役員を決めた。当時県人会としては新潟、愛知、東北の三県人会があったのみであった。夜、図書室の二階で集会を開く時は見張り所から四〇ワットの電球一個を借りてきてつけ、集会が終わると電球をはずして見張り所に返していたが、この電球は互助会以外の県人会はまだ貸してもらえなかった。

戸倉が日本に来たのは一家が破産した大正10〔一九二一〕年、二四歳の時であった。信州の飯場で働いていたが、昭和4〔一九二九〕年に発病して全生病院に入院した。昭和10〔一九三五〕年から23〔一九四八〕年までの一四年間は農産部の親方として朝五時から午後四時頃まで、時には暗くなるまで真っ黒になって働いた。農産部には三〇人の部員がいたが、そのなかには小島〔呉〕、金石、大北〔崔〕など戸倉と同郷の元気な青年たちが六、七人いた。戸倉はこれらの人たちの面倒をよくみたので青年たちもよくなつき、仕事の面でも親方をもりたて、全面的な協力をしていた。

親方はひとりで種子の購入、畑おこし、作付け、肥料、消毒、収穫など一年間の計画をたて、部員が朝集まり「親方、今日の仕事はなんだ」と聞けば「AとBは青菜をとって炊事へ納めろ、CとDはトマトの消毒、あとはみんなで畑おこしだ」と一切の指示をしていた。農会の仕事で一番楽しいのは収穫であった。もち米をつくり一人一升餅を配給したこともあった。西瓜(すいか)は入院者

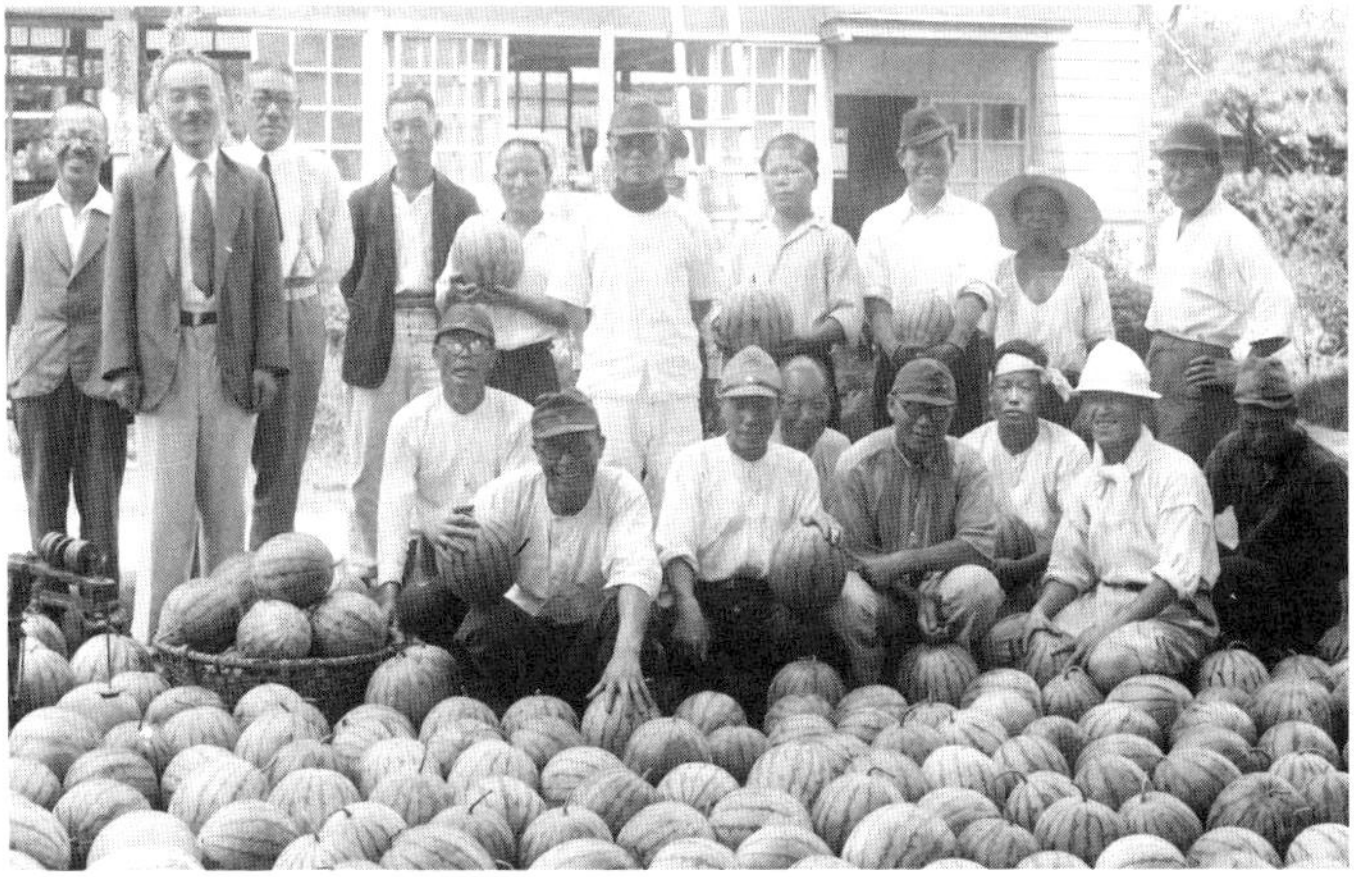

農会メンバーの頃（多磨全生園　年不明）

全員に配給したが、カラスにつつかれた西瓜をリヤカーにつんで補助看護のついた病室へ「重症者に食べさせてくれ」と届けたり、全体に配給するには数が足りないトマトを不自由舎の人たちに配って回ったりした。

野球場をつくる時は「若い連中が腹が減って仕方がないとこぼしているが、親方なんとかならないか」と自治会の高林文化部長に頼まれ「よし、わかった」と、大八車に炊事場の大笊（ざる）をのせ、その中にお茶菓子用の馬鈴薯をいっぱい入れて届け「みんなのためだから」と代金をもらわずに感謝されたこともあったが、農会は自治会からも頼りにされる存在であった。

野菜の最盛期には戸倉は睡眠を三、四時間しかとらなかった。それは西瓜、まくわ、トマトなどの盗難を防ぐため、部員と交代で一晩中見回っているためで、とくに終戦直後には食糧不足がひどいため、いくら注意しても農産物の盗難は後を絶たなかった。

毎年元日の朝になると戸倉はローソクと線香を畑にたて、明けはじめた東の空に向かって「今年も豊作でありますように」と祈った。作物の不作は全て自分の責任ででもあるかのように、戸倉はただひたすら豊作を祈った。

農産部では毎年トマト、茄子、胡瓜などの苗を温床で大量に生産し、5月上旬には一般舎や職員にも販売していた。苗床の管理には細心の注意をはらい、日焼けのしないよう日中は温床のふた（ガラス戸）をあけていた。4月29日、この日は祝日（天長節）であるため部員には作業を休ませ戸倉はひとりで数十枚もある温床のふたを一枚一枚うしろに立てかけ、苗の成育を見回っていた。その時急に突風が起こり、アッという間もなく立てかけてあった戸がほとんど倒れ、ガラスがめちゃめちゃに割れてしまった。泣きだしたいような情けない気持ちを抑え、戸倉は割れたガラスを一枚一枚片付けていったが、心ではすでに後の心配をしていた。以後毎年4月29日になるとあの時の苦い思い出がよみがえるという。

戦時中、政府の同化政策によって「朝鮮人も全て日本人である」と在日朝鮮人は日本名への改姓が強要された。金は金本、金田、金山、金子、金沢など。李は国本、星本、平田。徐は徳山、中村。朴は朴田、新井、井上など。なかには名前まで一郎、三郎などにそれぞれ変わり、表面的には日本人としてわけへだてなく戦争遂行へ狩り出されていったが、それは入園者にもさまざまなかかわりのあることであった。

戦争末期の昭和19（一九四四）年秋、全羅北道の山村で百姓をしていた呉成六は次つぎと徴用で引っぱられて行く村の男たちを見てなんとか逃れようと山中にかくれて仕事をしていた。ところが日本官憲がこれを見逃すはずがなく、探索していた警官につかまってしまった。「年老いた母と妻と子供二人に一目会わせてくれ」との願いも聞かれず、着のみ着のまま留置所に二晩入れられ、そのまま日本に海軍徴用として連れて来られてしまった。呉が三〇歳の時であった。言葉も満足にわからないまま横須賀で、演習で使用した空弾を掃除して火薬をつめたり、横穴掘りなどの労働をしていたが検診で左腕に斑紋があることがわかり、20（一九四五）年3月警官に付き添われ強制収容された。わずか一年の間に二度も強制拘束された。入園後は戸倉のもとで農産部に五年、豚舎に一年、不自由舎付添いを一〇年以上つとめ、ひとりで二部屋八人を看護したこともあったが、眼を病み視力が薄れたので作業をやめた。

呉と一緒に農産部につとめた金石も徴用で日本に連れて来られたひとりだが足が速く運動会の短距離競走では園内で右に出る者はいなかった。また「オール全生」の名投手であった大北や捕手の松江も朝鮮人であったが、金石も捕手として活躍した。

いつもにこにこしているので「ニコキンさん」と呼ばれていた金正典は昭和5（一九三〇）年、二二歳の時来日したが、8（一九三三）年に発病して入院した。17（一九四二）年に軽快退園して東京の浅草で働いていたが、すぐ軍属として徴用され、佐世保の海軍工廠に配属された。二年ほど働いていたが無理がたたって、19（一九四四）年に病気が再発して再入園した。二〇名の入室者中、咽喉切開者がつねに六、七人いた二号病棟の付添いを六年つとめ、その後土木部に出て開墾、グランドつくりなどをした。

思想犯として服役中発病した金斗鎮が刑の執行を停止され、入院してきたのは昭和7（一九三二）年であった。入院後も警官が時どきあらわれ、帰省をする時は特高（特別高等警察。思想犯を査察・内偵し、取り締まることを目的とした秘密警察）が尾行をした。金は知的なおだやかな人柄で、人からも好かれ「こんないい人がどんなわるいことをしたのだろう」と言われたが、後年キリスト教の洗礼を受け、戦後子供たちが迎えに来て朝鮮へ帰還した。

戦後朝鮮、韓国が独立し、在日朝鮮・韓国人は〝外国人〟と身分が変わったが、園内では日常日本名を使用している者が多かった。それは家族の秘密を守るため入園者の大半が、偽名やペンネームを用いることとも共通することであったが、それとともに日本人と結婚している人も多く、今までの差別のない生活をそっと大事にしたい素朴な気持ちからでもあった。朝鮮・韓国人の中にはバクチや悪いことをしたり、無教養で人に嫌われる人もいたが、これは日本人についてもいえることで根はお人好しが多かった。

戸倉は農産部の親方と互恵会の理事も兼ねていたが、昭和22（一九四七）年に農産部、穀菽（こくしゅく）部で収穫した麦を外へ出して製粉してもらうのは費用もかさむので「互恵会のお金ででもよいから製粉機を購入してほしい」と、自治会の渡辺城山生活部長、後沢看護長と一緒に田中炊事長の所に頼みに行ったことがあった。当時食糧をあつかう炊事長の権限は大きなものがあり、まず彼の諒解をとるためだったが、田中は話を聞くと「余計な心配はするな、生意気な奴だ。戸倉、お前は朝鮮へ追っぱらってしまうぞ」とどなった。日頃国籍のことなど忘れてただひたすら園のために働いてきたのに、突然人種差別的暴言を浴びて戸倉はカーッとなってしまった。「よし、追い出すなら追い出せ、明日追い出されても今日は全生園の人間だ。みんなのために頼むのに何がわるい」と、田中になぐりかかろうとしたが、渡辺に背後から抱きとめられ、こみあげる怒りと口惜しさをやっとのことでしずめた。

終戦直後の食糧不足を補うため、農産部はいわば自給自足の形で、少しでも多くと増産に励んだが、その無理がたたって医師から「肺に大きな穴があいている」といわれ、「せめてもう二、三年食糧が安定するまで働きたい」という気持ちを抑え、昭和23〔一九四八〕年に農会をやめ、間もなく長年つづけてきた互助会の会長もやめた。

戸倉は昭和6〔一九三一〕年にオルトマンス〔全生病院内の秋津教会の牧師〕によってキリスト教の洗礼を受けたが、農会の仕事が忙しくてあまり教会には行けなかった。農会の親方をやめてからは努めて教会に通い、のんびりと養生したせいか肺の穴は一年ほどでふさがった。その後豚が一頭だけとなりつぶれそうになった豚舎の作業を頼まれ、24〔一九四九〕年にひとりで豚舎を引き受けた。さっそく一五頭の子豚を仕入れ飼育していたが、ある時数頭がひどい下痢をしているのを見つけ「さあ大変だ」と、逃げ回る子豚をつかまえ、湯たんぽで代わるがわる一晩中腹を暖めてなおしてしまった。その時涙のでる眼をこすったため傷ができ、風呂場でばい菌が入り、とうとう右眼を摘出してしまった。それでも残る左眼の視力が薄れ、不自由舎に入る年まで頑張り通し、豚を一八〇頭にまでふやして豚舎をやめた。

戸倉は働くために全生園に来たようなものであったが、それは本人の性格もさることながら、農会が園内一二〇〇人の副食を担っているんだという自負心と、同胞患者のリーダーとして人から後ろ指をさされたくないという負けじ魂が彼をして縁の下の力持ち的な行為をなさしめたといえよう。》

第三の人生

少年時代が第一の人生、一人前に仕事してたのが第二の人生、ここに入って第三の人生だとウリは考えたの。これはもうふつうの人生じゃない。生きては外に出られない生活なんだから。他人(ひと)のためになることとして少しでもがんばろうと思ってやったけど、苦しかったよ。外からはらい病の人間は人間あつかいしないんだから。外では生活保護法ができて面倒みられてるのに、ウリたちはダメ。だからいろいろ頑張ったの。園や厚生省と何回もかけあったり、都(と)へ行ったり。そしてやっと療養慰安金が出ることになったりしたの〈一九四七年六月から、生活保護法の一部適用で月額七五円〈本書刊行時の貨幣価値に換算して約三〇〇〇円〉が支給されることとなる。その後、随時増額される〉。渡辺弥一〈二八三頁参照〉がＮＨＫの放送で「われわれも人間だから、人間らしい生活がしたい」と呼びかけたこともあったのよ。

逃走

ウリもいちど、塀のりこえて逃走したことあるのよ。昭和七（一九三二）年に、うちの妻が急病で死んじゃった。人夫のなかにモルヒネやってるのがいて、そいつが病気の痛みどめにモルヒネ注射して、それが多すぎたらしい。電報が来たわけ。ところが、前の事件があるから帰省くれねえのよ。だから仕方ないから逃げた。こわい思いしてやっと出たと思ったら、外に園の医者ともう一人が歩いてくる。ここで出会ったらつかまえられて監房へ入れられちゃうから。ウリ、赤いオーバーを着てたの。秋だから草の中に隠れて坐ってたから通ってもわからない。二人が話しているの。「先生、いま患者はどのくらいいるんですか」なんて聞きながら入ってくる。「千二百人、ナントカカントカ」言って入っていく。草むらの中に入ってるから、わからないのよ。それで助かったのよ。

王子で葬式して、いろんなことして、それからまた慰廃園へ行って……。逃走したんだからここには入れてくれないのよ（笑）。信用はゼロ。三日の帰省もらって出て、韓国行って一年以上たって入ってきて、こんどは妻がなくなって逃走して、慰廃園に入って。それからまた全生園に入ってきたから、ウリの本収容は昭和八（一九三三）年の四月の四日なのよ。それからは外へ出ていかない。

断種

このごろはあまりやらないけど、「スジ切り」というのがあってね。ウリたちはみんな切られちゃった。切ることを条件に園内結婚させるわけ（全国の療養所ではこの当時、男性はワゼクトミー（断種手術）を受けなければ結婚を認められなかった。一九六〇年代前半には、軽症者同士であれば断種手術を強いられることはなかったが、統計上、不妊手術は一九九五年まで行なわれていた）。ウリは昭和十（一九三五）年二度目の結婚する時に切られた。切るともう精液が小便のようには出なくて、トロトロトロしか出ないの。そしてウリのばあいそのあと十八年ぐらいでもうダメになった。太いスジ（輸精管）を二つ切っちゃうんだから。金玉の上に太いスジがあるのよ。これを両方切っちゃうの。これ切ったらどうにもこうにもならないの。

切られる時は平気だったよ。結婚すれば切られるんだと観念してたし、そう仕込まれておったんだな。妻も若かったから、こどもできると困るでしょう（出産が原因の病状悪化の懸念と、差別偏見状況の存在、経済的な事情のもと、自らの病状の改善と養育の両立は困難をきわめた）。はじめからあきらめてるのよ。だけどウリはまだいい方で、なかには結婚するわけでもないのに、とっつかまってスジ切りされた人もけっこういるのよ。だけどスジ切られるなんてのは、話にならないよ。ウリは切られてからは腰が冷えちゃって、カイロを前と後にしょって歩いたよ。昭和十（一九三五）年にスジ切られてから始まった下痢が、昭和三十八（一九六三）年まで、二十八年間ずっと下痢だったのよ。だから仕事場で有名だったのよ。ウリがいないと、あれ、親方また便所に行った、と。だから今も牛乳は飲めない。牛肉は好きなんだけど肉も食えない、魚も食えないのよ。あれ食うと下痢するのよ。だからね、体はめちゃめちゃよ。それが八十三まで生きるというのが不思議。

互助会

互助会（園内の朝鮮人同胞の会〔前掲の引用文「文守奉とその同胞たち」を執筆した金相権の死去によって、二〇一八年に活動を終えるまで存続した〕）のはじめの頃は、毎月一人三銭ずつ会費とるの。ウリが集めるの。そして病室に入室した人に十五銭ぐらい饅頭買ってやるの。五銭ぐらいの饅頭を三つくらい買ってやってお見舞にもっていく。それで残った金があるとためて、お正月と盆に大きな釜でウドンゆでたりおしるこ作ったりして、当時の二十人ばかりの会員よんできて食べさせるわけ。

あれは昭和十八（一九四三）年だったか、ウリが互助会の会長やってる時にね、日本の国籍に入るんだったら無条件に入れてやるからと、ウリのところにお触れがきたのよ。だけどあの当時は、みんな日本人になってるでしょう、戦争中だもの。そう思っていたのよ。だから「こんなものいらねえ」と断わっちゃった。あの時は国籍の問題じゃないわよ。なぜなら園内患者千二百人の口がかかってるわけでしょう。なんとか食うものつくって、かまどだけはカラッポにしたくなかった。カラッポにしたらウリのメンツにかかわるのよ。だから国籍がどうのこうのといってられなかった。

昭和十九（一九四四）年の十月下旬に空襲があったの。精米しようと積んでおいた三十俵のもち米の上に飛行機から爆弾がおちたように見えたのよ。その時は「身は一つ、心は二つ」の気持ちだったね。十二の舎の責任もって大勢の命あずかってたんだから、それがやられたらどうしようか。みんなに正月のモチが食わせられなくなると思って。

終戦になった時も、かまどのことばかり心配してたのよ。マッカーサーからも手紙来たよ。あなたがた静かにしていてほしい。あの当時あちこちで朝鮮人が暴れたからかな。そんな手紙来たよ。だけどそんなとこじゃないのよ、この中は。口に入れるものがないのだから。

国籍

ウリたちがそんなつもりでいても、やっぱり国籍というのは、大きな壁なのよ。第一、こないだまで出入国管理令の強制退去事由のなかに「らい患者」というのがあったんだから〈九一頁参照〉。藤原道子〈日本社会党の国会議員〉さんあたりが国会でとりあげてくれて、人道的に許せないということで今はないけど、らい患者は日本から出ていってもらうという法律がこないだまであったのよ。犯罪をおかしたものと同じにね。ひどいものよ。

終戦のときはウリたち同胞は二つにパンと割れちゃった〈解放後に結成された、在日本朝鮮人連盟〈朝連〉と朝鮮建国促進青年同盟〈建青〉という二つの団体に象徴される思想的な左右対立〉。この時は困った。ここは療養所だから二つに割れるのは困るの。一つにまとめようとウリはこの時命なげる決心したよ。両方とも言うことが強いのよ。毎晩毎晩礼拝堂に集まって相談したってラチがあかない。賛否とっても半々で。でもここでは自治会の規約一つでやろう、思想は外へ出てやれ、出たなら右でも左でも自分のすきなとおりやればいい。それがウリの考え方だったのよ。

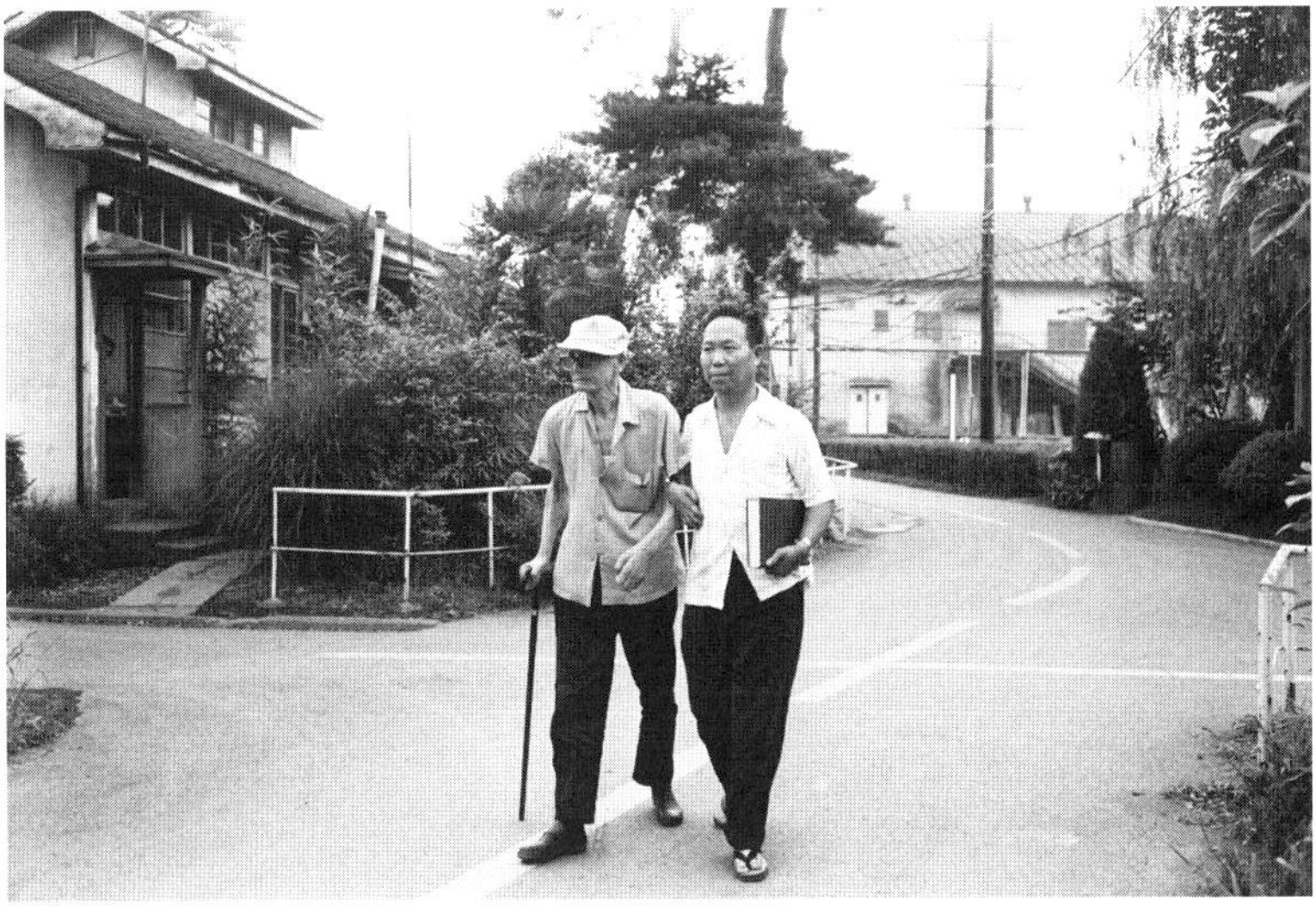

朝鮮人

戦争が終わって、こんどはウリたちは外国人になっちゃったわけ。昭和三十五〔一九六〇〕年に、障害福祉年金というのができた。この年金は外国人にはないのよ。日本人は一月(ひとつき)に千五百円ずつもらうわけ。でもわれわれはそれもらえないのよ。うちの妻も朝鮮人、ウリも朝鮮人だから、一銭一厘もらえねえ。その頃の千五百円〔本書刊行時の貨幣価値に換算して約二万円〕て、ほんとに大きいのよ。

当時ウリは、右の目玉抜いちゃって不自由舎にきてるのよ。妻も目が見えなくなって、指はひとつもない、足も不自由。ぜんぶ不自由で、自分のきもの一枚着ることできない。ウリが朝起こして、きもの着せて坐らしておいて、お湯をわかしておいて、ふとんたたんで部屋掃除して、お茶飲まして、朝飯食わして自転車のせて医局つれていって、治療科行ったり外科行ったり。毎日この生活よ。それでも仕事やめることできないのよ。働きながらそれしたのよ。ウリたちは結婚したら互いに最後まで面倒見るのよ。女の役に立たなくても男の役に立たなくても、それは夫婦の愛情よ。この愛情がウリたちの場合格別なのよ。一切合切洗濯から下の始末までウリがやるんだからね。同病相憐れむということばあるでしょう。あんなもんじゃない。もっと格別なのよ。

そんな時、日本人は年金もらうでしょ。われわれはそれをもらえないでしょうが。だから妻がいかに肩身のせまいことだったか。不自由舎で苦しかったけど、御徒(おかち)町や府中に行って朝鮮の食べもの買ってきて、食いたいちゅうものは何でも食わしたのよ。仕事はできなかったけど、互恵会から援助金みたいのが少し出たし、厚生省からも省内操作で五百円ずつ出るようにもなったし、ウリが若い時に畑つくって貯金してたのが一、二万円あったわけで、それでなんとかやってたの。

日本人はみんな障害福祉年金もらうでしょう。でも朝鮮人はなんにもないのよ。いままでは全部平等でやったものが、差がついてくる。開いてくる。哀れなもんですよ。日本人と朝鮮人と、心の中はなにかちがう所はあった。だけど外面はない。平等でおんなじですよ。しかし内面はね、ないといったらウソ。それは全然知らない人の言うこと。あるはずよ。ないわけないさ。だからウリはそれほど無神経ではいられない。だけど外面的にはみな平等。

しかし年金できた時にはさすがにがっかりした。はっきり国から差別されたんだから。これまでこれだけ働いて奉仕してきたのに。ウリは労働して不自由になったのよ。だけどウリは気が強いから……だけど正直言ってね、あの時、婆さん早くねかして、タバコすって、正直言って悪い心をもったこともあるのよ。あれ殺して、首つって死んじゃおうかなと思ったこともあったのよ。ほんとに悲しかったよ。

そら、昔はね、朝鮮人はどこへ行ったたって朝鮮人なのよ。工事場行ったたって、何したって迫害は大きいよ。朝鮮人は朝鮮人、一つ下なのよ。ウリは体大きいし力があるから仕事は他人には負けないわけ。どんな仕事でも他人には負けないわけ。だから仕事はほめられるのよ。でもイザとなったら朝鮮人は差をつけられるのよ。植民地だから見下げるのよ。喧嘩もできない。だから聞きながして、朝鮮人だからしようがないと。だからそこがうんと精神殺すわけよ。

そんな思いしてきて、こんどはひとの嫌う病気になって、ほかにどこへも行けずここへ入れられて、逃げるアテもない。不自由舎に入って、そんなところへ「外国人だから」って。妻殺して自分も死のうと思ったのよ〔全患協（全国ハンセン病患者協議会）などの運動もあり、一九七二年からは国籍に関係なく、すべての入所者に自用費（生活費に値するもの）方式として障害者年金の一級相当額が支給されるようになった〕。

目玉

不自由舎に入ったのは、昭和三十二（一九五七）年です。不自由舎入るときは、男泣きにワンワン泣いてきたのよ。それはもう、らい病の宣告うける時よりもっとひどいよ。これで人生終わったという感じよ。他人（ひと）の世話だけ受ける人間になってしまったのだから。妻は病室に入っていて、ウリ一人で移動しなくちゃならんでしょ。あの時の心境ってものは他人に話したってわかるもんじゃないよ。また話しきれるもんでもねえ。あの当時不自由舎に入ることは死を宣告されることと同じよ。これが第四の人生。

そのあと二十九年間連れそったその婆さんが死んじゃった。昭和四十（一九六五）年にみんなにすすめられて今の婆さんと一緒になった。さびしいだろうと言われて。

去年の暮から、ウリは左目もまるっきり見えなくなったのよ。こうなったら人に頼るよりしようがない。年とって失明する苦労は若い人には想像できないでしょう。

目玉とったら頭がにぶくなるのよ。この目玉ひとつ大きいよ。目玉とっちゃダメ。いやぁ、目玉ひとつの勘てものは大きいよ。見えなくてもいいから目玉はとらない方がいい。若い人たちに言うのよ。いかなることがあっても目玉を抜いてはいけない。頭がはたらかねえ（ハンセン病は眼に症状があらわれることが多い病気であり、その理由としてハンセン病そのものが原因となるもの（角膜炎、続発性白内障、続発性緑内障など）、ハンセン病による神経障害に起因する二次的なもの（瞼が閉じられなくなり眼球が傷ついてしまうなど）がある。ただし、眼球を摘出するかどうかは個々のケースによる）。

ウリは今の婆さんに助けてもらってるの。一緒になる時は「面倒みてやる」て言って一緒になったのに今じゃ逆に面倒みてもらってる。人の運命てわからんものよ。両方の目が見えなくなっちゃったのがウリの第五の人生。死んでこの世を去ってからが第六の人生。もう時間ないのよ。

望郷

いまは変わっただろうけど、いま思い出す故郷（くに）は、昔のそのままよ。生まれて、二十四歳まで生活してきたから、忘れろということが無理よ。だけど戸籍みてもウリのおとうさんおかあさんしかわからないし、たよりを出す人もないのよ。

こどもは二人とも死んじゃったの。一人は大正十四（一九二五）年の生まれだから終戦の時には二十歳（はたち）だったけど、戦争に行って死にました。もう一人は腎臓炎で亡くなった。だからだーれもいないのよ。日本にも、故郷（くに）にも。

骨を焼く

目が見えねえから行ってもしようがねえけど、行ったたって墓はもうないのよ。昭和四（一九二九）年に、韓国に行って、病気治らないで、困って釜山の病院入って、そのあと渡航証明書もらいに清道（チョンド）に帰ったとき、おかあさんとおとうさんの骨を火葬しちゃったの。みんな灰にしちゃったの。もう二度と韓国には来られない、と。これでウリの人生は終わりだと。だから灰にするよりしようがなかったのよ。ウリは一人息子で他に誰もないのよ。すぐ上の姉さんは小さい時他人にやったし、二番目と三番目の兄さんは子供のとき死んだし。だからウリが死んだら祖先の霊もおとうさんおかあさんの霊も、だれも慰めるものがいないのよ。だから薪買って、石油買って、夜墓に行って人夫たのんで掘り返したの。骨を子供のときよく遊んだ所にもっていって、おかあさんとおとうさんの骨を半紙につつんで、その上に石油一缶かけて火つけたの。あくる朝行ったら、なーんもない、きれいに灰だけ。その灰は、山にまいてきたの。だから故郷（くに）にはなんにもない。

それでも故郷（くに）のことを夢にはよく見るのよ。いろんな友だちと山へ行ったことや草刈りに行って弁当食べて遊んでることも。川へ行っていろんな貝拾ったことやいろいろ思い出す。子供のときやったことを思い出すのよ。

いまはみんながよくしてくれます。しかし考えてみればウリの人生というものは哀れな人生。あとはもうすぐ死ぬのを待つだけの身。でも自分の身がこのように亡びても、自分が他人（ひと）のためにできることはなにかないかと思う気持ちがあることだけはたしかなのよ、今でも。

ウリの人生いろいろありました。いろいろありましたけど、これ以上は口では言えねえのよ。

〈文守奉氏はこのインタビューから五年後の一九八六年に死去〉

113(下)	菊池恵楓園	1979年	菊池医療刑務支所	▲◆
115	多磨全生園	1970年	第五病棟	◆
121(上)	多磨全生園	1961年	小鳥の世話	■
121(下)	多磨全生園	1961年	サボテンの手入れ	
143	多磨全生園	1961年	金奉玉と金成大	■◆
151	多磨全生園	1961年	山田夫妻	▲■◆
211	長島愛生園	1970年	青い鳥楽団	▼
215, 216	栗生楽泉園	1967年	沢田二郎	▲■◆
218	栗生楽泉園	1966年	金夏日(舌読)	▲◆
222	栗生楽泉園	1967年	納棺	●▲◆
223	栗生楽泉園	1969年	胎児	●▲(2)
224	長島愛生園	1970年	手術室	▲◆
225	長島愛生園	1970年	精神病棟内	▲
226	栗生楽泉園	1969年	監房鉄扉	◆
227	長島愛生園	1970年	桟橋	●◆
231(上)	岐阜県	不明	坑内労働	◆
231(下)	岐阜県	不明	坑内労働	◆
246	筑豊	不明	ボタ山と上野英信	◆
247	福岡県嘉穂郡	不明	坑道入口	◆
257	多磨全生園	1981年	文守奉	
297	多磨全生園	1981年	文守奉と金相権	◆(3)

※撮影場所、撮影年、タイトルは下記掲載図書での記載を参照し、初出写真の撮影場所、撮影年は国立ハンセン病資料館調べ、タイトルは新たに付した。備考欄の記号は、以下の掲載図書を示している(同一カットを含む)。

●=『詩と写真　ライは長い旅だから』

▲=『趙根在写真集　ハンセン病を撮り続けて』

■=『この人たちに光を―写真家 趙 根在が伝えた入所者の姿―』

◆=『趙 根在　地底の闇、地上の光―炭鉱、朝鮮人、ハンセン病―』

▼=『この場所を照らすメロディ―ハンセン病療養所の音楽活動―』

(1)=●より転載　(2)=▲より転載　(3)=初出誌にも掲載

趙根在写真掲載リスト

頁数	撮影場所	撮影年	タイトル	備考
19	愛知県	不明	ハネヤマ跡	◆
41	岐阜県可児郡	1966年	母子の家	●(1)
61	菊池恵楓園	1965年	事務本館	●▲
63	菊池恵楓園	1965年	平屋群	
69(上)	不明	不明	歌舞公演	◆
69(下)	不明	不明	歌舞公演	◆
79(上)	長兄宅	1965年頃	母	◆
79(下)	長兄宅	1965年頃	兄弟家族	◆
87(上)	多磨全生園	1963年頃	正門	◆
87(下)	多磨全生園	1961年頃	園内の門	
96(上)	多磨全生園	1961年	患者舎屋	
96(下)	多磨全生園	1976年	礼拝堂	■
97(上)	多磨全生園	1961年	ミシン部	◆
97(下)	多磨全生園	1961年	植字作業	◆
98	多磨全生園	1980年	望郷台跡	
99	多磨全生園	1970年代	全生小学校	
102	多磨全生園	1974年	納骨堂入口	
103	多磨全生園	1974年	納骨堂内部	●
104(上)	多磨全生園	1961年頃	動物たちの墓	
104(下)	多磨全生園	1961年頃	茶葉刈り作業	■
105(上)	多磨全生園	1960年代	豚舎	
105(下)	多磨全生園	1960年代	土木部建物	
108	多磨全生園	1961年頃	霊安室	
109	多磨全生園	1961年頃	解剖室	
112	多磨全生園	1972年	監禁室跡	
113(上)	栗生楽泉園	1966年	重監房跡	◆

趙根在年譜

*当年譜の作成に際しては、『趙根在写真集　ハンセン病を撮り続けて』(草風館、二〇〇二年)、図録『この人たちに光を―写真家 趙 根在が伝えた入所者の姿―』(国立ハンセン病資料館、二〇一四年)、図録『趙 根在　地底の闇、地上の光―炭鉱、朝鮮人、ハンセン病―』(原爆の図 丸木美術館、二〇二三年)の各掲載年譜を参照し、本書収録作の記述、齋藤君子氏への聞き取りも参考にしている(「聞き取り」とする)。また、収録作の記述には出典を明記している。事項中の「■」は撮影に訪れた療養所(撮影ネガから特定しているが、記載以外にも訪問している可能性がある)、ゴシック体は本書収録作品である

一九三三年(昭和八)　0歳

九月五日、愛知県知多郡大府町中山(現愛知県大府市)に、父・趙昌巖、母・盧先女の九人兄弟の末子として生まれる(文献によっては生年が一九三五年、三六年、三八年との記載があるが、外国人登録証明書に記載の三三年とした「聞き取り」)。

二歳頃、愛知県西加茂郡猿投村大字御船字山ノ神に移る(「ハンセン病の同胞たち」)。

一九四四年(昭和一九)　十一歳

秋、旅に出ていた父に呼び寄せられ、家族と一緒に岐阜県東濃地方に移る(「ハンセン病の同胞たち」)。

一九五〇年頃(昭和二五頃)　一七歳頃

父親が譲り受けた亜炭鉱山が朝鮮戦争の影響で好景気となり、中学入学後に幾度か名古屋にも出かけたが、その折り「ライビョウ」という言葉を初めて耳にする。父の病気に伴い、家計を支えるため中学三年で退学し、亜炭鉱山で働く(「ハンセン病の同胞たち」)。

一九五八年(昭和三三)　二五歳

前年に東京に出て後、在日本朝鮮人中央芸術団(在日朝鮮中央芸術団。のちの金剛山歌劇団)の照明部員として全国の巡回公演に同行する。一〇月一八日に菊池恵楓園を訪問し、公演を観に来ていた老夫婦の患者の姿に胸打たれる。この時、全国に同じような療養所が存在することを知る。十一月下旬、芸術

団を退団（「ハンセン病の同胞たち」）。

一九五九年（昭和三四）　二六歳

福井県国見岳中腹の小炭鉱で働く。多磨全生園を訪ねることを思いつく（「ハンセン病の同胞たち」）。

一九六一年（昭和三六）　二八歳

再び東京に出て（「ハンセン病の同胞たち」）、中野駅近くの三畳一間に間借りする。この頃に、上野英信著『追われゆく坑夫たち』を読み感銘を受ける（「片割れ監修者の私記」）。

独立プロダクション・三笠映画で照明の仕事に就く。

六月二〇日、多磨全生園を訪問。

この時に園内を案内してくれた金奉玉とは、その後も長期にわたって交際が続く（「聞き取り」）。

以後、全国の療養所を訪れ、入所者を始めとした園内の写真撮影を続ける（奄美・沖縄を除く。沖縄の二園（本島と宮古島）については、米軍統治下では朝鮮籍の趙は訪問がかなわず、その後も機会を得ることがなかったのだろう「聞き取り」）。

土門拳の写真集『筑豊のこどもたち』を目にしたことも写真撮影の動機となった。冬、栗生楽泉園を訪ね、全文精と出会う（「ハンセン病の同胞たち」）。

■多磨全生園（七月、六五年頃まで継続的に訪問）

一九六三年（昭和三八）　三〇歳

日本初の人形アニメによる国産テレビシリーズ『シスコン王子』（スタジオＫＡＩ製作）に撮影助手として参加。

一九六五年（昭和四〇）　三二歳

中山節夫監督のテレビドキュメンタリー『ある青年の出発』の制作にカメラマンとして参加。

詩人・谺雄二に会うため、谺の詩集『鬼の顔』に感銘を受けた中山節夫と一緒に栗生楽泉園を訪れ、その際に、そこで看護師をしていた、のちの伴侶となる齋藤君子と出会う。以後、栗生楽泉園を訪れる時は、谺雄二の部屋に寝泊まりをする（「聞き取り」）。

この頃、在日二世の映像作家・朴寿南とともに筑豊文庫へ上野英信を訪ねる（「哀哭・上野英信先生」）。

またこの頃、母と次兄家族が帰国事業で朝鮮民主主義人民共和国へ帰国。

■栗生楽泉園（五月）

■菊池恵楓園（一二月）

一九六六年（昭和四一）　三三歳

六月三〇日、多磨全生園で、不良職員二名の即時退陣を要求して、「入園患者総決起大会」が開かれる。その間に栗生楽泉園を訪問。谺雄二の部屋に長期滞在する（「ハンセン病の同胞たち」）。
■栗生楽泉園（五月、八月、一二月）
■松丘保養園（月不明）
■菊池恵楓園（月不明）

一九六七年（昭和四二）　三四歳
四月、齋藤君子と結婚。
それを機に中山節夫に誘われて浦和に転居。趙根在は東京都清瀬から、齋藤君子は群馬県草津から（「聞き取り」）。
以後、死去するまで浦和に居住する。
■栗生楽泉園（一月、一二月）

一九六八年（昭和四三）　三五歳
■栗生楽泉園（五月）
■多磨全生園（六月）

一九六九年（昭和四四）　三六歳
森川時久監督・宮島義勇撮影の映画『若者はゆく』の撮影助手を務める。
■栗生楽泉園（七月、一二月）

一九七〇年（昭和四五）　三七歳
宮島義勇監督の長編記録映画『怒りをうたえ』で撮影を担当する。十一月八日、長島愛生園でインタビューを受ける（「**収談　私のらい参加　炭坑・朝鮮人・ハンセン氏病**」、『らい』一八号〈長島愛生園らい詩人集団、一九七一年三月〉に収録）。
■多磨全生園（六月、七月）
■栗生楽泉園（七月、八月、九月）
■長島愛生園（七月、八月、九月、一〇月、十一月）
■駿河療養所（八月、九月）
■邑久光明園（九月、一〇月、十一月）

一九七一年（昭和四六）　三八歳
■多磨全生園（一二月）
■栗生楽泉園（一二月）
■長島愛生園（一二月）

一九七二年（昭和四七）　三九歳
森田竹次評論集『偏見への挑戦』のカバー写真、栗生盲人会編『高嶺の人びと』の装幀・グラビアを担当する。
■栗生楽泉園（一月、八月）
■多磨全生園（一月、二月、四月、一二月）

一九七三年（昭和四八）　四〇歳
■松丘保養園（二月、三月）

■東北新生園（三月）
■多磨全生園（七月）

一九七四年（昭和四九）　四一歳

吉村公三郎監督・宮島義勇撮影の映画『襤褸（らんる）の旗』で撮影助手を務める。

■多磨全生園（七月）

一九七五年（昭和五〇）　四二歳

李學仁監督、中村敦夫・李學仁製作の映画『異邦人の河』の撮影補を担当する。

■多磨全生園（四月、一〇月）
■栗生楽泉園（八月）
■長島愛生園（一〇月）

一九七六年（昭和五一）　四三歳

■松丘保養園（二月）
■多磨全生園（四月、六月、七月）

一九七七年（昭和五二）　四四歳

■松丘保養園（一月）
■栗生楽泉園（一月、四月、八月、九月、一〇月）
■長島愛生園（十一月）

一九七八年（昭和五三）　四五歳

■栗生楽泉園（一〇月）

一九七九年（昭和五四）　四六歳

■栗生楽泉園（一月、五月、十一月）
■星塚敬愛園（二月）
■菊池恵楓園（二月）
■長島愛生園（二月）
■大島青松園（二月）

一九八〇年（昭和五五）　四七歳

沢田五郎著『歌集　朴の風ぐるま』のカバー写真を担当する。

■栗生楽泉園（五月、九月）
■多磨全生園（六月、八月）

一九八一年（昭和五六）　四八歳

七月、谺雄二との共著『詩と写真　ライは長い旅だから』（皓星社）を刊行する（収録写真58点）。『季刊人間雑誌』（草風館）第七号（六月刊）にグラビア「日本国らい収容所」、第八号（九月刊）にグラビア「日本国らい収容所Ⅱ　朝鮮人—長島愛生園の仲秋」、第九号（一二月刊）にグラビア「日本国らい収容所Ⅲ　冬景」を連載する。また、第八号では「**八十三**

年の夢　聞書・文守奉小伝」、第九号では「**川は涙となって　語り手・金末子**」の聞書を担当する。
■栗生楽泉園（四月、十一月）
■多磨全生園（八月、九月）

一九八二年（昭和五七）　四九歳
秋、浦和の自宅にやって来た上野英信から、筑豊の写真集の編集を依頼される（「哀哭・上野英信先生」）。

一九八三年（昭和五八）　五〇歳
六月から七月までの一カ月余を、「筑豊文庫」で写真の編集に携わる（「哀哭・上野英信先生」）。昼食のビールと、一時間の昼寝が条件で（「聞き取り」）。

一九八四年（昭和五九）　五一歳
四月、上野英信・趙根在監修『写真万葉録・筑豊』（葦書房）の刊行開始。六月刊行の「月報1」の表紙に自筆イラストが掲載される。
この頃、読書部屋として、自宅の向かいにあったアパートを借り、ハンセン病問題を始めとした書籍を読み込む（「聞き取り」）。

一九八五年（昭和六〇）　五二歳
一月号より『解放教育』（全国解放教育研究会編（六月号より、解放教育研究所編）、明治図書出版）に「**ハンセン病の同胞たち**」の連載を開始する。翌一九八六年三月号まで全一〇回。『写真万葉録・筑豊』の「月報5」（五月刊）と「月報6」（一〇月刊）に「**片割れ監修者の私記（上・下）**」が掲載される。

一九八六年（昭和六一）　五三歳
一二月、『写真万葉録・筑豊』全一〇巻刊行完了。
自宅の庭に自作した書庫に終日こもり、ハンセン病問題を根源から問い直すための研究に本格的に取り組む。
以後、カメラを持つことはなかった。「らい」と「ハンセン病」は違う、と折に触れ語る（「聞き取り」）。

一九八九年（平成一）　五六歳
十一月刊行『追悼　上野英信』（上野英信追悼録刊行会編）に「**哀哭・上野英信先生**」が収録される。

一九九六年（平成八）　六三歳
十一月、がんと診断される。

一九九七年（平成九）　六四歳
六月二四日、死去。

一九九八年
一〇月十一日～十一月二九日、高松宮記念ハンセン病資料館（現国立ハンセン病資料館）にて『趙根在（遺作）写真展　ハンセン病の光と影』が開催される（展示写真１００点）。

二〇〇二年
九月、草風館より『趙根在写真集　ハンセン病を撮り続けて』が刊行される（収録写真93点）。写真集の刊行を記念して、東京写真文化館にて写真展が開催される（八月二七～九月一日、展示写真35点）

二〇〇七年
趙根在の蔵書（四三三三冊）が齋藤君子より国立ハンセン病資料館に寄贈される（蔵書は「趙根在コレクション書名目録」としてリスト化されている）。

二〇一四年
十一月一六日～翌二〇一五年五月三一日、国立ハンセン病資料館にて『この人たちに光を―写真家 趙根在が伝えた入所者の姿―』が開催される（展示写真81点）。この写真展開催をきっかけに、この年、趙根在の撮影フィルム（少なくとも二万五〇〇〇点）、カメラ、生原稿、メモを添付したファイル、ノート、書簡類が、齋藤君子から国立ハンセン病資料館に寄贈される。

二〇一六年
十一月二九日～翌二〇一七年二月二五日、在日韓人歴史資料館にて『趙根在が撮ったハンセン病の同胞たち』が開催される（展示写真15点）。

二〇二〇年
六月二四日～一二月二七日、高麗博物館（東京都新宿）にて『ハンセン病と朝鮮人―差別を生きぬいて―』が開催され、趙根在の写真20点が展示される。

二〇二三年
二月四日～四月九日（五月七日まで会期延長）、原爆の図 丸木美術館にて『趙 根在写真展　地底の闇、地上の光―炭鉱、朝鮮人、ハンセン病―』が開催される（展示写真２０９点）。

二〇二四年
一月一〇日～六月三〇日、高麗博物館（東京都新宿）にて『ハンセン病と朝鮮人―壁をこえて―』が開催され、趙根在の写真8点が展示される。

ハンセン病療養所所在地図

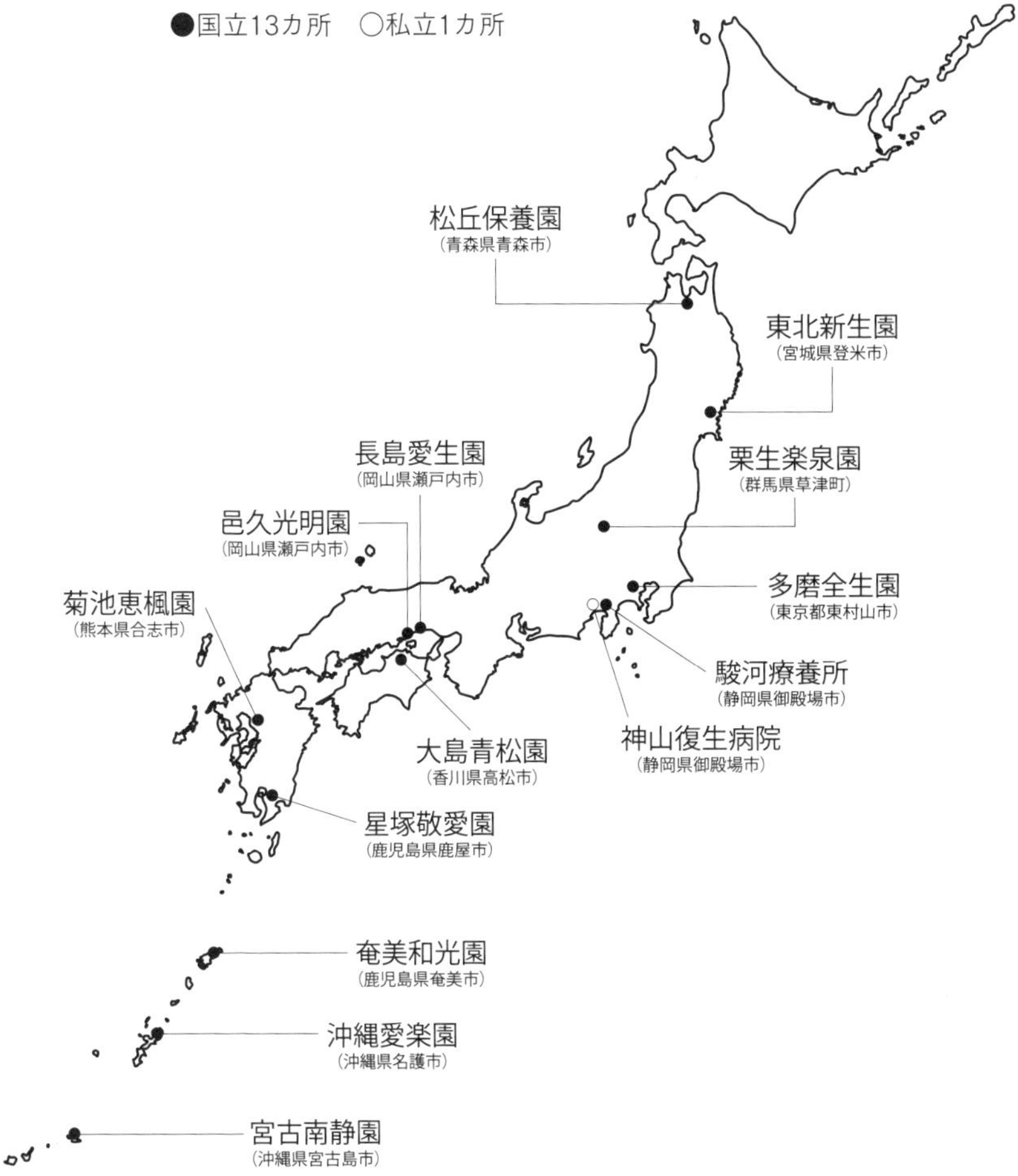
●国立13カ所　○私立1カ所
松丘保養園
（青森県青森市）
東北新生園
（宮城県登米市）
栗生楽泉園
（群馬県草津町）
多磨全生園
（東京都東村山市）
駿河療養所
（静岡県御殿場市）
神山復生病院
（静岡県御殿場市）
長島愛生園
（岡山県瀬戸内市）
邑久光明園
（岡山県瀬戸内市）
大島青松園
（香川県高松市）
菊池恵楓園
（熊本県合志市）
星塚敬愛園
（鹿児島県鹿屋市）
奄美和光園
（鹿児島県奄美市）
沖縄愛楽園
（沖縄県名護市）
宮古南静園
（沖縄県宮古島市）

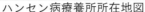

本書の編集を終えて

本書の編集を終えて、いくつかのことを述べ、あとがきに代えさせていただきます。

一――「ハンセン病の同胞たち」執筆の経緯

趙根在が『写真万葉録・筑豊』の編集作業のため、「筑豊文庫」に一九八三年の六月から七月までの一カ月間にわたって滞在していた折りに、『解放教育』に執筆のきっかけができたのではないかとのことである（齋藤君子氏への聞き取り）。筑豊の労働者には、「この筑豊になだれ落ちてきた……農漁民、部落民、朝鮮人、海外からの引揚者、復員兵士」（『追われゆく坑夫たち』）がいた。実際に「筑豊文庫」には、被差別部落出身者や部落問題に関わっている人びとが訪れており、彼らと日常的に接していたことを趙は齋藤氏に語っていたという。おそらく、そうしたなかで、雑誌につながりがあるか、雑誌に執筆した経験のある人物と出会い、その人物を介して、執筆の話が舞い込んだのであろう。『解放教育』は、部落解放を目的に多くの教育関係者の協力を得て発刊された雑誌である（「創刊のことば」）。いずれにしろ、上野英信との出会いが、『解放教育』誌上での執筆機会をもたらしたことは間違いなさそうである。

二――「同胞に限って」の始まりから

趙根在の写真撮影のそもそものスタートは、「同胞に限って」という条件つきであった。同胞患者の存在を療養所の外の同胞社会に知らせたいとの動機で始めた撮影であった以上、そのことは願ってもないことであっただろう。とはいえ、実際に撮影をおこなうことができたのは、彼ら同胞患者たちが撮影に応じてくれたからである。「ハンセン氏病の療養所……そこに住む同胞たちの優しかったこと、老人は我が子のように、青年は兄弟のように扱ってくれるのだった」(「哀哭・上野英信先生」)。

記念すべき一枚目は、一九六一年に多磨全生園で金成大＝杉原さんという同胞から、「私が役に立つのなら遠慮なくなんにでも使ってください」と撮影を許可されたことで生まれる。

以後、二〇年間の撮影活動のなかで、その撮影範囲は同胞患者にとどまらず、日本人患者にも拡がり、また患者だけでなく、療養所内の建物・施設、行事などの撮影にもおよび、少なくとも二万五〇〇〇点のハンセン病関連の写真を残すことになった。「同胞に限って」の始まりが、ある時代のハンセン病史を彩る貴重な画像記録を生み出すことになったのである。

朝鮮人集落では、肉体だけを資本にして鉱山に「流れ寄ってきた」人びとと暮らした。炭鉱では、「地底の闇」からの脱出のために「身の切り売り」をともに考えた仲間と過ごした。ハンセン病療養所では、「地上の闇」に隔離された同胞たちと出会った。

ひとりの在日朝鮮人二世が、朝鮮人集落の同胞と生き、炭鉱労働者の同胞と働き、ハンセン病の同胞に支えられて、前例のない、ハンセン病を撮り続けた稀有な写真家となった。そのことを、記憶にとどめておきたい。

三——本書のメインタイトルについて

本書収録の「炭坑・朝鮮人・ハンセン氏病」のなかに、沢田二郎が趙根在が撮った写真を見て、「おれはこんなにすごいかな、すごい人間が生きていかなくてはいかん」と言ったという趙の発言がある。また、趙が撮った金夏日(キムハイル)の写真、おそらく「舌読」の写真であろう、に対して、それを見た視覚障がいのない患者(晴眼者)が「これはいい」と言った発言もある。

沢田二郎は趙の写真からありのままの自己の姿を肯定し、趙が撮った金夏日の写真を見た患者は他者である金夏日のありのままの姿を肯定している。ともに趙の写真を通してハンセン病患者の姿を肯定している。そして趙自身は、患者の写真を撮ることは、「ハンセン病の同胞たち」のなかで、「ハンセン病の同胞(きょうだい)たちが生きる境遇や生きざまに、真の私を映し出し、見せてくれる鏡が、蔵(しま)われているように感じてもいた」と書く。

患者は趙の写真から自己を肯定に導く光を見出し、趙は写真撮影から、自らを映し出す光を見る。趙の写真は、「地上の闇」に生きるその人自身に光をあてるものに他ならなかった。患者は趙が撮った写真を通して、趙は患者の写真を撮ることを通して、「光を見た」。趙根在が語る沢田二郎のエピソードに導かれて、本書のメインタイトルを考えついたことも述べておきたい。

四──趙根在の写真・資料の閲覧公開に向けて

趙根在が残した約二万五〇〇〇点におよぶハンセン病関連の写真のうち、これまでに公開された点数は、雑誌での掲載、写真集への収録、国立ハンセン病資料館での常設展示と写真展、企画展図録、ハンセン病関連イベントでの展示、「原爆の図 丸木美術館」での写真展をあわせても、五〇〇点足らずである。二万五〇〇〇点という数字は延べ点数であるにしても、あまりにも少ない。今回、本書に収録する趙根在の写真についても、できるだけ未公開のものを紹介したかったが、その希望はかならずしも実現できなかった。国立ハンセン病資料館に所蔵されている写真を閲覧することができず、内容を確認することができなかったからである。

先日、ハンセン病療養所を撮影で訪れている写真家の発言をウェブ上で目にする機会があった。彼は、「日本におけるハンセン病の歴史は、記録が少なく人々の記憶から失われつつある」ことの危機感から撮影を始めたと言う。その発言を目にして、私は思わず、趙根在の写真があるではないか、と口にしてしまった。

多磨全生園の入所者で、人権問題にも深く関わり、高松宮記念ハンセン病資料館（現国立ハンセン病資料館）の開館準備に中心的な役割を果たし、趙の写真のよき理解者でもあった、大竹章（おおたけ・あきら、一九二五年〜二〇二一年）が、二十数年前につぎのように記している。「これまで特に資料館（高松宮記念ハンセン病資料館）では、偏見を助長する恐れがあるという考えから、あまり後遺症の目立つ写真の展示を避けてきた。しかし、趙さんの写真に関しては違う。なぜか、それは作風でもあるが、彼の写真は「病状を隠して卑屈になるな」といっているように思えるからである。「人間は不自由さや変形を、努力や工夫で乗り越える時が最も美しいし、あるがままにあり、そのうえで正しい理解を持ってもらうことが本当ではないか、そういう時代がとっくにきているのだ」と」（大竹章「カメラマン趙根在さんの遺したもの」『看護教育』、一九九九年六月号）。

二〇二三年に「原爆の図 丸木美術館」において大規模な写真展が開催されたことは記憶に新しいが、まだまだ膨大な写真が未公開のままである。

まもなくハンセン病当事者（体験・証言者）自身がいなくなる（現在の療養所入所者数は全国で約八〇〇名、平均年齢八八歳（二〇二三年五月時点、https://mognet.org/hansen/japan/sanatorium.html「モグネット」））。そうしたなかで、目撃者の記録（写真）公開が不充分なままであれば、実際に療養所でおこなわれた出来事が、そこに生きた人間が、つまりはその歴史がいずれ忘れ去られていく。これは何もハンセン病問題に限ったことではなく、差別偏見を抱える社会問題が一様に直面する課題である。こうした流れに抗するには、まずなにより記憶の継承が必要になってくる。

ことハンセン病問題にかぎっていえば、趙根在の写真は、二〇年間とはいえ、その歴史を記憶する格好の記録ではないだろうか。

二〇一四年に国立ハンセン病資料館で開催された写真展は、先述の大竹章も開催に関わった、資料館では一六年ぶり二度目の本格的な写真展であった（一度目は、趙の死の翌年、一九九八年に高松宮記念ハンセン病資料館で開催された）。久しぶりの開催ということもあり、写真家・趙根在の存在だけでなく、ハンセン病問題への関心を高めることにもつながった。

この写真展の開催をきっかけにして、趙根在の撮影フィルム、書簡やノートなどの資料が国立ハンセン病資料館に寄贈されて、今年で一〇年が経つ。資料館には、ぜひ、趙根在の未公開写真を含めた写真・その他の資料の閲覧環境を整え、人びとがいつでもそれを目にすることができる機会を創っていただきたい。その場は、人びとがハンセン病問題を記憶すると同時に、ハンセン病に対する差別偏見の解消に向けた場ともなるはずである。そのことを切に希望しておきたい。

◆

本書刊行までには、多くの方々にご協力をいただきました。

まず、「原爆の図 丸木美術館」学芸員の岡村幸宣氏に感謝申し上げます。氏からは写真展図録に収録の「ハンセン病の同胞たち」と「文献目録」のテキストデータを提供いただきました。それによって本書刊行の道筋ができました。ありがとうございました。

つぎに、趙根在の作品を含めた本書収録の写真画像（四一、二二三頁の写真を除く）、口絵で紹介している資料画像を提供いただきました国立ハンセン病資料館に感謝申し上げます。また、画像提供だけでなく、度重なる質問への回答もいただきました。職員のみなさま、ありがとうございました。

そして、お名前を記すことはいたしませんが、趙根在の写真の転載、文章の収録につき許諾いただきました方々に感謝申し上げます。

さらに、写真家の裵（ペ）昭（ソ）氏からは、趙根在を撮影した写真の提供のみならず、親しく行き来されていた頃の思い出をお聞かせいただきました。ありがとうございました。

最後に、本書の刊行を快諾いただきました齋藤君子氏に深く御礼申し上げます。お会いさせていただいての数度にわたる聞き取りだけでなく、電話での細かな質問にも記憶をたぐり寄せて、ていねいにお答えいただきました。ありがとうございました。お会いしてお話を伺うのがいつも楽しみでした。

齋藤君子さん、いつまでも若々しくお元気でいらしてください。

二〇二四年五月一五日

クレイン　文弘樹

文献目録

＊当文献目録は、『趙根在　地底の闇、地上の光─炭鉱、朝鮮人、ハンセン病─』写真展図録に掲載の「文献目録」をベースに、写真展以後、あらたに確認・追加された文献を増補したものである。

■著作・監修

﨑雄二、趙根在『詩と写真　ライは長い旅だから』、図版58点、皓星社、一九八一年七月

上野英信・趙根在監修『写真万葉録・筑豊1　人間の山』、葦書房、一九八四年四月

上野英信・趙根在監修『写真万葉録・筑豊2　大いなる火（上）』、葦書房、一九八四年七月

上野英信・趙根在監修『写真万葉録・筑豊5　約束の楽土　ブラジル篇』、葦書房、一九八四年十一月

上野英信・趙根在監修『写真万葉録・筑豊6　約束の楽土（続）パラグアイ・アルゼンチン・ボリビア篇』、葦書房、一九八四年一二月

上野英信・趙根在監修『写真万葉録・筑豊3　大いなる火（下）』、葦書房、一九八五年三月

上野英信・趙根在監修『写真万葉録・筑豊4　カンテラ坂』、葦書房、一九八五年五月

上野英信・趙根在監修『写真万葉録・筑豊7　六月一日』、葦書房、一九八五年一〇月

上野英信・趙根在監修『写真万葉録・筑豊8　地ぞこの子』、葦書房、一九八六年三月

上野英信・趙根在監修『写真万葉録・筑豊9　アリラン峠』、葦書房、一九八六年八月

上野英信・趙根在監修『写真万葉録・筑豊10　黒十字』、葦書房、一九八六年一二月

﨑雄二、趙根在『詩と写真　ライは長い旅だから』（再刊）、図版58点、皓星社ブックレット、二〇〇一年四月

■写真集・図録

『趙根在写真集　ハンセン病を撮り続けて』、制作＝趙根在写真集制作委員会、編集＝内川千裕、装幀＝秋元智子、協力＝川井田博幸、図版93点、草風館、二〇〇二年九月
本文＝

趙根在「ハンセン病の同胞（きょうだい）たち」
趙根在略年譜［１９３３－１９９７］
内川千裕「編集後記」

『〝文化〟資源としての〈炭鉱〉展　〈ヤマ〉の美術・写真・グラフィック・映画』図録、目黒区美術館、二〇〇九年十一月

土屋誠一「企図された「不親切」としての記録集――『写真万葉録・筑豊』」、二八四－二八九頁

国立ハンセン病資料館２０１１年度秋季企画展図録『たたかいつづけたから、今がある―全療協60年のあゆみ―１９５１年～２０１１年』、図版２点、国立ハンセン病資料館、二〇一一年一〇月

国立ハンセン病資料館２０１２年度秋季企画展図録『癩院記録―北条民雄が書いた絶対隔離下の療養所―』、図版３点、国立ハンセン病資料館、二〇一二年一〇月

国立ハンセン病資料館２０１４年度秋季・２０１５年度春季企画展図録『この人たちに光を―写真家　趙（チョウ）根在（グンジェ）が伝えた入所者の姿―』、図版81点、国立ハンセン病資料館、二〇一四年十一月

本文＝
ごあいさつ、一頁
佐川修「趙根在さんとのふれあい」、三頁
齋藤君子「ごあいさつ」、四頁
岡友幸「趙根在さんのカメラ」、五頁
大竹章「趙根在さんのこと―ハンセン病療養所へのパスポート―」、六頁
趙根在プロフィール、一〇頁
趙根在の手記より（未定稿）、一三頁
作品リスト、七六頁

国立ハンセン病資料館２０１７年度秋季企画展図録『隔離のなかの食　生きるために／悦びのために』、図版７点、国立ハンセン病資料館、二〇一七年九月

国立ハンセン病資料館２０１８年度春季企画展図録『この場所を照らすメロディ―ハンセン病資料館の音楽活動―』、図版３点、国立ハンセン病資料館、二〇一八年四月

『国立ハンセン病資料館　常設展示図録２０２０』、図版10点、国立ハンセン病資料館、二〇二〇年三月

国立ハンセン病資料館企画展図録『生活のデザイン　ハンセン病療養所における自助具、義肢、補装具とその使い手たち』、図版４点、国立ハンセン病資料館、二〇二一年三月

『趙　根在　地底の闇、地上の光―炭鉱、朝鮮人、ハンセン病―』図録、原爆の図　丸木美術館、図版２１０点、二〇二三年二月

本文＝
ごあいさつ、一頁
岡村幸宣「地底の闇、地上の光――趙根在の残した写真と言葉」、一三二－一四一頁
阿部日奈子「記憶の人――同じタイトルを持つ二つの回想」、一四二－一四三頁
（再録）趙根在「ハンセン病の同胞（きょうだい）たち」、一四四－二一

二頁
ハンセン病療養所所在地図、二一三頁
趙根在年譜、二一五頁
近代日本のハンセン病関連年譜、二一六-二一七頁
文献目録、二一八-二二〇頁
作品リスト、二二一頁

■自筆・談話・聞書

「お便り」、『菊池野』第一六三号、一二頁、菊池恵楓園患者自治会、一九六七年九月

村井金一、沖三郎、樹島雅治、近藤宏一、さかいとしろう、しまだひとし「収談　私のらい参加　炭坑・朝鮮人・ハンセン氏病」、『らい』一八号、六-一五頁、長島愛生園らい詩人集団、一九七一年三月

趙根在「日本国らい収容所」、『季刊　人間雑誌』第七号、グラビア写真＝趙根在、図版14点、草風館、一九八一年六月

趙根在「日本国らい収容所Ⅱ　朝鮮人―長島愛生園の仲秋」、『季刊　人間雑誌』第八号、グラビア写真＝趙根在、図版14点、一九八一年九月

聞き手・趙根在「八十三年の夢　聞書・文守奉小伝」、『季刊　人間雑誌』第八号、一〇七-一三二頁、一九八一年年九月

趙根在「日本国らい収容所Ⅲ　冬景」、『季刊　人間雑誌』第九号、グラビア写真＝趙根在、図版12点、一九八一年一二月

語り手・金末子、聞き手・趙根在「聞書・川は涙となって」、『季刊　人間雑誌』第九号、一六五-一九五頁、一九八一年一二月

イラスト＝趙根在、『写真万葉録・筑豊』月報1、一頁、葦書房、一九八四年六月

趙根在「ハンセン病の同胞たち　1キブシヤマのころ」、全国解放教育研究会編『解放教育』一八八号、一〇四-一一一頁、明治図書出版、一九八五年一月

趙根在「ハンセン病の同胞たち　2岐阜のアタン山へ」、全国解放教育研究会編『解放教育』一八九号、一〇三-一一一頁、明治図書出版、一九八五年二月

趙根在「ハンセン病の同胞たち　3舞台の袖から」、全国解放教育研究会編『解放教育』一九〇号、一〇二-一一二頁、明治図書出版、一九八五年三月

趙根在「ハンセン病の同胞たち　4地底での選択」、全国解放教育研究会編『解放教育』一九二号、一一〇-一一七頁、明治図書出版、一九八五年四月

趙根在「片割れ監修者の私記（上）」、『写真万葉録・筑豊』月報5、八-一〇頁、葦書房、一九八五年五月

趙根在「ハンセン病の同胞たち　5全生園を訪れて」、解放教育研究所編『解放教育』一九四号、一〇六-一一三頁、明治図書出版、一九八五年六月

趙根在「ハンセン病の同胞たち　6再び全生園へ」、解放教育研究所編『解放教育』一九六号、一〇七-一一四頁、明治図書出版、一九八五年八月

趙根在「ハンセン病の同胞たち　7　撮る」、解放教育研究所編『解放教育』一九九号、九八－一〇三頁、明治図書出版、一九八五年一〇月

趙根在「片割れ監修者の私記（下）」、『写真万葉録・筑豊』月報6、四－七頁、葦書房、一九八五年一〇月

趙根在「ハンセン病の同胞たち　8　闇の中のこだま」、解放教育研究所編『解放教育』二〇一号、一一六－一二二頁、明治図書出版、一九八五年一二月

趙根在「ハンセン病の同胞たち　9　在日朝鮮人として」、解放教育研究所編『解放教育』二〇二号、一二四－一三〇頁、明治図書出版、一九八六年一月

趙根在「ハンセン病の同胞たち〈最終回〉闘いつづけて」、解放教育研究所編『解放教育』二〇四号、一二〇－一二九頁、明治図書出版、一九八六年三月

趙根在「哀哭・上野英信先生」、『追悼　上野英信』、三〇一－三一三頁、上野英信追悼録刊行会編、一九八九年十一月

■単行本

金夏日歌集『無窮花』、三六、四二、六八、七四頁、光風社、一九七一年

森田竹次『評論集　偏見への挑戦』、カバー写真＝趙根在、他図版1点、長嶋評論部会、一九七二年

栗生盲人会編『高嶺の人びと』、装幀・グラビヤ＝村井金一、図版5点、栗生盲人会、一九七二年

多磨全生園患者自治会編『倶会一処――患者が綴る全生園の七十年』、八三頁（年表）、一光社、一九七九年八月

沢田五郎『歌集　朴の風ぐるま』、カバー写真＝趙根在、新日本歌人協会、一九八〇年

氷上恵介『オリオンの哀しみ』、二一五－二一七頁、氷上恵介遺稿集出版委員会、一九八五年

谺雄二・福岡安則・黒坂愛衣『栗生楽泉園入所者証言集（中）』、五七頁、栗生楽泉園入所者自治会、二〇〇九年

米田綱路『本に拠る　ジャーナリズム考』、六〇五－六一二頁、凱風社、二〇一〇年

柴田隆行（編）、山下道輔（著）『ハンセン病図書館　歴史遺産を後世に』、九四頁、社会評論社、二〇一一年

有薗真代『ハンセン病療養所を生きる　隔離壁を砦に』、カバー写真＝趙根在、他図版5点、世界思想社、二〇一七年

木村哲也『来者の群像　大江満雄とハンセン病療養所の詩人たち』、五二一－五三三頁、編集室 水平線、二〇一七年

金貴粉『在日朝鮮人とハンセン病』、カバー写真＝趙根在、他図版10点、クレイン、二〇一九年

■新聞・逐次刊行物

「十・十一月文化祭行事日程」、『菊池野』第八巻第七号、三一頁、菊池恵楓園患者自治会、一九五八年一〇月

しまだひとし「あとがき」、『らい』一八号、一九頁、長島愛生園らい詩人集団、一九七一年三月

「生きて自ら光芒を　痛み分かち合い　ハンセン病患者と在日朝鮮人　詩と写真集を合作」、『朝日新聞』、一九八一年七月二日

「谺雄二詩　趙根在写真『ライは長い旅だから』」、『図書新聞』第二六七号、一九八一年八月二九日

ね「書評　生きる尊厳うたう　谺雄二・詩、趙根在・写真　ライは長い旅だから」、『東洋経済日報』、一九八一年九月十一日

石「本の紹介　「ライは長い旅だから」　詩・谺雄二　写真・趙根在」、『全医労新聞』、一九八一年一〇月一日

中井浩子「地方出版の窓④　谺雄二詩・趙根在写真　ライは長い旅だから　生きることも悲しみ　ライ者の生と現実を刻明に追う」、『図書新聞』第二七三号、一九八一年一〇月一〇日

梁瀬和男「詩集評　谺雄二・趙根在『ライは長い旅だから』読後」、『高原』第三八巻第二号通巻三七五号、一五-一六頁、一九八二年二月（群馬詩人会議『夜明け』（第六六号、一九八一年一〇月）より転載）

村松武司「詩集評　谺雄二・趙根在／詩と写真『ライは長い旅だから』」、『高原』第三八巻第二号通巻三七五号、一七-一八頁、一九八二年二月（三千里社『季刊三千里』（第二八号、一九八一年十一月）より転載）

石牟礼道子「ほん・ぶっく　立ちのぼる幻視の村々　上野英信・趙根在監修『写真万葉録・筑豊1』」、『母の友』第三七八号、九二-九三頁、福音館書店、一九八四年十一月

中西昭雄「市井の人　銘銘伝①　趙　根在さん（埼玉県浦和市在住）——坑夫の勉強でハンセン氏病差別を掘る」、『望星』第一八巻第五号通巻二〇二号、五六-六二頁、東海教育研究所、一九八七年五月

大竹章「この一枚　1　犬と遊ぶ」、写真・村井金一、自治会企画編集委員会編『多磨』第七九巻第一〇号通巻九二一号、表紙2、全生互恵会、一九九八年一〇月

大竹章「ハンセン病の光と影　趙根在（遺作）写真展について」、自治会企画編集委員会編『多磨』第七九巻第一〇号通巻九二一号、三六頁、全生互恵会、一九九八年一〇月

「レンズ通し肉薄　ハンセン病患者を撮り続けたカメラマン・趙根在遺作展」、『東京新聞』、一九九八年一〇月一三日

「偏見　打ち破れ「ハンセン病の光と影」　趙根在さんの遺作写真展」、『朝日新聞』、一九九八年一〇月一六日

大竹章「この一枚　2　面会人」、写真・村井金一、自治会企画編集委員会編『多磨』第七九巻第十一号通巻九二二号、表紙2、全生互恵会、一九九八年十一月

「趙根在写真展「ハンセン病の光と影」　隔離社会の実像切り取る　差別と偏見を訴え」、『民団新聞』、一九九八年十一月四日

戸嶋誠司「障害乗り越えるとき、人間は一番美しい　ハンセン病患者たちの「隔離された生」の記録」、『毎日新聞』、一九九八年十一月五日

大竹章「この一枚　3　煙管（きせる）に詰めて」、写真・村井金一、自治会企画編集委員会編『多磨』第七九巻第一二号通巻九二

三号、表紙2、全生互恵会、一九九八年一二月

大竹章「この一枚　4 盲導鈴」、写真・村井金一、自治会企画編集委員会編『多磨』第八〇巻第一号通巻九二四号、表紙2、全生互恵会、一九九九年一月

大竹章「この一枚　5 火葬場」、写真・村井金一、自治会企画編集委員会編『多磨』第八〇巻第二号通巻九二五号、表紙2、全生互恵会、一九九九年二月

大竹章「この一枚　6 夫婦」、写真・村井金一、自治会企画編集委員会編『多磨』第八〇巻第三号通巻九二六号、表紙2、全生互恵会、一九九九年三月

大竹章「この一枚　7 鐘当番」、写真・村井金一、自治会企画編集委員会編『多磨』第八〇巻第四号通巻九二七号、表紙2、全生互恵会、一九九九年四月

大竹章「この一枚　8 お茶刈り」、写真・村井金一、自治会企画編集委員会編『多磨』第八〇巻第五号通巻九二八号、表紙2、全生互恵会、一九九九年五月

大竹章「この一枚　9 納骨堂」、写真・村井金一、自治会企画編集委員会編『多磨』第八〇巻第六号通巻九二九号、表紙2、全生互恵会、一九九九年六月

大竹章「カメラマン趙根在さんの遺したもの」、『看護教育』第四〇巻第六号、医学書院、一九九九年六月

大竹章「この一枚　10 パーマ屋」、写真・村井金一、自治会企画編集委員会編『多磨』第八〇巻第七号通巻九三〇号、表紙2、全生互恵会、一九九九年七月

「素顔のハンセン病患者　差別に苦しむ姿撮影　在日朝鮮人2世写真家　趙さん遺作展　伊丹のセンター」、『読売新聞』、一九九九年七月二五日

「ハンセン病患者を撮り続けた　趙さんの遺作１００点　伊丹ラスタホールで「光と影」展」、『朝日新聞』、一九九九年七月二五日

大竹章「この一枚　11 小さな運動会」、写真・村井金一、自治会企画編集委員会編『多磨』第八〇巻第八号通巻九三一号、表紙2、全生互恵会、一九九九年八月

大竹章「この一枚　12 豚舎（養豚場）」、写真・村井金一、自治会企画編集委員会編『多磨』第八〇巻第九号通巻九三二号、表紙2、全生互恵会、一九九九年九月

大貫智子「「原点」20年ぶりに　詩を収めた写真集復刻　ハンセン病訴訟原告の谺雄二さん」、『毎日新聞』夕刊、二〇〇一年五月二二日

江刺正嘉「らぶすとおりぃ　ハンセン病患者を撮り続け　残された写真に夫の姿が見える」、『毎日新聞』夕刊、二〇〇二年四月一八日

江刺正嘉「eye　レンズ越しのハンセン病　27日に写真集出版　30年以上にわたって記録した患者の日常」、『毎日新聞』夕刊、二〇〇二年八月二四日

江刺正嘉「ハンセン病　カメラで訴え　在日写真家趙根在さん初写真集の記念作品展」、『毎日新聞』、二〇〇二年八月二八日

藤生京子「虐げられた人々のやさしさに動かされ　写真集『ハンセン病を撮り続けて』が語るもの」、『朝日新聞』夕刊、

二〇〇二年一〇月十一日
佐藤直子「心のファイル　「地上の闇」生涯かけ記録　５年前他界の在日朝鮮人写真家　仲間がカンパ、写真集」、『東京新聞』夕刊、二〇〇二年一〇月二一日
「故趙根在さん写真集出版　ハンセン病撮り続けた　20年間」、『中日新聞』夕刊、二〇〇二年一〇月二二日
「ハンセン病思想家・趙根在」、『週刊金曜日』第一〇巻第四九号通巻第四四〇号、五二－五七頁、金曜日、二〇〇二年一二月一三日
　川井田博幸「「地上の闇」と向かい合って」、五七頁
「ハンセン病追い続けた写真家・趙さん　蔵書４０００冊公開　東村山の資料館　遺族が寄贈」、『読売新聞』、二〇〇七年十一月三日
萩原誠「入所者の自然な姿　今に　ハンセン病療養所　舌と唇で点字読む姿など」、『東京新聞』多摩版、二〇一四年十一月一七日
「〝この人たちに光を〟　ハンセン病資料館で趙根在写真展」、『全患協ニュース』第一〇〇二号、二〇一四年十一月一日
江刺正嘉「「この人たちに光を」　ハンセン病療養所追ったカメラマン　故趙根在さん　東村山で写真展」、『毎日新聞』、二〇一四年十一月二八日
「ハンセン病　写真で伝える　東村山の資料館で展示会」、『朝日新聞』、二〇一四年十一月二八日
「ハンセン病療養所の日常　１９６０～80年代　趙根在さん撮影　入所者の姿　貴重な81点」、『読売新聞』多摩版、二〇一四年十一月二九日
樫「朝の風　人への信愛にみちた写真」、『しんぶん赤旗』、二〇一五年二月二三日
じょうづかさえこ「くらし　人権を守りぬくために　今だから伝えたい、ハンセン病のこと　企画展「この人たちに光を」開催中」、『社会新報』、二〇一五年四月八日。
「ハンセン病　追った写真家　療養所の日常81点展示」、『日本経済新聞』、二〇一五年四月一九日
和田剛「ハンセン病の闇　写真に刻み続け　趙根在さんが写した全国の療養所」、『西日本新聞』、二〇一五年五月一二日
「歴史に残る面影たち「趙根在の写真を語る」講演・大竹章①」、『全患協ニュース』第一〇一〇号、二〇一五年八月一日
「歴史に残る面影たち「趙根在の写真を語る」講演・大竹章②」、『全患協ニュース』第一〇一一号、二〇一五年九月一日
「歴史に残る面影たち「趙根在の写真を語る」講演・大竹章③」、『全患協ニュース』第一〇一二号、二〇一五年一〇月一日
「歴史に残る面影たち「趙根在の写真を語る」講演・大竹章④」、『全患協ニュース』第一〇一三号、二〇一五年十一月一日
「歴史に残る面影たち「趙根在の写真を語る」講演・大竹章⑤」、『全患協ニュース』第一〇一四号、二〇一六年一月一日

高木智子「隔離のアートをたどって4　ガラス瓶の小さな赤ちゃん」、『朝日新聞』夕刊、二〇一六年九月六日
高木智子「隔離のアートをたどって5　出血した舌でハーモニカ」、『朝日新聞』夕刊、二〇一六年九月七日
大竹章（司会・金貴粉）「講演　趙根在の写真を語る」、『バトンをつなごう　当事者運動と市民のかかわり　ハンセン病市民学会年報2015』、二四八-二六七頁、ハンセン病市民学会、二〇一六年一〇月
金貴粉「ハンセン病を撮り続けた写真家　趙根在のこと」、抗路舎編『在日総合誌　抗路』第7号、一八四-一九一頁、クレイン、二〇二〇年七月
山沢猛「断面　高麗博物館「ハンセン病と朝鮮人」　伝わる差別との闘い」、『しんぶん赤旗』、二〇二〇年九月三〇日
雨宮徹「差別と隔離　無数の叫び　岡山のハンセン病療養所監禁施設の写真」、『朝日新聞』、二〇二三年一月二二日
雨宮徹「隔離の島の「監房」上　写真300枚　物語る「長島愛生園」　無数の痛み　土中の落書き」、『朝日新聞』岡山版、二〇二三年一月二二日
雨宮徹「隔離の島の「監房」中　写真300枚　物語る「長島愛生園」　許された監禁　患者に恐怖」、『朝日新聞』岡山版、二〇二三年一月二三日
雨宮徹「隔離の島の「監房」下　写真300枚　物語る「長島愛生園」　1部屋でも　残す　伝える」、『朝日新聞』岡山版、二〇二三年一月二四日
鎌田慧「本音のコラム　舌読」、『東京新聞』、二〇二三年二月七日
韓賢珠「趙根在が撮る在日朝鮮人回復者　ハンセン病テーマにトークイベント　原爆の図丸木美術館で」、『朝鮮新報』、二〇二三年二月一五日
永沼仁「人間の尊厳　フィルムに刻む　趙根在　東松山・丸木美術館で展示　ハンセン病患者見つめた在日朝鮮人カメラマン」、『朝日新聞』埼玉版、二〇二三年三月六日
「어둠을 비추다　재일조선인사진가와 한센병（写真連載）闇を照らす　在日朝鮮人写真家とハンセン病）①」、『조선신보（朝鮮新報）』、二〇二三年三月一〇日
「趙根在写真展　地底の闇、地上の光―炭鉱、朝鮮人、ハンセン病―」、『アイユ』、二〇二三年三月一五日
「어둠을 비추다　재일조선인사진가와 한센병（写真連載）闇を照らす　在日朝鮮人写真家とハンセン病）②」、『조선신보（朝鮮新報）』、二〇二三年三月一七日
「어둠을 비추다　재일조선인사진가와 한센병（写真連載）闇を照らす　在日朝鮮人写真家とハンセン病）③」、『조선신보（朝鮮新報）』、二〇二三年三月二二日
「어둠을 비추다　재일조선인사진가와 한센병（写真連載）闇を照らす　在日朝鮮人写真家とハンセン病）④」、『조선신보（朝鮮新報）』、二〇二三年三月二九日
岡村幸宣「出会うことを待っていた詩の言葉　「ハンセン病文学の新生面」展と「趙根在写真展」」、『現代詩手帖』第六六巻第四号、一〇八-一一一頁、思潮社、二〇二三年四月
岡村幸宣「差別の根源を探るまなざし　「趙根在写真展　地

底の闇、地上の光―炭鉱、朝鮮人、ハンセン病―」」、『市民の意見』No.196、二二頁、市民の意見30の会、二〇二三年四月一日

道面雅量「闇から光へ　趙根在、療養所の記録　上　ハンセン病　生きた証し写す　知られざる写真家　創作と人生」、『中国新聞』、二〇二三年四月七日

道面雅量「闇から光へ　趙根在、療養所の記録　下　炭鉱労働を経験　共感の写真　尊厳求める「同志」に向き合う」、『中国新聞』、二〇二三年四月八日

小原真史「地底の闇から地上の闇へ――趙根在の写真」、『原爆の図丸木美術館ニュース』第一五三号、二〇二三年四月一五日

出田阿生「ハンセン病と向き合う210点　暮らしや喜怒哀楽の生活記録　東松山　丸木美術館で趙根在写真展」、『東京新聞』埼玉版、二〇二三年四月二三日

阿部日奈子「〈詩だなとは直感しました〉――趙根在のこと」、『Ultra Bards』三九号、二〇二三年四月

佐々木直樹「ハンセン病患者が生きた証し　光る「尊厳」　趙根在写真展　原爆の図丸木美術館で7日まで」、『西日本新聞』、二〇二三年五月一日

「어둠을 비추다　재일조선인사진가와 한센병（〈写真連載〉闇を照らす　在日朝鮮人写真家とハンセン病）⑤」、『조선신보（朝鮮新報）』、二〇二三年五月八日

山本祐美「人権レポート37　ハンセン病問題に関わる2つの展示」、『都政新報』、二〇二三年五月三〇日

「어둠을 비추다　재일조선인사진가와 한센병（〈写真連載〉闇を照らす　在日朝鮮人写真家とハンセン病）⑥」、『조선신보（朝鮮新報）』、二〇二三年五月二九日

「어둠을 비추다　재일조선인사진가와 한센병（〈写真連載〉闇を照らす　在日朝鮮人写真家とハンセン病）⑦」、『조선신보（朝鮮新報）』、二〇二三年六月七日

「어둠을 비추다　재일조선인사진가와 한센병（〈写真連載〉闇を照らす　在日朝鮮人写真家とハンセン病）⑧」、『조선신보（朝鮮新報）』、二〇二三年六月一四日

「어둠을 비추다　재일조선인사진가와 한센병（〈写真連載〉闇を照らす　在日朝鮮人写真家とハンセン病）⑨」、『조선신보（朝鮮新報）』、二〇二三年六月二一日

「어둠을 비추다　재일조선인사진가와 한센병（〈写真連載〉闇を照らす　在日朝鮮人写真家とハンセン病）⑩」、『조선신보（朝鮮新報）』、二〇二三年六月二八日

「어둠을 비추다　재일조선인사진가와 한센병（〈写真連載〉闇を照らす　在日朝鮮人写真家とハンセン病）⑪」、『조선신보（朝鮮新報）』、二〇二三年七月五日

「어둠을 비추다　재일조선인사진가와 한센병（〈写真連載〉闇を照らす　在日朝鮮人写真家とハンセン病）⑫」、『조선신보（朝鮮新報）』、二〇二三年七月一二日

「어둠을 비추다　재일조선인사진가와 한센병（〈写真連載〉闇を照らす　在日朝鮮人写真家とハンセン病）⑬」、『조선신보（朝鮮新報）』、二〇二三年八月九日

「어둠을 비추다　재일조선인사진가와 한센병（〈写真連載〉闇

を照らす　在日朝鮮人写真家とハンセン病）⑭」、『조선신보（朝鮮新報）』、二〇二三年一〇月一六日

「어둠을 비추다　재일조선인사진가와 한센병（〈写真連載〉闇を照らす　在日朝鮮人写真家とハンセン病）⑮」、『조선신보（朝鮮新報）』、二〇二三年一〇月二七日

「어둠을 비추다　재일조선인사진가와 한센병（〈写真連載〉闇を照らす　在日朝鮮人写真家とハンセン病）⑯」、『조선신보（朝鮮新報）』、二〇二三年十一月八日

「어둠을 비추다　재일조선인사진가와 한센병（〈写真連載〉闇を照らす　在日朝鮮人写真家とハンセン病）⑰」、『조선신보（朝鮮新報）』、二〇二三年十一月一七日

「어둠을 비추다　재일조선인사진가와 한센병（〈写真連載〉闇を照らす　在日朝鮮人写真家とハンセン病）⑱」、『조선신보（朝鮮新報）』、二〇二三年一二月五日

加古陽治「土曜プレミアム　一枚のものがたり　撮り続けた私を見るために」、『東京新聞』夕刊、二〇二三年一二月九日

「어둠을 비추다　재일조선인사진가와 한센병（〈写真連載〉闇を照らす　在日朝鮮人写真家とハンセン病）⑲」、『조선신보（朝鮮新報）』、二〇二三年一二月十一日

岡村幸宣「趙根在の残した仕事――差別の根源を探るまなざし」、『在日総合誌　抗路』第十一号、一六〇－一六七頁、クレイン、二〇二三年十二月一〇日

「어둠을 비추다　재일조선인사진가와 한센병（〈写真連載〉闇を照らす　在日朝鮮人写真家とハンセン病）⑳」、『조선신보（朝鮮新報）』、二〇二三年一二月二〇日

戸田昌子「記憶をもった鏡――『趙根在―地底の闇、地上の光』、『世界』第九七八号（二〇二四年二月号）、グラビア、岩波書店、二〇二四年一月

「어둠을 비추다　재일조선인사진가와 한센병（〈写真連載〉闇を照らす　在日朝鮮人写真家とハンセン病）㉑」、『조선신보（朝鮮新報）』、二〇二四年一月一七日

「어둠을 비추다　재일조선인사진가와 한센병（〈写真連載〉闇を照らす　在日朝鮮人写真家とハンセン病）㉒」、『조선신보（朝鮮新報）』、二〇二四年一月二六日

高木智子「「舌読」の歌人　祖国で眠る」、『朝日新聞』夕刊、二〇二四年二月七日

「어둠을 비추다　재일조선인사진가와 한센병（〈写真連載〉闇を照らす　在日朝鮮人写真家とハンセン病）㉓」、『조선신보（朝鮮新報）』、二〇二四年二月九日

「어둠을 비추다　재일조선인사진가와 한센병（〈写真連載〉闇を照らす　在日朝鮮人写真家とハンセン病）㉔」、『조선신보（朝鮮新報）』、二〇二四年二月二三日

「어둠을 비추다　재일조선인사진가와 한센병（〈写真連載〉闇を照らす　在日朝鮮人写真家とハンセン病）㉕」、『조선신보（朝鮮新報）』、二〇二四年三月六日

「어둠을 비추다　재일조선인사진가와 한센병（〈写真連載〉闇を照らす　在日朝鮮人写真家とハンセン病）㉖」、『조선신보（朝鮮新報）』、二〇二四年三月一三日

「어둠을 비추다　재일조선인사진가와 한센병（〈写真連載〉闇

を照らす　在日朝鮮人写真家とハンセン病）㉗」、『조선신보（朝鮮新報）』、二〇二四年四月一〇日（連載継続中）

■ウェブメディア

東間嶺「趙根在写真展　地底の闇、地上の光―炭鉱、朝鮮人、ハンセン病―　原爆の図丸木美術館」、『レビューとレポート』、二〇二三年四月八日公開、https://note.com/misonikomi_oden/n/nd8fc55dffa0
白坂由里「「趙根在写真展　地底の闇、地上の光―炭鉱、朝鮮人、ハンセン病―」レポート。語り継ぐ写真、美しさとは何か」、『TOKYO ART BEAT』フォトレポート、二〇二三年四月一四日公開、https://www.tokyoartbeat.com/articles/-/cho-kunje-report-202304
西浦直子「第1回ミュージアムトーク２０２３／趙根在が写した「その人」の物語をよむ」、国立ハンセン病資料館、二〇二三年六月三日開催、二〇二三年六月六日動画公開、https://www.youtube.com/watch?v=7fU6pnQTkbI
土屋誠一「カメラを持った思索者　「地底の闇、地上の光　炭鉱、朝鮮人、ハンセン病　趙根在写真展」について」、レビューとレポート、二〇二三年十一月三日公開、https://note.com/misonikomi_oden/n/na9d0d949bc95

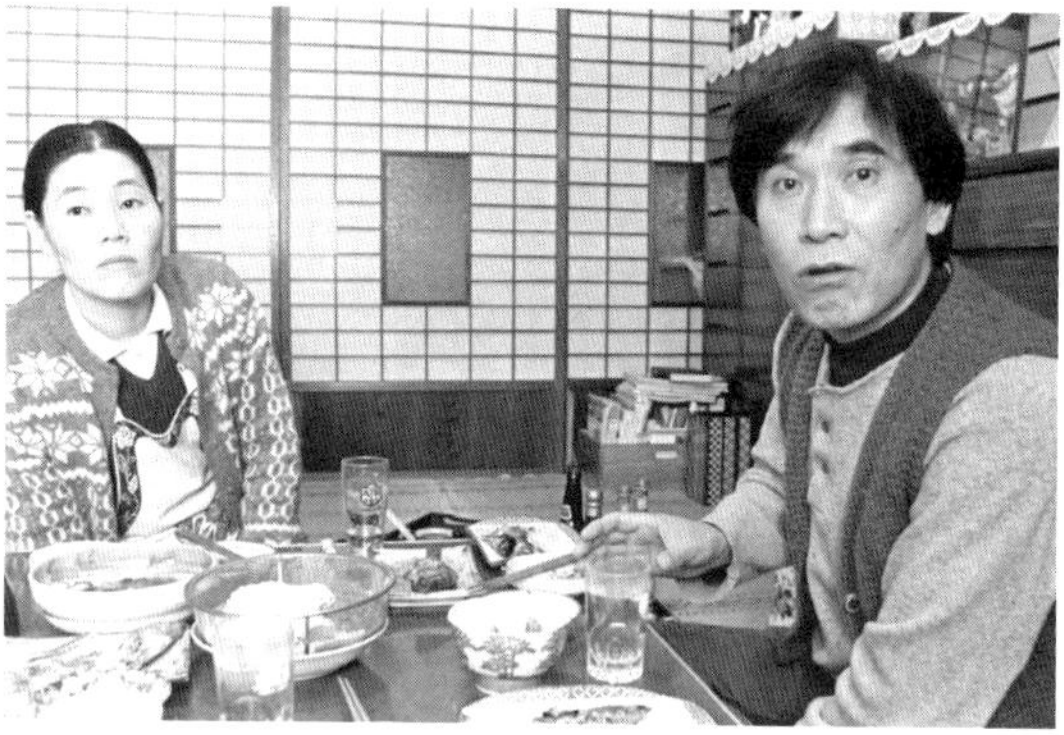

齋藤君子氏と趙根在（浦和の自宅　1983年／撮影＝裵昭）

趙 根在

（チョウ・グンジェ，1933〜97年）

愛知県生まれの在日朝鮮人二世の元炭鉱労働者，写真家．中学三年から炭鉱で働き，その後，映像制作現場での照明の仕事などを経て，1961年より多磨全生園を皮切りに，全国各地のハンセン病療養所を訪れ，以後，20年間にわたり，入所者，建物・施設，行事などの写真を撮影する．その点数は少なくとも2万5000点におよぶ．写真撮影から離れて以降，ハンセン病問題を根源から問い直す研究に打ち込む．撮影フィルムは，国立ハンセン病資料館に所蔵されている．写真集に『趙根在写真集　ハンセン病を撮り続けて』（草風館，2002年），『詩と写真　ライは長い旅だから』（詩・谺雄二，皓星社，1981年．2001年にブックレットとして再刊），監修書に『写真万葉録・筑豊』（全10巻，1984〜86年，葦書房，共同監修者・上野英信）がある．

光を見た　ハンセン病の同胞(きょうだい)たち

2024年6月25日　第1刷発行

著　者◉趙　根在

発行者◉文　弘樹

発行所◉クレイン
〒180-0004
東京都武蔵野市吉祥寺本町1-32-9-504
TEL 0422-28-7780
FAX 0422-28-7781
[販売部]
〒184-0011
東京都小金井市東町5-26-15
TEL&FAX 042-384-9790
http://www.cranebook.net

印刷所◉創栄図書印刷

Printed in Japan
ISBN978-4-906681-66-2

協　力◉渡辺康弘